公共场所卫生学

张　博　　王明连　主编

中国环境科学出版社·北京

图书在版编目（CIP）数据

公共场所卫生学/张博，王明连主编. —北京：中国环境科学出版社，2010.10
ISBN 978-7-5111-0389-5

Ⅰ. ①公⋯ Ⅱ. ①张⋯ ②王⋯ Ⅲ. ①公共场所—公共卫生学—高等学校—教材 Ⅳ. ①R126.4

中国版本图书馆 CIP 数据核字（2010）第 198233 号

责任编辑	周艳萍
责任校对	扣志红
封面设计	玄石至上

出版发行	中国环境科学出版社
	（100062　北京东城区广渠门内大街 16 号）
	网　　　址：http://www.cesp.com.cn
	联系电话：010-67112765（总编室）
	010-67112738（编辑出版中心）
	发行热线：010-67125803，010-67113405（传真）
印　　刷	北京中科印刷有限公司
经　　销	各地新华书店
版　　次	2010 年 11 月第 1 版
印　　次	2010 年 11 月第 1 次印刷
开　　本	787×960　1/16
印　　张	22
字　　数	400 千字
定　　价	49.80 元

《公共场所卫生学》编委会名单

主　编　张　博　河北省卫生厅卫生监督局

　　　　王明连　北京工业大学生命科学与生物工程学院

副主编　陈希芬　李秀宏　刘洪亮　王　琳　朱晶山

编　委（按姓氏笔画排序）

　　　　王　琳　王明连　朱晶山　刘洪亮　李秀宏　杨建新

　　　　张　博　陈希芬　储俊武

前　言

　　公共场所是人们进行交流、出行旅游、娱乐健身、欣赏艺术等活动的多功能环境，是人们正常生活不可缺少的重要组成部分。公共场所的基本条件、卫生设施、环境状况以及服务质量等直接影响人们的生活和健康。随着社会的进步、经济的发展和人们文化水平的不断提高，公共场所的功能得到充分发挥，公共场所的环境质量、卫生设施及服务质量也得到很大的发展。相应地，公共场所的卫生问题，如公共物品消毒、空气卫生质量、从业人员的素质以及相关产品、相关疾病等，越来越引起卫生监督机构、疾病预防控制机构、环境卫生工作者和社会各界人士的广泛关注。

　　《公共场所卫生管理条例》的出台，标志着我国公共场所卫生监督纳入了法制化管理；制修定了与之相适应的《公共场所卫生标准》，至此，公共场所的卫生质量和卫生面貌发生了重大变化。《公共场所卫生管理条例》实施二十多年中，全国相继编写了一些公共场所书籍，作为公共场所卫生培训教材。2004 年，我们组织了部分专家、学者和具有丰富经验的卫生技术人员编写了《实用公共场所卫生学》，成为一本全面系统地阐述公共场所有关知识的工具用书。经过几年应用实践，本书为相关人才的培养作出了巨大贡献，但随着社会的发展，书中的内容和社会发展存在不适应的方面。因此，我们又对其内容进行了修订、补充和完善，形成了新版的《公共场所卫生学》。

　　本书主要介绍了公共场所的基本知识、卫生质量、卫生消毒、相关知识以及有关法律法规等，其目的是为了规范公共场所卫生行为，确保公众和从业人员身体健康。全书共分十七章，第一章至第七章为总论，主要介绍公共场所卫生质量的相关因素和法规；第八章至第十七章为各论，分别介绍各类不同公共场所的卫生学特点、易患疾病和卫生管理要求。

本书从实际出发，理论联系实际，具有科学性、先进性、实用性的特点。可作为公共卫生监督人员、疾病预防控制专业人员、公共场所从业人员、预防医学专业师生的培训教材或参考用书。参加编写的作者在本书编写过程中均付出了极大辛劳。在此，对各位编者及中国环境科学出版社致以真挚的谢意。并对百忙中审阅本书和提供部分资料的国务院食品安全委员会的房军博士表示感谢。

由于时间仓促和编者水平有限，书中不妥和错误之处在所难免，敬请读者批评指正。

编　者

2010 年 7 月

目　录

第一章

公共场所卫生学概述

第一节 公共场所概念及分类

一、公共场所概念

公共场所是供公众从事社会化生活活动的各种场所。随着社会经济的发展和人类物质文化生活水平的提高，公众社会化生活需求也日益增多。公众是指不同性别、不同年龄、不同职业、不同民族或国籍、不同健康状况、不同人际从属关系的个体组成的流动人群。

公共场所大多有围护结构和特有的功能，在一定时限内可容纳不同数量的公众，根据其各自的需要，从事经济、文化、娱乐、卫生、旅游、医疗等各种活动。他们在各种场所滞留的时间大多是短暂的，而各种场所容纳的人群则是众多而流动的，这些场所有以下卫生学特点。

（1）人群密集，流动性大；

（2）设备及物品供公众重复使用，易造成污染；

（3）健康与非健康个体混杂易造成疾病特别是传染病的传播。

因此，公共场所应加强卫生管理，其目的就在于创造良好的卫生条件，预防疾病，保障使用者以及从业人员的身体健康。

二、公共场所分类

公共场所种类繁多，档次也很悬殊，各种公共场所功能不同，根据《公共场所卫生管理条例》分 7 大类 28 种：

（1）住宿与交际场所：宾馆、饭馆、旅店、招待所、车马店、咖啡馆、酒吧、茶座；

（2）洗浴与美容场所：公共浴室、理发店、美容店；

（3）文化娱乐场所：影剧院、录像厅（室）、游艺厅（室）、舞厅、音乐厅；

（4）体育与游乐场所：体育馆（场）、游泳场（馆）、公园、健身房；

（5）文化交流场所：展览馆、博物馆、美术馆、图书馆；

（6）购物场所：商场（店）、超市、书店、图书城；

（7）就诊与交通场所：候诊室、候车（机、船）室、公共交通工具。

除此之外，银行储蓄厅、邮政营业厅、手机缴费厅、证券交易厅、展销厅、老年人活动中心、儿童活动中心、网吧、婚纱影楼、KTV 包房、按摩房、足浴室、棋牌室、茶艺馆等也属于公共场所；高速公路服务区也属于公共场所管理范畴，应该属于宾馆、饭店和车马店之间交叉的公共场所；公共场所向多功能综合性发展，例如商城、娱乐城等。

第二节　公共场所卫生特征

由于公共场所在一定的空间内，接纳和聚集的人群数量比较大；在一定的时间内，人们在公共场所停留时间相对比较短，人群的流动和交换比较快；进入公共场所的人群组成复杂，不仅文化和教育程度不同，而且生活方式和生活习惯也有很大的差别。所以，公共场所的环境卫生质量较个人或小集体用的场所难以控制。人群的活动直接影响公共场所环境卫生质量，如有害的生物因素、物理因素、化学因素等均可使卫生质量降低；公共场所的卫生状况低下，不仅影响使用者、从业人员的身体健康，甚至有可能成为传播疾病的源地。

公共场所环境的卫生特征和问题，概括起来有以下 6 个方面：

（一）公共场所的环境和物品容易被污染

公共场所在一定的时间内接纳数量较大的人群，不论是室内环境还是室外环境，单位面积的人口密度较高。据北京市对 7 000 家旅店和影剧院的统计，一年中接待的中外旅客和顾客达 1.5 亿万人次。公共场所中从地面到每一件物品、器具，都要被众多的人群反复使用、触摸。而在这些人群中不可能都是健康者，身染各种传染病的患者占有一定的比例。其中可能存在部分人员，对维护公共场所环境、公用物品、公用器具的清洁和卫生，责任心和自觉程度不够，从而加大公共场所室内环境和室外环境保洁的难度，也增加公共场所供顾客使用的物品、器具的污染机会。

（二）病原一旦进入，迅速传播

进入公共场所的人员复杂，极有可能混有各种传染病人。公共场所内环境影响人体健康的因素极多，进入公共场所的人群高度集中，人员之间彼此接触的机会频繁；同一种公共用品如毛巾、枕巾、浴巾、床单、被套、浴衣等，同一种公共器具如水杯、茶杯、酒杯、餐具等，被来往的人群反复接触使用。如果在上述使用或接触过程中，一旦存在传染病的患者或者健康携带者，很容易引起公共场所的公共用品和公共器具的污染。公共场所的服务人员如果清洗、消毒不彻底，病原微生物便有可能在短时间内被接触的人群带向四面八方造成广泛传播，在更大范围内爆发流行。2004 年全国公共物品抽检结果显示，旅店杯具、毛巾及床上物品 113 277 件，总合格数为 102 468 件，总合格率为 90.4%。如北方某城市，1988 年夏、秋季发生的急性出血性结膜炎（红眼病），在不到 2 个月的时间内使几十万人发病，就是通过公共场所及其公共用品（游泳池水、理发毛巾）传播的。

（三）公共场所从业人员的卫生水平偏低

目前，我国公共场所的从业人员，很大一部分是来自卫生水平相对落后地区的进城务工人员，受原生活环境和习惯的影响，他们的卫生知识欠缺，卫生观念和卫生意识相对较差，对做好公共场所卫生工作的重要性认识不足，只注意表面上的整齐、清洁，而忽视最本质的卫生内容。如有的宾馆，客房的服务人员把擦拭卫生间坐便器的抹布，用来擦拭洗脸池、洗脸台以及浴盆；把擦拭写字台和茶几的抹布，用来擦拭水杯、茶具；用卫生间的洗脸池清洗客人用过的水杯，再用抹布擦干放回茶几，让客人继续使用；有的宾馆把专用消毒间设在服务员的休息室，水杯的清洗池，就是工作人员的洗手池。南方有家五星级的饭店，消毒间就设在备用物品间内，只有一个水池，供工作人员洗手、洗抹布、茶炉灌水、服务员清洗水杯等使用。有的招待所，对客房的卧具、茶具、拖鞋、脸盆、脚盆等，不坚持一客一换一消毒，而是让顾客反复使用，造成交叉和重复污染。

（四）部分公共场所的卫生制度不健全

卫生管理制度是做好公共场所各项卫生工作的保证。但是有一部分公共场所的主管部门和经营单位缺乏这种认识。卫生观念十分淡薄，从思想上和管理上缺乏把搞好卫生工作作为服务工作重要内容的意识。这些公共场所的主管部门和经营单位，在制定卫生管理制度时，追求形式，不讲实效。在制定的卫生管理制度中，缺乏提出做好卫生工作的具体要求和做好卫生工作的考核标准。平时不检查，不与奖惩挂钩，管理人员和服务人员也不知道卫生制度的内容，只挂在墙上，流于形式，失去作用。南方某地有一家由省政府有关部门管理的饭店，卫生制度齐全，挂满一墙，但检查客房和歌舞厅的消毒间，不仅用具不全，而且经理和专职消毒员缺乏必要保洁知识，把干净的水杯和用过的水杯都放在保洁柜内。南方某旅游城市的一家四星级宾馆，消毒间就设在工作人员的厕所旁边，水杯的清洗池就是工作人员便后的洗手池。好的卫生管理制度，不仅有计划性、切实可行性，并且具备可操作性，还能进行考核检查。

（五）部分公共场所的建筑和布局不合理

目前国内有相当多的公共场所建设项目，有的还是政府的项目，其选址和设计不按国务院《公共场所卫生管理条例》的规定要求，报请当地卫生监督机构审查批准，便动工兴建。这些场所建成后又不报请卫生监督机构监测验收、核发"卫生许可证"，便开业经营。从而存在和产生大量的卫生问题，不得不在建成后又重新进行改建，造成人力和物力的巨大浪费。有些宾馆的游泳池，缺乏净化和消毒设备，消毒时用人工往游泳池水中投加消毒剂，并由工作人员跳入水中进行搅拌。还有些大型室内游泳池，竟然无强制性通过式浸脚消毒池。有些饭店、宾馆，中央空调排气管道的开口，与新风吸入管道的入口相邻，致使饭店内刚排出的废气又被当成新风吸入室内。

（六）公共场所经营单位缺乏卫生管理知识，卫生意识淡薄

《公共场所卫生管理条例》规定，公共场所的卫生管理应由公共场所的主管部门和经营单位负责，卫生部门负责卫生监督和卫生技术指导。

要做好公共场所的卫生管理工作，一方面，公共场所的主管部门必须加强对自身管理工作的领导，建立卫生管理组织机构，配备专职或兼职的卫生管理人员，制定切实可行的卫生管理制度，对所属的公共场所经营单位的卫生状况，经常进行检查，并提供必要的条件。另一方面，公共场所的经营单位必须认真做好所经营的公共场所各项自身管理工作，配备专职或兼职的卫生管理人员，结合本单位的实际，制定卫生管理制度，经常组织检查、考核，组织本单位的从业人员定期进行健康体检和卫生知识培训，对患有痢疾、伤寒、病毒性肝炎、活动性肺结核、化脓性或者渗出性皮肤病以及其他有碍公共卫生疾病的工作人员，治愈前应调离直接为顾客服务的工作岗位。

而现状是有些公共场所主管部门和经营单位，不重视自身管理工作，不设专门卫生管理机构，甚至连兼职的卫生管理人员都不设置；有关领导到所属的公共场所经营单位检查工作，对卫生工作只听汇报，不进行实地检查。有许多公共场所经营单位，一旦获得了"卫生许可证"，便放松了卫生管理工作，平时不检查，不组织考核；对不能运转的卫生设备和卫生设施不及时进行维修，对新招聘的服务人员，不经体检和卫生知识培训考核，便直接上岗为顾客服务；对老服务员，不按《公共场所卫生管理条例》的规定，定期组织健康体检；对体检不合格的人员不及时调离直接为顾客服务的岗位。

第三节　公共场所卫生学研究对象、内容、研究方法与任务

一、公共场所卫生学的研究内容

公共场所卫生学是环境卫生学的组成部分，经过十几年来的研究和实践，它大大地丰富了预防医学的内容，成为环境卫生学的一个分支，并将环境卫生学的理论应用于公共场所的卫生管理的实际工作中，它是研究公共场所环境因素与其内活动的人群健康的关系，阐明公共场所环境对人群健康影响的发生和发展规律，并研究利用有利的公共场所环境因素和控制不利公共场所环境因素的对策，预防疾病，保障人群健康的环境卫生学的分支学科。

从广义上讲，公共场所是指人群聚集，供公众进行工作、学习、社交、休息、娱乐、体育、参观旅游和满足部分生活需求所使用的一切公用建筑物、场所及其设施。包括：①旅店和交际场所业；②洗浴和美容场所；③文化娱乐场所；④体育及游乐场所；⑤文化交流场所；⑥购物场所；⑦就诊和交通场所。环境卫生学是以人类及其周围环境为研究对象，作为一个分支机构的公共场所卫生学也是一样，它的研究对象就是上述这些公共场所环境以及在此活动的人群，阐明公共场所环境因素对人体健康的影响以及人体对这些因素的反应。

根据公共场所卫生学的定义、研究对象以及各类公共场所环境因素，可将公共场所卫生学具体研究内容概括为以下几个方面：

（一）公共场所空气污染与健康

重点研究公共场所空气污染种类、来源，阐明公共场所空气污染物排放的规律和排放量，及其对公共场所环境质量的影响。为国家制定公共场所卫生标准和有关部门采取必要防护措施提供依据。

（二）公共场所饮用水污染与健康

研究公共场所饮用水所导致的疾病和中毒，研究公共场所饮用水污染的原因、引发疾病、中毒的发生规律、发生条件及影响因素，并提出控制公共场所饮用水所导致的疾病和中毒的防治策略。

（三）公共场所化妆品卫生与健康

研究公共场所使用化妆品的索证、进货时卫生要求、产品标识以及索证注意事项。

（四）公共场所食品安全与健康

研究各类公共场所中食品安全问题、食物中毒和食源性疾病预防及处理。

（五）公共场所消毒

研究公共场所消毒方法，需要建立健全消毒制度。

（六）公共场所卫生监督与卫生监测

研究公共场所卫生监督与监测的关系，为制定、完善卫生法规、标准提供依据。

二、公共场所卫生学的研究方法

公共场所卫生学基于本学科特点及所面临的任务，为了掌握公共场所卫生状况，作为环境卫生学的分支，环境卫生学技术、环境流行病学研究方法均可适用于公共场所卫生学的研究。同时，基础医学中的物理学、化学、微生物与免疫学等的检测手段，也可用于公共场所卫生学的研究。主要有：

（一）公共场所环境因素与人体健康相结合的研究方法

公共场所工作者开展各项研究工作时，应同时考虑公共场所环境因素与其对人体健康影响的 2 个方面，二者不可偏废。不能只强调公共场所环境因素，脱离人体健康研究公共场所环境因素或者不考虑环境因素而单纯研究人体健康都会带来片面性。应做到：①探讨公共场所环境因素对人体健康影响，如：采用环境流行病学和毒理学相结合的方法，分别从宏观和微观上研究公共场所环境对人体健康的影响和对机体的整体、器官、细胞等分子水平作用以及产生的近、远期影响。②采用生理学、病理学、卫生毒理学和实验医学的研究方法进一步探讨公共场所环境因素对机体的影响特征。③采用环境流行病学、卫生统计学的方法，搞清公共场所环境对人群健康影响的性质和程度。

（二）环境卫生学和卫生工程学结合应用

公共场所是居民家庭生活、教育子女、从事娱乐等活动的物质条件，又是文化、物质和精神生活的重要场所，与居民健康关系密切。公共场所卫生学研究公共场所的设计、室内微小气候、室内空气污染、采光照明、噪声等环境因素对人体健康的影响，制定卫生学要求和公共场所卫生标准，探讨满足卫生学要求和卫生标准的技术措施和监督措施。因此，必须将环境卫生学和卫生工程学的技术应用于公共场所卫生学领域。

（三）公共用品和空间消毒效果评价

公共场所的公用物品被人们反复使用，难免会与病原微生物携带者或者疾病患者接触，一旦消毒工作不落实，或者消毒不彻底，将会成为疾病传播的重要媒介。为了保证公共场所内公用物品的消毒效果，评价消毒效果应采用微生物学技术和流行病学方法。例如，采用纸片法对茶具、拖鞋采样，进行微生物培养，了解消毒效果。应该建立有效且能够标准化的消毒效果评价体系。目前，在对采自液体或物品表面的样品消毒，已有比较成熟的评价方法。但对空气中微生物的消毒评价技术尚不成熟，这主要是由于空气的流动性和气溶胶粒子沉降的不确定性等原因造成的。因此，加强空气微生物消毒效果评价技术的研究具有重要意义。

三、公共场所卫生学的任务

通过研究自然的、人为的各种公共场所环境对滞留在这种环境下的人群所产生的影响，阐明其影响的性质和程度，根据研究结果为公共场所制定有科学依据的卫生标准、卫生要求、卫生技术措施以及卫生监督方法，以预防公共场所环境中不良因素对人群健康的危害，保护人群的健康。公共场所卫生学所涉及的设施内涵广泛，可概括为 4 类：①生活服务设施，②文化娱乐、体育设施，③公共福利设施，④公共交通设施。

《公共场所卫生管理条例》共有 7 类 28 种公共场所。从广义上讲，旅游风景区、疗养地、医学疗养区等人群聚集的场地，也应列为公共场所的范畴。

公共场所卫生学研究的核心内容是公共场所环境与人体健康关系，其出发点和最终目的是为保护人群和从业人员健康服务。因此，它必然与生理学、心理学、病理生理学、微生物学、流行病学、传染病学、统计学以及其他预防医学、临床医学的理论和方法有着密切的联系。为了创造良好的公共场所环境，还涉及卫生工程学的理论和技术。

我国当前疾病预防控制的任务仍很繁重，公共场所在传播疾病，尤其是传染性疾病上的作用不容忽视。公共场所卫生学虽然是一门新发展起来的学科，但已经显现了它在预防医学中的地位和作用。随着研究深入、不断总结经验，它的内容将会更加丰富，在预防医学领域也必将发挥更大的作用，公共场所卫生学今后的工作任务概括为以下几个方面。

（1）公共场所卫生监督、监测是公共场所卫生学理论与实践相结合过程的体现，专业人员应不断深入调查研究，不断总结和交流经验，以便丰富和发展公共场所卫生学的理论和实践。

（2）我国的卫生立法和公共卫生标准体系还不够健全和完善，今后仍需继续制订和充实公共场所卫生法规、完善环境卫生标准体系，以适应我国经济建设和公共场所发展的需要。

（3）做好公共场所预防性卫生监督工作，加强公共场所基础建设，做到在选址、设计、建筑、施工验收等过程中均符合卫生要求。

（4）提高公共卫生专业人员业务知识，加强从业人员卫生知识培训工作，提高公共场所经营者的管理水平和服务质量。做好公共场所消毒知识培训工作，确实改善公共场所卫生状况。编写出好的培训教材，研制出统一的消毒方法和技术，在全国范围内推广施行。

（5）及时研究国内外公共场所卫生科研成果、监督检测经验和方法、标准、法规等资料，应用于我国公共场所的卫生监督实践中。

第四节　我国公共场所卫生发展过程

中国是世界上文明古国之一，各类娱乐服务场所不但出现较早，种类也极其纷繁。《论语》中有"八佾舞于庭"的记述；商朝就存在着供官员来京受天子召见时居住的"邸"。唐代华清池更久负盛名，至宋朝时，将浴池称为香水行，后改称为澡堂。随着社会政治、经济文化的发展，酒楼、茶肆、戏院更遍及全国。

近代，随着西方文化的输入，各种新的文化娱乐场所相继在各大城市出现，如 1913 年我国上海最早出现了电影业。伴随城市的发展，现代化的公共场所种类、数量也越来越多，各种因人际活动而致的传染性疾病也相继在公共场所中得以传播。然而，旧中国卫生部门却无力过问此事。

环境卫生工程技术的应用是我国现代环境卫生学史的前奏。1931 年长江水灾，霍乱在灾民中流行。卫生监督员利用环境卫生工程技术在扑灭霍乱中作出了很大贡献，拯救了数以万计的灾民。残酷的事实激发了人们对环境卫生学相关知识的探求。

20 世纪 50 年代，作为卫生专业的一门独立学科环境卫生学才开始建立起来。在"预防为主"卫生工作方针指导下，环境卫生工作得到蓬勃发展，从理论、内容和研究方法不断地得到发展、完善，逐步形成从预防疾病、保障人民健康角度研究环境与人群健康关系的一门学科。公共场所随着环境卫生工作的发展而发展。1952 年，在反细菌战的推动下，公共场所卫生面貌也有所改善。《服务行业卫生》一书也在这一时期出版。

20 世纪 70 年代初，环境卫生学在国民经济建设中的地位和任务面临着新的挑战，得到进一步完善和发展，公共场所卫生也随之得到发展。

1987 年，党中央十一届三中全会以后，在改革开放的总方针指引下，我国政治经济形势发生了巨大变化，第三产业得到迅速发展，以服务业为主体的各类公共场所大量出现，随之而来的各种公共场所卫生问题也层出不穷。公共场所卫生学的形成，成为科学发展的必然结果，成为环境卫生学之中独立的学科分支。

国家和各级卫生行政部门十分重视公共场所卫生的法制建设。1955 年，卫生部发布了《理发业卫生监督暂行条例》、《公共浴室卫生监督暂行规定》；1956

年卫生部和国家体委联合发布了《游泳场所卫生管理办法》，使公共场所的卫生工作得以向前发展，这些法规规章对改善公共场所卫生状况起到一定的推动作用。与此同时，各医学院校预防医学系和卫生防疫部门相继培养了一批掌握公共卫生知识、熟悉公共场所卫生状况的专业人才。经过多年的努力，1987年国务院颁布了《公共场所卫生管理条例》，使全国公共场所卫生工作进入了一个崭新的历史时期，开始改变全国公共场所的卫生状况。特别是近年来，各级卫生行政部门以相关法规条例为依据，以环境卫生学为精髓，进行了科学的、细致的公共卫生保障工作，从容应对了一个又一个重大事件可能带来的卫生问题，如2008年的北京奥运会和四川汶川大地震等，均未出现疫情。

在《公共场所卫生管理条例》的推动下，公共场所卫生发生了巨大变化，表现在以下几个方面：第一，公共场所卫生工作由过去行政性和群众运动方式的一般检查向法制化管理转变；第二，扩大了公共场所卫生监督管理范围，由以往的五大行业扩展为7类28种；第三，提高了公共场所卫生工作的水平，改变了过去的单纯感官检查向科学化的卫生监督、监测转变；第四，提高了公共场所卫生学的学术地位；第五，《公共场所卫生管理条例》的颁布，对巩固公共卫生专业人员的队伍起到了十分重要的作用；可以预期，随着我国改革开放形势的深入发展，公共场所卫生学将会得到进一步充实和完善。

第二章

公共场所卫生质量

第一节　公共场所的物理因素

　　为了维护公共场所使用者和从业人员的健康，创造一个良好的舒适环境。卫生部制定了《公共场所卫生标准》，对公共场所的微小气候、噪声和采光照明等物理因素提出了卫生要求。

一、公共场所微小气候

　　公共场所的围护结构将形成一个公共场所内部环境与外界自然环境不同的室内气候，这种有别于自然环境条件的气候称公共场所小气候，包括室内的温度、湿度、风速、热辐射等 4 个物理因素，这些因素都是同时存在并综合作用于人体。公共场所适宜的气候是保持人体热平衡，使体温调节处于正常状态的必要条件；而不良的公共场所微小气候可使体温调节处于紧张状态，影响人体神经、循环、消化和免疫系统的功能，使机体抵抗力下降，引发某些疾病。

（一）气温

　　表示空气冷热程度的物理量，称气温。微小气候的气温对体温调节起主导作用，过低和过高都会导致机体免疫力下降。室温主要取决于太阳辐射和大气温度，也受公共场所环境中各种热源和人们活动的影响。在室内自然通风良好的情况下，室温可略高于室外气温。实验证明，人可以耐受的室温，冬季下限为 8～10℃；夏季上限为 28～30℃。室内适宜温度为 23.5℃±2℃，但可因季节不同而有差异，夏季为 24～28℃，冬季为 19～22℃。我国幅员辽阔，南北方气温差异很大，由于公共场所种类较多，功能差异较大。因此，公共场所卫生标准只对有空调设施各类公共场所的室温作了规定，而对于无空调设施的场所，因室温直接受室外气温的影响，原则上未作规定；只对北方采暖地区的一般公共场所规定冬季室温不得低于 16℃，冬季室温低于 16℃时，机体调节会处于紧张状态。

（二）气湿

表示空气中水汽含量的物理量，称为气湿，气湿可用相对湿度、绝对湿度和比湿来表示。绝对湿度是指单位体积空气中含有水汽的质量，它表示空气中水汽的绝对含量（g/m³）。

$$a=8.036\frac{e}{p} \quad (\text{g/m}^3)$$

式中，a——绝对湿度，g/m³；

e——水汽压力，hPa；

p——测定当时大气压，hPa。

相对湿度是指空气中实际水汽压与同一温度条件下饱和水汽压之比值，以百分数表示。

$$f=\frac{e}{E}\times100\%$$

式中，f——相对湿度；

e——水汽压力，hPa；

E——测定时气温条件下的饱和水汽压，hPa。

比湿是大气中水汽的质量与该气团空气的总质量（水汽与干空气质量的和）的比值。

$$Q=\frac{m_W}{m_A+m_W}$$

式中，Q——比湿；

m_A——水汽质量，g；

m_W——干空气质量，g。

气湿是主要影响人体蒸发散热。在低气温环境下，湿度对人体热平衡影响不大，但随气温升高，蒸发散热占人体总散热量比例增加，气湿的影响也随之增加。在高气温环境下，空气湿度过高，阻碍蒸发散热；而低气温时，湿度增高可增加机体散热和衣服导热性，使机体寒冷感增加。气体中湿度属于非温度性指标。通常地，湿度过低可引起皮肤黏膜干燥，甚至引起鼻子出血。

温度比较适中时，空气相对湿度的变化对人体的影响较小。当气温为 15.5℃时，相对湿度改变 50%，对人体的影响仅相当于空气温度改变 1℃。

（三）风速

空气的流动速度称为风速，空气的流动既有方向，又有速度，风速以每秒钟空气流动的距离表示（m/s）。公共场所的风速除受大自然风力影响外，还与局部热源、温差及通风设备等有关。不同季节气流对人体影响不同，夏季空气流动可促进机体散热，使人感到舒适；但当气温高于皮肤温度时，空气流动会促使人体从外界吸收更多的热，不利于机体的热平衡；冬季空气流动会增加散热产生冷感，特别是在低温高湿的环境下，较大的风速会使机体散热过多而引起过冷。公共场所卫生标准对人群流动性较小的场所规定，风速≤0.3 m/s；对人群拥挤，流动量较大的场所规定为≤0.5 m/s。

（四）热辐射

热辐射包括太阳辐射（使人体受热）和人体与其周围环境之间通过辐射形式的热交换。任何两种不同温度的物体间都会有热辐射存在，热辐射不受空气影响。它总是由温度较高的物体向较低的物体辐射散热，直至两物体温度相等为止。辐射量与两物体间温差的 4 次方成正比，并与实际辐射物体的表面积有关（表 2-1）。因此，人在不同体位参与辐射的体表面积是不同的。当物体温度高于人体体表温度时，则物体向人体辐射热流，使人受热，为正辐射，反之为负辐射。人体对正辐射敏感，对负辐射则不敏感。因此，在寒冷季节，因负辐射而丧失大量的热量而使人受凉。公共场所现行标准虽对热辐射未作规定，但在调节体温，维持人体舒适感方面也是一个非常重要的微小气候因素。

二、噪声

（一）声学基本概念

1. 声压

声波传播时对正常大气压附加一定的压力，该附加的压力称为声压。用 P 表示。单位是牛顿/米^2（N/m^2）或者帕（Pa），1 Pa=1 N/m^2。空气压瞬间增至最高点称为声压振幅。

声压振幅的 $\dfrac{1}{\sqrt{2}}$ 倍称有效声压（大于中点或平均振幅），简称声压，它是表示声音强弱的物理量。声波传入人耳，刺激听觉神经，引起中枢听觉分析器的声音感觉。

表 2-1　不同体位时辐射面积占体表总面积的百分率　　　　单位：%

体位	体型		
	健壮	中等	瘦弱
直立	75	78	77
半直立		72	—
坐位	72	70	69
蜷卧		66	—

耳能听到的声波频率 20～20 000 Hz，能引起正常青年人耳的声压，称为听阈压或听阈，1 000 Hz 纯音的听阈压为 20 N/m²。听阈至痛阈的范围称听阈。听阈到痛阈声压的绝对值相差一百万倍。显然用此巨大绝对值来表示声音的变化很不方便。研究表明，人耳对两个不同声压的声音感觉近似与两个声强比的对数成正比。采用以 1 000 Hz 听阈为基准的倍比关系的对数值表示噪声的大小，这就是声压级——L_p。单位为分贝（dB）。其数学表达式为：

$$L_p = 20 \lg \frac{P}{P_0}$$

式中，L_p——声压级，分贝；

P——被测声压，N/m²；

P_0——基准声压（2×10^{-5} N/m²）称听阈声压。

例如 $P=P_0$ 时，代入公式，则声压级为 0 dB。如 $P=20$ N/m²（痛阈压），代入公式，则声压级为 120 dB。由此可见，用声压级可把声压的万倍变化范围简化为 0～120 dB 的变化范围。声压值每增大 10 倍，只相当声压级增加 20 dB。因此，当声压值是 20 dB 时，表示比基准声压大 10 倍。

分贝为对数单位，计算时必须按能量迭加法则运算。例如：设 2 台噪声为 98 dB 和 96 dB 的机器，首先按对数加法算出它们的分贝差，然后利用表 2-2 找出声音分贝差（$L_1-L_2=2$ dB），相对应的增值 $\Delta L=2.1$ dB，然后加在分贝数高的 L_1 上，得到 $L_{总}=98+2.1=100.1$（dB）。

无论在某车间或某范围内有多少个不同强度和频率的噪声源存在，其噪声增值 ΔL 和总强度的计算均按上法逐次求两个分贝值之和，但要按分贝值由大到小的顺序进行。欲求几个噪声源的平均值，则可由最后分贝和中减去 10 lgn。无论某环境中有多少个噪声源，只选加分贝差在 10 以内的各噪声源。

表 2-2 分贝和的增值表

1 和 2 的级差 L_1-L_2	0	1	2	3	4	5	6	7	8	9	10
1 和 2 较高的级增值 $\Delta L/$（dB）	3.0	2.5	2.1	1.8	1.5	1.2	1.0	0.8	0.6	0.5	0.4

2. 声强与声强级

声波作为一种波动形式就具备有一定的能量。用能量的大小表示声辐射的强弱，从而引出声强和声强级两个物理量。声强是声音传播的方向，在单位时间内，穿过和声波射线垂直的单位面积上的声能量，用 I 表示，单位是瓦/米²。与声压一样，声强也用级来表示，声强级单位也同样是分贝，其数学表达式分别为：

声强级：
$$I_1 = 10 \lg \frac{I}{I_0}$$

式中，I_1——声强级，dB；

I ——声强，W/m²；

I_0——基准声强，10^{-12} W/m²，1 000 Hz 纯音的听阈值。

从听阈到痛阈的变化声压为 $2 \times 10^{-5} \sim 20$N/m²，声强的变化是 $10^{-12} \sim$ 1 N/m²，将它们分别代入公式后得出声压级、声强级和声功率级的变化范围都是在 0～120 dB。实际工作中主要用声压级表示噪声的强度。

3. 噪声的频谱

声音的高低，取决于频率。频率低，音调低，声音低沉；频率高，音调高，声音尖锐。频率是指单位时间内发声体振动的次数，单位是赫兹。人耳能感受的频率范围 20～20 000 Hz，低于 20 Hz 的声波为次声，高于 20 000 Hz 的声波为超声，次声和超声人耳都不能听到。因此，把一个宽广的声频范围分成若干小的频段，称为频带或者倍频程，在噪声的测量中，最常用的是 1/1 倍频程或 1/3 倍频程。

4. 等响曲线和响度级

人耳对不同频率声音感觉是不一致的。人耳对声音的主观感觉称为响度，单位为宋，用 VZN 表示。以频率为 1 000 Hz，声压为 40 dB 的声音，以听者感觉的响度为基准，定为 1 宋。人们仿照声压级的概念，引出一个与频率有关的响度级，单位为昉。是以 1 000 Hz 的纯音为基准，某噪声听起来与该纯音一样响，其噪声的响度级（昉值），就等于这个纯音的声压级（分贝值）。如听起来与 1 000 Hz 纯音的声压级 85dB 一样响，那么该噪声的响度级就是 85昉。它反映了声音的物理效应，也反映了声音对人耳听觉的生理效应，成为对噪声评价的基本度量之一。由此经大量试验得出整个可听范围的纯音响度级的等响曲线。

5. A 声级

生活环境中几乎含有高、中、低频的噪声，但进入人耳后就是失真了，因其中低频部分已被滤掉，这是人耳听觉器官的特殊的生理效应。人们参考等响曲线，在声学测量仪器—声级计中设计安装一个滤波器，滤过的频率恰与人耳生理效应相一致。实践证明用 A 声级来评价噪声，与人们主观感觉基本一致，目前噪声测量中统一采用 A 计数网络测得的声压级表示噪声的大小，称 A 声级，记作 dB（A）或分贝（A）。

（二）噪声的危害

公共场所由于选址不当可受环境噪声，例如交通、商业、生产等噪声的影响，也受到来自于公共场所本身产生的各种噪声的危害。噪声对人体的影响，一方面决定于噪声的质和量，另一方面也取决于人体所处的生理和心理状态。高频的或突发性噪声则危害大；精神高度集中、休息或患病时对噪声刺激敏感。噪声主要影响听力和心理状态。当噪声为 50 dB 时，噪声妨碍谈话，谈话声可在 7 m 处听到；60 dB 时，只能达到 2 m；70 dB 时仅为 0.7 m。噪声可造成心理紧张，影响植物神经系统和内分泌系统。噪声使交感神经系统紧张，心动加速，血压上升，胃肠活动受抑制，出冷汗、面色苍白等。在强噪声环境下可出现神经衰弱、头痛、头晕、易疲劳、失眠等，噪声还影响休息和睡眠。断续噪声比连续噪声影响更大，夜间噪声比白昼噪声影响大。夜间噪声 61～70 dB（A）时，被吵醒和不易入睡者占了 70%左右。

（三）噪声标准

我国公共场所噪声标准主要参照 GB 3096—1982《城市区域环境噪声标准》（表 2-3），对星级宾馆（饭店）、图书馆、博物馆、美术馆、展览馆、商场、书店、医院候诊室、交通等候室和交通工具等场所规定了噪声的限制值，与 GB 3096—1980 保持一致。由于普通旅店、招待所多处繁华的商业区和居民区中，设备条件有限，对环境噪声的传入无法控制，因而未作规定。在理发美容店、游泳场所和体育馆，人们仅作短暂停留，规定噪声标准卫生意义不大，故此未作噪声规定。文化娱乐场所噪声规定为动态噪声≤85 dB（A），但在跳迪斯科舞时，可放宽到 95 dB（A）。

表 2-3　城市区域环境噪声标准（GB 3096—1982）

适用区域	等效声级/dB（A）	
	白天	夜间
特殊住宅区	45	35
居民文教区	50	40
一类混合区	55	45
商业区、二类混合区	60	50
工业集中区	65	55
交通干线两侧	70	55

三、采光与照明

为了使公共场所有一个良好的环境，需要有充足的日光，建筑物的结构应符合自然采光的要求。而合理的照明又是提高工作效率，保护视力所必需。因此，在公共场所的预防性和经常性卫生监督中都要审查和监督公共场所的采光和照明卫生状况。

（一）基本概念

1. 发光强度

发光强度单位是坎德拉（cd），是一个基本国际单位，是一光源在给定方向上的发光强度；该光源发出的频率为 540 Hz×1 012Hz 的单色辐射，且在此方向上的辐射强度为 1/683 W/Sr。1 国际烛光=1.019 cd。

2. 光通量

光通量的单位是流明（lm）。它是发光强度为 1cd 的点光源在 1 球面度（Sr）内发出的光通量为 1 lm（cd·Sr）。

3. 光照度

光照度的单位是勒克斯（lx）。是 1 lm 的光通量均匀地分布于 1m² 被照面上的照度为 1 lx（lm/m²）。

（二）自然采光

评价自然采光条件有以下几个参数：

1. 自然照度系数

自然照度系数是表示自然采光效果的综合性指标，是室内水平照度与同一时间室外空旷无遮光物地方接受整个天空散射光的水平面上照度的百分比。

自然照度系数（%）=室内水平照度/室外水平照度×100%

通常规定室内最暗处的自然照度系数居室应不低于 0.5%，卫生间、楼道不低于 0.3%。

2. 采光系数

采光系数是指采光口有效的采光面积（指窗玻璃面积）与室内地面面积的比。一般采光系数要求在 1/15～1/5 之间。

3. 投射角与开角

投射角是指室内工作点与采光口上缘连线和水平面所成的夹角。投射角不应小于 27°。开角是室内工作点与对侧遮光物上端连线和工作点与采光口上缘连线之间的夹角，开角应不小于 4°。投射角与开角未考虑当地光气候和采光口的朝向等重要因素，所以它是一个概略的指标。

（三）人工照明

夜间或白天自然光线不足时，需利用人工光源的直射光或散射光进行照明。人工照明应满足以下要求：

1. 照度足够

照度大小对视敏度（视力）、对比感度、识别速度和明视持久度等视机能有直接影响。人工照明的照度应根据视机能的需要来确定。当照度在 151 lx 以下时，明视持久度下降速度较大，100 lx 时下降速度很小，1 000 lx 左右时，明视持久度最佳。因此，明视持久度在照度为 100 lx 时，基本上可满足要求。

人工照明的照度标准可按视力工作精密程度和持久时间长短而异。在阅读式从事缝纫等较精细的工作时，工作面照度应高些，一般需 100 lx 左右。只作卧室使用时照度可低些，但不应低于 15 lx，卫生间不应低于 15 lx。我国旅店业卫生标准 GB 9693—1996 规定，台面照度≥100 lx；体育馆卫生标准 GB 9668—1996 在比赛时，观众坐席照度≥5 lx；图书馆、美术馆、博物馆、展览馆卫生标准 GB 9669—1996 规定，台面照度≥100 lx。

2. 照度稳定，分布均匀

如光源亮度不稳定，工作面时亮时暗或者分布不均，容易引起视觉疲劳。室内相距 0.75m 的 2 个明暗不同的工作点，较暗点与较亮点间的照度之比应大于0.5，相距 5m 者应在 0.3 以上。整个室内最暗点与最亮点照度之比应在 0.25 以上。

3. 避免眩目

较强光源或反光强的物体反射光直接照射到眼睛，或者背景亮度明暗相差太大，都可引起眩目。眩目会降低对比感度、识别速度和明视持久度，易引起视觉疲劳。视野中不应出现发光体或光源。

4. 光谱组成应接近日光

人的视觉机能早已习惯于日光，人工光源的光谱应尽可能接近日光光谱。某些文化娱乐场所使用黑光灯紫外线（UV-A）波长为 320～400nm，具有色素沉着作用并能产生 O_3，这种产生大量紫外线波长的灯具不应作为照明用灯。

5. 人工照明

人工照明设备应防止室内过热和污染空气。

第二节 公共场所的化学污染因素

空气是人类赖以生存的第一环境要素。公共场所污染因素包括：短期内人群在有限空间内聚集、使用的各种装饰材料和日用化学品以及室外大气的污染等因素；这些均可污染公共场所的空气，使得空气性状恶化。下面重点介绍公共场所的化学污染物。

一、二氧化碳

正常大气中含二氧化碳为 0.03%，大城市市区可达 0.04%～0.05%。人呼出气中二氧化碳含量为 3.7%～4.0%，一个从事轻体力劳动的人每小时呼出二氧化碳量为 16～20L，重体力劳动者可达 70L 左右。3%的二氧化碳对人体无害，4%

短时间吸入亦无异常所见，长时间吸入可产生发闷、头痛等不舒服感觉。

空气中二氧化碳达 8% 以上可致死。公共场所空气中二氧化碳主要来源是人的呼吸、纸烟烟气和燃料燃烧。在人的呼出气中不但有 CO_2，还含有二甲基胺、硫化氢、丙酚、二乙胺、氯化乙烯、CO 等数十种有害物质，空气中呼出气中的 CO_2 增加，也会使上述这些物质在公共场所空气中增加。所以卫生学者将室内空气 CO_2 的含量作为判定空气污浊程度的一项综合性间接指标。

每人每小时供给 $20\sim30m^3$ 新鲜空气，室内空气 CO_2 含量可不超过 0.10%，在此条件下，空气耗氧量较低，空气离子安倍氏指数在 1 左右。室内空气中 CO_2 浓度不但可用来判定室内空气的污浊程度，还可以用来评价室内通风效果与室内换气率。

表 2-4　空气中 CO_2 含量与污浊程度的关系

空气中污浊程度	CO_2 含量/%
清洁	≤0.05
满意	≤0.10
轻污浊	≤0.15
重污浊	>0.5

二、一氧化碳

一氧化碳是公共场所的常见有毒气体，CO 是无色、无臭、无味的气体，对空气的比重是 0.96。公共场所 CO 主要来自于炊事、取暖燃料的燃烧和室外空气的污染，吸烟的烟气也是重要污染来源（一支香烟可产生 12 mL CO）。

CO 通过肺泡进入血液循环与血红蛋白结合成稳定的碳氧血红蛋白，CO 亲合力比氧大 $200\sim300$ 倍，而解离率小 3 600 倍。生成的碳氧血红蛋白就失去了携带氧的能力，同时抑制、减缓了 $O_2\text{-}Hb$ 的解析与 O_2 的释放，导致组织细胞的缺氧。当血液中 CO 浓度达 0.02% 时，$2\sim3h$ 即会出现头晕、脑胀、耳鸣、心悸等症状；血中 CO 浓度达 0.08% 时，2h 可发生昏迷。空气中 $12.5mg/m^3$ 的 CO，暴露 8 h，血液中 HbCO 为 14%，接近正常水平（$0.1\%\sim1.0\%$ HbCO）。长期暴露于低浓度的 CO 有损于心肌，使动脉硬化性心脏病增加。贫血、心脑疾病患者及新生儿、老人、孕妇对 CO 敏感。我国规定公共场所空气中一氧化碳的卫生标准为 $5\sim10mg/m^3$。

三、臭氧

在电影放映灯点燃、负离子发生器工作、紫外线灯点燃、舞厅激光灯使用、图书馆复印机运转等情况下，均可使空气产生臭氧。臭氧具有较强的氧化能力，对人体健康有一定危害。4.28mg/m³ 的臭氧短时间接触即可出现呼吸道刺激症状，如咳嗽、头痛，2h 可出现呼吸困难、胸痛。1.1mg/m³ 的臭氧，3h 后肺活量显著下降。0.4mg/m³ 臭氧暴露 1h 可引起肺功能的轻度改变。O_3 引起肺功能改变的阈值为 0.4～0.9mg/m³。O_3 还对免疫系统具有毒性作用，长期暴露于低浓度 O_3 条件下，对 T 淋巴细胞和 B 淋巴细胞的功能会产生损害，使免疫功能下降。臭氧的嗅觉阈值为 0.018mg/m³，公共场所卫生标准规定使用负离子发生器的旅店臭氧允许浓度为 0.1mg/m³。

四、氨气

氨主要存在于烫发场所，是一种刺激性气体，Saifutdinov 测得 22 位最敏感者的嗅阈为 0.5～0.55mg/m³，Stephens 报道引起嗅觉反应的最低浓度为 2.7mg/m³。吸入 22mg/m³ NH_3 的人，5min 可引起鼻干。烫发店 NH_3 的浓度据调查为 0.09～0.46mg/m³，平均浓度为 0.24mg/m³，可闻到氨味。NH_3 对眼结膜有刺激作用，根据 NH_3 的毒性，考虑到顾客在烫发场所逗留时间较短。因此，我国相关标准规定：理、烫发店空气中 NH_3 的浓度上限为 0.5mg/m³。

五、甲醛

甲醛是一种无色的、具有强烈刺激性气味的气体，比重 1.06，易溶于水，是一种挥发性有机物。室内装饰材料与家具是公共场所甲醛的主要污染来源，由脲醛树脂制成的脲-甲醛泡沫树脂隔热材料常作为建筑物的围护结构，也能释放出甲醛。此外，日用化学品，纸张、印刷油墨、纺织纤维等也会放出甲醛。使用甲醛装饰物的室内峰值可达 2.3mg/m³。人的甲醛嗅觉阈为 0.06～0.07mg/m³，但有人嗅觉阈可高达 2.68mg/m³，甲醛刺激黏膜，引起眼红、眼痒、流泪、咽喉干燥发痒、喷嚏、咳嗽、气喘、声音嘶哑、胸部发闷、皮肤干燥、发痒、皮炎等症状。长期接触 1.34mg/m³ 甲醛，能出现神经衰弱症状，记忆力减退、嗜睡等。严重者可出现急性精神抑郁症。我国公共场所卫生标准中甲醛定为 0.13mg/m³，居室内建议值为 0.08mg/m³。

六、苯并[a]芘（B[a]P）

B[a]P 是由 5 个苯环合并而成的一种强致癌物。在公共场所 B[a]P 的主要来源是香烟烟气、室内污染的大气，煤焦油和熏制食品中也含有大量的 B[a]P。燃烧 1kg 煤可产生 0.21mgB[a]P，100 支香烟的烟气中含有 4.4μgB[a]P。燃煤取暖场所 B[a]P 可达 0.01～0.05μg/m³，多人同时吸烟的公共场所空气中 B[a]P 可达 0.03～0.05μg/m³。

B[a]P 可诱发肺癌、胃癌、乳腺癌及淋巴病。肺癌的死亡率与空气中 B[a]P 浓度成正比，空气中 B[a]P 浓度每增加 1%，肺癌死亡率即上升 5%。居住区大气中 B[a]P 的卫生标准，前苏联根据动物实验认为 0.001μg/m³，我国的专家提出建议值为 0.005μg/m³。

七、恶臭

在车船码头、汽车、火车车厢、公共浴池等公共场所常可遇到恶臭。它使人生厌、恶化情绪和心理状态，甚至可使人恶心、呕吐。构成恶臭的主要物质有：硫化物、硫醇类、醛类、吲哚类、胺类和苯类物质（表 2-5）。

表 2-5　公共场所中常见的恶臭物质

分类	名称	化学式	臭味性质
硫醇类	甲硫醇	CH_3SH	烂洋葱
	乙硫醇	CH_3CH_2SH	烂洋白菜臭
	异丙基硫醇	$(CH_3)_2CHSH$	
硫醇类	二甲基硫	$(CH_3)_2S$	蒜、韭菜臭
	二乙基硫	$(C_3H_5)_2S$	
	二丙基硫	$(C_3H_7)_2S$	
	二甲基二硫	$(CH_3)_2S_2$	
硫化物	硫化氢	H_2S	腐蛋臭
醛类	甲醛	$HCHO$	刺激性臭
	乙醛	CH_3CHO	
	丙烯醛	$CH_3=CH—CHO$	石块臭、催泪
吲哚类	β-三甲基吲哚		粪臭
胺类	三甲基胺	$(CH_3)_3N$	腐败鱼臭
	甲胺	CH_3NH_2	
	乙胺	$C_2H_5NH_2$	
苯胺	苯乙烯	苯环—$CH=CH_2$	芳香味臭

公共场所的恶臭，可采用多种方法消除。如厕所产生的恶臭主要用通风方法排出，并辅之喷洒除臭剂等清除和掩盖。活性炭、离子交换树脂吸附、高温燃烧、清除污物、氧化剂氧化、水溶解、清洗等措施都有除臭作用。

八、可吸入颗粒物（IP）

空气中颗粒粒径≤10μm 的颗粒物，可长期飘浮于空气中，并能吸入肺内，故叫飘尘，又叫可吸入尘。而粒径＞10μm 的颗粒物能靠重力降落，称为降尘。大于 5μm 的颗粒物多滞留在上呼吸道，小于 5μm 的多滞留在细支气管和肺泡。颗粒越小，进入的部位越深。1μm 以下沉积在肺泡内，但小于 0.4μm 的颗粒物则能自由地进出肺泡并且随呼气排出，故沉积较少。

滞留在上呼吸道的可吸入颗粒物（IP），因其来源不同常含有多种重金属、矽酸盐、石棉、多环芳烃和病原微生物而对人体健康产生危害。IP 进入肺部，对局部组织产生堵塞作用，使通气性支气管功能下降，支气管和肺泡的换气功能丧失。引起慢性鼻咽炎、慢性支气管炎和肺部炎症。室内 IP 浓度高时，能阻挡室内阳光中的紫外线，不利于人体对钙、磷的吸收，甚至影响健康。室内和公共场所空气中 IP 标准定为 $0.15mg/m^3$，而商场则适当放宽，定为 $0.2mg/m^3$。

第三节　公共场所的生物污染因素

公共场所室内空气中的多种微生物构成生物污染因素，这些因素属于非致病性微生物。在人群密集、通风不良的公共场所，空气中微生物的数量可大大增加。来自人体的病原微生物，主要有结核杆菌、白喉杆菌、溶血性链球菌、金黄色葡萄球菌、胸膜炎球菌、流感和麻疹病毒等。空气中微生物多附着于液体或固体颗粒物上而悬浮于空气中。尤其在说话、咳嗽时产生的飞沫挟带的微生物最多，由于颗粒粒径小、质量轻，在空气中悬浮时间长。在通风不良、光照不足、湿度较大的公共场所，空气中流感病毒可存活 4～5h，金黄色葡萄球菌存活 72h，溶血性链球菌存活数日。

空气中带微生物的悬浮颗粒物沉降速度遵循 Stokes 定律，其速度与颗粒物的粒径、比重、空气黏度、气流等因素有关。粒径、比重越小沉降越慢。我国公共场所卫生标准规定了不同工种空气细菌的测定方法和不同工种标准。工种标准可同时使用，但不得互换。撞击法以每立方米空气中可形成的细菌菌落数表示（CFU/m^3），沉降法以平皿在空气中暴露 5min 后经培养形成的菌落数表示（CFU/cm^2）。

第四节　公共场所的通风与空气调节

公共场所由于人群密集、流动性大，为保持空气质量必须采取适当的通风换气式空气调节措施。

一、通风换气

通风与换气虽为近义词，但是二者又有区别，通风主要是为了降低夏季室温过高所进行的空气交换，而换气主要是为了净化冬季室内化学式生物性污染所进行的空气交换。前者是为了改变空气温度，后者则主要是为了改变空气质量。

1. 卫生要求

（1）提供必需的新鲜空气。不同用途的房间需要的换气量也不同。一般商店必需的换气量为 60m³/（人·h），影剧院 50m³/（人·h），客房 30～50 m³/（人·h），医院传染病 150 m³/（人·h）。

（2）不同用途房间有不同换气次数的要求，普通房间的换气次数即使达到 5～6 次/h，室内风速亦不得大于 1m/s。

（3）应维持室内适宜的微小气候条件。

（4）无噪声、无危险，操作和使用要简单、方便。

2. 方法

通风换气方法有自然与人工两种，前者是指利用建筑物本身使室内空气与外界发生气体交换，其动力为自然风和室内外温差；后者是借助机械通风来完成的。

3. 通风量的测定

机械通风时，总风量是指机械通风式空调系统送入某一空间的风量，所需风量以该空间使用人数与每人每小时所需的空气量［20～30 m³/（人·h）］来计算。机械通风量可由进风口测得，排气扇的排风量由排风口测得。

$$L（m^3/h）= \bar{V} \cdot A \cdot 3\,600$$

式中，$\bar{V}$——进（排）风口平均风速，m/s；

　　　A——进（排）风口截面积，m²；

　　　L——总风量，m³/h。

4. 换气次数的测定

换气次数是指某一空间内每小时更换空气的次数，为保持室内空气质量，需保证每小时有一定的换气次数，可以用进入室内空气总量与该空间容积之比计算。

$$M_a=2.302\,57 \cdot M \cdot \lg（C_1/C_2） \tag{1}$$

式中，M_a——1h 内自然渗入室内空气量，m^3/h；

     M——室内空气量，m^3；

     C_1——初始室内空气中示踪气体（SF_6）浓度，mg/m^3；

     C_2——1h 后室内空气中示踪气体（SF_6）浓度，mg/m^3。

$$E=（M_a/M） \tag{2}$$

式中，E——小时换气次数；

     M_a——1h 内自然渗入室内空气量，m^3/h；

     M——室内空气量，m^3。

如果用 CO_2 法测定室内换气次数，由于大气中存在一定量的 CO_2，在市区以 0.04%计算，在计算自然渗入室内空气量时，式（1）初始和 1h 后室内空气中示踪气体浓度均应减去 CO_2 的含量。由于 CO_2 作示踪气体，有被建筑材料吸收，受室外大气 CO_2 含量等因素影响，所以不及 SF_6 好。

二、空气调节

在室内影响人们健康和舒适感的因素是温度、湿度、风速和空气质量等，在 20 世纪 60 年代至 70 年代，人们关注的是温湿度和风速，而今天保证空气质量已是空气调节的主要任务。这与大量使用循环风量，节省能源，新风量不足而发生致病建筑综合征（Sick Building Syndrome，SBS），空调病（Air Conditioning Disease，ACD）和多元化学物质过敏症（Multiple Chemical Sensitivity，MCS）等有关。

1. 卫生要求

（1）改善居室内的微小气候条件，创造一个适宜的温湿度和风速的环境，使微小气候的各项指标达到公共场所卫生标准要求，使人感到舒适。

（2）净化室内空气，排除 CO、CO_2，挥发性有机物（VOC）氡和各种悬浮性颗粒物，保证空气的卫生质量，使其安全无害，有益于健康。

（3）减少和清除室内空气中微生物的含量，防止各种致病微生物的污染，保障人体健康。

2. 方法

根据空气调节的方式，空调分为集中式空调和局部分散式空调两种。局部分散式空调又分为有无空气净化器的两类。

（1）集中式空调系统又称中央空调系统。集中式空调有独立的机房，有直统式、混合式和封闭式三种。

①直统式空气处理的基本流程为：

室外空气吸入→空气过滤→调温（制冷式加温）、调湿（除湿式加湿）→输送管道→风量调节装置→各房间

②混合式空气处理的基本流程：

室外空气的吸入 ⎫
来自各房间的回风 ⎭ →空气过滤→调温（制冷或加温）调湿（除湿或加湿）→输送管道→风量调节装置→各房间

③封闭式空气处理的基本流程为：

来自各房间的回风→空气过滤→调温、调湿→输送管道→风量调节装置→各房间

直流式空调系统全部用的是室外新鲜空气，处理后的空气质量较好，只要进风设置合理，室外大气没有污染，送入各房间的空气质量就有保障，但由于吸入空气全部经调温、调湿净化处理，能源消耗量较大。封闭式集中式空调处理系统虽然节省能源，但由于缺乏新风的补充，空气质量差，往往不符合卫生要求。混合式空气处理系统则介于二者之间，由于它有新风量的补给，所以只要控制得当，效果比较可靠，它是常用的一种集中式空调方式。新风量应根据场所容纳人数和标准的要求确定，一般每人每小时的新风量应不小于 20～30m³。机械通风每通风口的风量可按下式计算：

$$Q=3\,600A\overline{V}$$

式中，Q——通风口的风量，m³/h；

$\overline{V}$——通风口截面各点的平均风速，m/s；

A——通风口截面积，m²。

机械通风总风量可按下式计算：

$$Q_t=Q_1+Q_2+Q_3+\cdots+Q_i$$

或 $$Q_t=3\,600A_t\cdot\overline{V}_t$$

式中，Q_t——总风量；

$\overline{V}_t$——进（排）风口（总管道）各点平均风速，m/s；

A_t——进（排）风口（总管道）截面积，m²。

（2）局部分散空调系统又称分散式空调系统。它是将处理和输送分配设备合为一体，本身带有独立的制冷源，形成一个紧凑的空气调节系统，称为空调机

组，可直接安装在室内就地工作，也可安在窗上，叫窗式空调。这种空调多系循环风，新风量补充很少，新风量只靠自然换气给予补充。这种空调可同时安装空气净化器，除去空气中的悬浮性颗粒、一氧化碳、挥发性有机物和各种微生物等。室内空气净化器按性能分为静电式室内空气净化器、机械过滤式室内空气净化器和除气式室内空气净化器三种。也有将上述 2～3 种功能的净化器混合组装，以达到多种用途的目的。

第三章

公共场所卫生消毒杀虫技术

第一节　公共场所卫生消毒概述

消毒工作有疫源地消毒和预防性消毒，其目的都是为了控制传染性疾病的传播和流行。公共场所人群密集，流动性大，从地面、空间到物品器具都被众多人群反复接触，增加了污染的机会。消毒的目的是将玷污在工具、用具，物品、墙壁、地面以及室内的致病微生物杀灭或清除，公共场所不论档次高低均应将消毒列为卫生工作的重要部分。

一、消毒的基本概念

（一）消毒和消毒剂

1. 消毒

杀灭或清除传播媒介物上的病原微生物，使其达到无害化的过程，叫消毒。消毒不仅是指无生命的表面和物体，还包括有生命的机体体表皮肤、黏膜以及浅表体腔的有害微生物。理解"消毒"的含义包括两方面内容：一方面消毒是针对病原微生物和其他有害微生物，并不要求清除或杀灭所有微生物；另一方面消毒是相对而言不是绝对的，它只要求将有害微生物的数量减少到无害的程度，而并不要求把所有有害微生物全部杀灭。消毒分为疫源地消毒（包括随时消毒和终末消毒）和预防性消毒。

2. 消毒剂

用于杀灭无生命物体或皮肤黏膜上微生物的药物称为消毒剂。对消毒剂的要求是能杀灭繁殖体型微生物，但不要求杀灭芽胞。能杀灭芽胞的化合物是更好的消毒剂。

3. 消毒器

能杀灭外环境中有害微生物已达到消毒要求的器械，称为消毒器。如消毒碗柜。

（二）媒介物

媒介物是指人们生活和工作环境中污染了病原微生物的固体、气体和液体物质，也包括污染的人体体表和浅表体腔。

（三）灭菌、灭菌剂和灭菌器

杀灭或去除外环境中媒介物携带的一切微生物的过程，叫做灭菌。环境中既有致病微生物，也有非致病微生物，包括细菌、芽胞和真菌孢子。灭菌是个绝对的概念，灭菌后物品必须完全无菌。然而，事实上要达到这样的程度很难。在一般生活环境下，通常不需要灭菌。

灭菌剂是指能杀灭外环境中一切微生物（包括细菌芽胞）的化学物质。如甲醛、戊二醛、环氧乙烷等。

灭菌器是指能杀灭外环境中一切微生物（含细菌芽胞）的灭菌器材，称为灭菌器。如环氧乙烷灭菌柜等。

（四）保存

保存是指用化学或物理因子，防止物质的生物学腐败。如化妆品、食品、药物制剂等，常常需要采取一些措施以防止其损坏。能起到保存作用的化合物称为保存剂。消毒剂和防腐剂大多可以用作保存剂，但保存剂并不是都可以用作消毒剂和防腐剂。

二、消毒的分类

按消毒的目的可分为两类：预防性消毒和疫源地消毒。

（一）预防性消毒

预防性消毒是指在无明确的传染源存在时，对可能受到病原微生物污染的物品和场所进行的消毒。例如日常生活中的防病消毒，公共场所、学校和幼儿园使用的公共物品消毒、餐馆餐具消毒，医院的医疗器械灭菌，诊疗用品的消毒，一般病人住院期间和出院后进行的消毒等，均为预防性消毒。

（二）疫源地消毒

疫源地消毒是指对传染源排出病原微生物所波及的场所和环境进行的消毒。其目的是杀灭或清除传染源排出的病原体。疫源地消毒包括随时消毒和终末消毒。

1. 随时消毒

随时消毒是指对疫源地内有传染源存在时进行的消毒。目的是及时杀灭或清除病人排出的病原微生物。如每天对传染病病人住院期间进行的病室或者床边消毒，即随时消毒。

2. 终末消毒

终末消毒是指传染源离开疫源地后进行的彻底消毒。例如医院内的传染病人出院、转院或死亡后，对居留过的病室及污染物品进行的消毒。

第二节　公共场所卫生消毒方法

一、公共场所卫生消毒方法

公共场所的消毒方法分为：物理消毒法、化学消毒法和生物消毒法。

（一）物理消毒法

物理消毒法是指利用物理因素作用于病原微生物将其清除和杀灭。物理消毒法分为机械、热力、过滤和辐射四种，按其在消毒中的作用可分为 3 类：

1. 灭菌作用

这一类物理因素具有很强杀灭微生物的能力，基本可达到灭菌的要求。例如：热力、微波、红外线和电离辐射等。微波和红外线从其性质看，虽属于辐射性质，但其杀菌机理仍然属于热力作用。

2. 部分灭菌作用

紫外线作为消毒措施，可杀灭大部分微生物，但难以达到灭菌，紫外线主要用于空气消毒，也用于工具、用具消毒，效果较好。紫外线消毒的常用设备是紫外线灯。目前，带餐饮公共场所、高速公路餐厅以及化妆品生产企业，主要利用紫外线灯对冷拼间以及化妆品车间空气质量进行消毒。

3. 除菌作用

机械清除虽不能杀灭微生物，但可将微生物除掉，对防止传染病的发生能起一定作用，常用的有效方法包括洗涤、清扫、通风和过滤等。

（二）化学消毒法

化学消毒法是一般最常用的消毒方法。接下来介绍：消毒剂种类、化学消毒方法、杀灭效果评价和物品消毒效果评价等内容。

1. 化学消毒剂的种类

（1）高效消毒剂。能杀死一切微生物，达到灭菌目的。有含氯消毒剂：无机氯、有机氯；过氧化物类消毒剂：过氧化氢、过氧乙酸、臭氧等；醛类：甲醛、戊二醛；杂环类：环氧乙烷、环丙乙烷；含碘消毒剂：碘酊、碘伏。

（2）中效消毒剂。能杀死细菌芽胞以外的各种微生物。如乙醇和酚类。

（3）低效消毒剂。这类消毒剂灭菌范围窄，只能杀死一般细菌繁殖体，其抑菌作用大于杀菌作用。包括季铵盐类：新洁尔灭、杜灭芬和消毒净；双胍类消毒剂：洗必泰。

2. 化学消毒法

各类微生物对化学消毒剂的抵抗能力不同，因此，采取的消毒方法也不一致。

（1）细菌。细菌繁殖体抵抗力较低，结核杆菌因有蜡质外膜，抵抗力要高于一般细菌的繁殖体；细菌芽胞抵抗力较强。

（2）病毒。流行性感冒病毒、流行性乙型脑炎病毒等，其抵抗力与一般细菌的繁殖体相似；肠道病毒等抵抗力较强，均与结核杆菌的抵抗力相似。

（3）真菌、螺旋体、立克次体等。除真菌厚膜孢子和有性生殖孢子、钩端螺旋体、Q 热立克次体外，均与细菌繁殖体抵抗力相似。

（三）**生物消毒法**

利用一些生物来杀灭或清除病原微生物的方法，称为生物消毒法。

二、物理消毒法

（一）**热力消毒**

热力消毒的方法分为两类：干热消毒和湿热消毒。由于微生物的灭活与其本身的含水量和环境水分有关，所以两种消毒所需的温度和时间是不同的。

干热消毒，包括焚烧、烧灼、干烤。干热处理适用于耐高温的物品消毒，如金属、玻璃、搪瓷、粉末等。医疗卫生行业常用来处理需灭菌的医疗物品，灭菌条件为：160℃维持 2h；或 170℃维持 1h；或者 180℃维持 30min。家庭用的红外线高温消毒碗柜，一般为 125℃维持 10min 以上，不能用于医疗单位处理需灭菌的物品。适用于公共场所，如高速公路服务区、宾馆餐厅、客房以及舞厅、洗浴中心茶具、餐具消毒。

注意事项：①待消毒或灭菌的物品应清洗干净、晾干或抹干，以防附着的污物碳化。②玻璃器皿等物品消毒灭菌时，勿与箱底、箱内壁直接接触，温度下降到 40℃以下方可开门，以防炸裂。③物品摆放不能过密过量，一般应留 20% 空隙，以便热空气流通。④温度高于 170℃时，有机物会碳化、部分物品会裂开。

（二）**微波消毒**

微波是一种频率高（300～300 000MHz）、波长短（0.001～1m）的电磁波。按其波长一般可分为 3 个波段：分米波、厘米波与毫米波。目前，消毒中常用的 915+25MHz 与 2 450+50MHz 微波，其波长均属分米波波段。它以类似于光的速度直线传播，当遇到物品阻挡时就会发生反射、穿透或吸收。

各种物质对微波的吸收不同。一般来说，吸收微波多的物品，消毒效果越好，例如：水、肉类和含水分高的物品，均是强吸收介质。很少吸收微波的物质，称为微波的良介质，例如：玻璃、石英、陶器、聚四氧乙烯等塑料制品。微波大部分能透过，小部分被反射，吸收很少，适于用做物品加热消毒时的包装。而金属制品不吸收微波，不易达到消毒。

微波的频率愈低，波长愈长，穿透物品愈深，但加热速度减慢，因而消毒时间需要延长。微波的输出功率越大，作用于介质的电场越强，物品升温速度越快，杀菌作用越强。也就是说功率大、频率高、时间长，能量就大，效果就好。

微波可以杀灭各种微生物，包括细菌繁殖体、真菌、病毒和细菌芽胞、真菌孢子等。由于很多物品对微波不吸收，影响了微波在消毒方面的应用，特别是医学方面运用。家用微波炉的频率大多是 2 450MHz，适用于液体类物品消毒；因此可用于餐厅、理发店、洗头房、洗脚室等湿毛巾的消毒处理。

应用微波消毒，要避免微波对人体的伤害。主要是热损伤以及引起神经、血管和内分泌系统的变化。

（三）煮沸消毒

它是最简便有效的消毒方法，适用于处理传染病人的剩余食物、痰液污染的棉织品、玻璃器皿、陶器、食具及金属物品等消毒，煮沸 10～15min 即可。对抵抗力较强的微生物污染的物品，应延长 15～20min。

（四）紫外线消毒

紫外线分为 A、B、C 波紫外线，消毒使用的紫外线是 C 波紫外线，其波长范围是 200～275nm。新的灯管紫外线强度不得低于 $100\mu W/cm^2$；使用中的紫外线灯强度不得低于 $70\mu W/cm^2$。

紫外线消毒适用于餐厅冷拼间、更衣室等室内空气、物体表面、水及其他液体的消毒。紫外线对室内空气消毒时，应以每 $10m^2$ 1 支 30W 的紫外线灯为宜，每次消毒时间不少于 30min。照射方式可分为直接照射法和间接照射法。

1. 直接照射法

在室内无人条件下，可采用紫外线灯悬吊式或者移动式直接照射。

2. 间接照射法

采用高强度紫外线灯加反光罩，可用于室内有人活动时使用。紫外线还可用于水和其他液体的消毒。可采用水内照射或者水外照射方式；但无论采用何种方式，水层厚度均应小于 2cm。根据紫外光源的强度确定水流速度。

采用紫外线消毒注意事项：

①紫外线不能直接照射到人，否则可引起结膜炎、皮肤红斑，长期辐射可诱发皮肤癌。②灯管表面应清洁，无灰尘、油垢，否则影响紫外线的穿透力而降低消毒效果，可用酒精棉球轻轻擦拭。③影响紫外线消毒效果的因素很多。房间内

有尘埃或水雾、温度、相对湿度等因素存在时，应延长照射时间。④紫外线穿透力很弱，只有直接照射到的部位才能达到消毒目的。一般不宜用于纺织品、布类、分泌物和排泄物的消毒。⑤直接照射光滑的表面时，照射距离小于 100cm 为宜，距离越短，效果越好。

三、化学消毒法

(一) 臭氧

臭氧是一种在常温下可爆炸性气体，为强氧化剂。臭氧稳定性极差，在常温下可自行分解为氧气。臭氧只能在现场生产，现场使用。

臭氧是一种广谱杀菌剂，可杀灭细菌繁殖体、病毒、真菌和芽胞。臭氧可用于水、空气和耐氧化物品的消毒。臭氧对水的消毒应用包括：医院的诊疗用水、医院污水、游泳池水的处理以及可直接用于饮用水的消毒处理。臭氧对水消毒，受水质的影响较大，需投放浓度差别很大，如：污水处理时，需投入 15～20mg/L，甚至更多；一般干净水，只需投入 1～2mg/L。臭氧对空气的消毒，可杀灭空气中微生物；用臭氧消毒空气，必须在封闭的空间，无人在场的条件下进行。消毒 30min 后才能进入，消毒时臭氧浓度应达 30mg/m³，作用 15min。

采用臭氧消毒注意事项：

①臭氧对人有毒有害。10～20mg/m³ 浓度时，可引起脉搏加快、疲倦、头痛，停留 1h 可以致死。因此，国家规定作业场所空气中的允许浓度为 0.2 mg/m³。②臭氧作为强氧化剂，对多种物品有损害，且浓度越高，损害越重。可使铜片出现锈斑，橡胶老化、变色、弹性降低，织物漂白等。③臭氧消毒受温度、相对湿度、有机物、pH 值和水的浑浊度、色度等因素影响。

(二) 戊二醛

戊二醛属于广谱、高效灭菌剂，具备对金属腐蚀性小、受有机物影响较小等优点。常用剂型有 2%碱性戊二醛，2%强化酸性戊二醛和 2%中性戊二醛。适用于不耐热的医疗器械和精密仪器等消毒与灭菌。常用方法有浸泡法和擦拭法。

(三) 过氧乙酸

过氧乙酸为透明液体，弱酸性，易挥发。储存过程中易分解，尤其是重金属离子或遇热时，极易分解。高浓度或者温度过高，可引起过氧乙酸爆炸；浓度在20%以下，一般无爆炸的危险。

过氧乙酸可杀灭各种微生物，属于灭菌剂，具有广谱、高效、低毒，对金属及织物有腐蚀性、受有机物影响大、稳定性差等特点，其浓度为 16%～20%。过氧乙酸适用于耐腐蚀物品、环境及皮肤的消毒与灭菌，常用消毒方法有浸泡、擦拭、喷洒等。

浸泡法：适用于较小的物件，应用浓度为 0.1%～0.5%，作用 30～60min。

擦拭法：适用于较大的物件，应用浓度为 0.1%～0.5%，作用 30～60min。

喷洒法：适用于较大的污染面，如地面、墙面，可用 0.2%～0.5%过氧乙酸，用量为 100～350mL/m³，作用 60min；或 2%过氧乙酸气溶胶喷雾，用量为 8mL/m³。

熏蒸法：用于空气处理，可用 15%过氧乙酸 1mL/m³，或 0.5%过氧乙酸 30mL/m³。

（四）过氧化氢

过氧化氢又名双氧水，分子式为 H_2O_2。属于高效消毒剂，具有广谱、高效、速效、无毒，对金属及其他织物有腐蚀性、受有机物影响大、稀释液不稳定的特点。适用于外科埋植物、隐形眼镜、不耐热塑料制品、餐具、饮用水消毒和口腔含漱、外科伤口清洗。消毒处理物品时，常用 3%过氧化氢浸泡或擦拭，作用 30min。

（五）二氧化氯

二氧化氯的分子式为 ClO_2。能杀灭细菌繁殖体、病毒、真菌、分支杆菌和芽胞等微生物的高效消毒剂。具有广谱、高效、速效的杀菌作用，对金属有腐蚀性、对织物有漂白作用，消毒效果受有机物影响大，其活化液和稀释液不稳定。二氧化氯适用于医疗卫生、食品加工、餐饮具、饮用水、污水及环境的消毒。二氧化氯常用的消毒方法有浸泡、擦拭和喷洒等。浸泡、擦拭时：对细菌繁殖体、一般病毒和肝炎病毒、结核杆菌和细菌芽胞可以杀灭，其剂量分别为 100mg/L、500mg/L 和 1 000mg/L，均作用 30min；喷洒消毒时：可用 500～1 000mg/L 的浓度，每平方米面积喷洒 200～350mg/L，作用 30～60min。

采用二氧化氯消毒注意事项：①二氧化氯的消毒效果易受有机物的影响；②pH 值大小明显影响二氧化氯消毒效果，pH 高时消毒效果下降。③二氧化氯活化液不稳定，应现配现用。④对金属有腐蚀性，对织物有漂白作用。消毒完成后应及时清洗。⑤对空气喷洒（雾）消毒时，30～60min 后，开窗通风透气。

（六）含氯消毒剂

常用的含氯消毒剂有：漂白粉，含有效氯 25%；漂白粉精，含有效氯 80%；三合二，含有效氯 56%；次氯酸钠，工业制备的含有效氯 10%；二氯异氰尿酸钠，含有效氯 60%；三氯异氰尿酸，含有效氯 85%；氯化磷酸三钠，含有效氯 2.6%。

含氯消毒剂属高效消毒剂，具有广谱、速效、低毒或者无毒的特点，对金属有腐蚀性、对织物有漂白作用，受有机物影响大，在光照、遇热、潮湿环境中易分解。

含氯消毒剂是疾病预防中应用最多的消毒剂之一，适用于环境、水、餐饮具、疫源地等消毒。

含氯消毒剂常用的消毒方法有：浸泡、擦拭、喷洒与干粉消毒。

（1）浸泡和擦拭方法。用含氯消毒液200～2 000mg/L，作用30～60min；

（2）喷洒（雾）消毒法。用 1 000～2 000mg/L 的消毒液均匀喷洒（墙面200mL/m²、水泥地面350mL/m²、土质地面1 000mL/m²），作用60min 以上；

（3）干粉消毒法。对排泄物的消毒，用含氯消毒剂干粉加入排泄物中，用量为排泄物的1/5，略加搅拌后，作用2～6h。

含氯消毒剂消毒注意事项：①粉剂应于阴凉处避光、防潮、密封保存，水剂应于阴凉处密封保存。②配制时应测定消毒剂的含量，所需溶液应现配现用。③配制消毒液时，应做好防护、戴口罩、橡胶手套，防止溅入眼中。不慎溅入时，应立刻用大量清水冲洗 3～5min，必要时做进一步处理。④慎用于金属、纺织品的消毒。⑤用于餐饮具消毒后，应用清水冲洗干净。

（七）碘伏

碘伏是碘与表面活性剂（如聚乙烯吡咯酮）的不定型络合物。由于表面活性剂对碘起到载体和助溶作用，增加了杀菌能力和杀菌作用时间。

碘伏对细菌繁殖体、病毒敏感，但对抗酸杆菌、细菌芽胞杀菌作用报道不一，属于中效消毒剂，具有毒性低、对皮肤黏膜无刺激、稳定性好，但受有机物影响的特点。碘伏作用适用于皮肤黏膜、餐具和饮用水等消毒。

常用消毒方法有浸泡和擦拭：浸泡，用250～500mg/L 的消毒液，作用30min；对皮肤擦拭时，用 500mg/L；外科洗手或手术部位消毒，用 3 000～5 000mg/L 消毒液擦拭，作用3min。

消毒注意事项：①碘伏稀释液不稳定，宜使用前配制并加盖；②避免接触银、铝和二价合金；③储存时应注意阴凉、避光、防潮，并须密封。

（八）乙醇

乙醇为中效消毒剂，对细菌繁殖体、抗酸杆菌、病毒等有杀菌作用。具有中效、速效、无毒、对金属无腐蚀性、对皮肤黏膜有局部刺激性、受有机物影响很大、易挥发、不稳定的特点。乙醇原液浓度为95%。使用时应用灭菌水稀释成了5%溶液。

乙醇适用于皮肤、低危险性医疗用品及怕腐蚀的物品消毒。

乙醇消毒注意事项：乙醇易燃，注意防火，妥善保管；必须使用医用乙醇，严禁使用工业乙醇作为消毒剂。

（九）洗必泰

洗必泰又名醋酸氯己定、葡萄糖酸氯己定。它对革兰氏阳性杆菌的杀灭作用要比对革兰氏阴性杆菌强，属低效消毒剂。适用于皮肤黏膜和低危险性的环境物品的消毒。一般用作皮肤消毒浓度为 4 000～5 000mg/L，用作黏膜或者伤口表面消毒，浓度为 500～1 000mg/L。

在消毒时应注意以下事项：①勿与肥皂、洗衣粉等阴性离子表面活性剂混合使用，否则失去消毒作用。②洗必泰不可用于亲水病毒、分支杆菌、芽胞等病原体消毒。

（十）新洁尔灭

新洁尔灭又称苯扎溴铵。分子式为 $C_{21}H_{38}NBr$，具有芳香味，呈淡黄色液体，易溶于水。具有对皮肤黏膜无刺激、毒性小、稳定性好、对物品无损害的特点。对化脓性病原菌有良好杀灭作用，它对革兰阳性菌的杀灭作用大于阴性细菌，属低效消毒剂。适用于皮肤黏膜、低危险性环境物品消毒。

一般使用 500～1 000mg/L 的溶液用于皮肤消毒；300～500mg/L 溶液，用于浸泡、擦拭环境物品。

消毒时应注意以下事项：①勿与肥皂、洗衣粉等阴离子表面活性剂混用；②有机物对其消毒效果影响很大，宜加大剂量或延长时间；③易被棉织品、橡胶吸附，降低消毒作用浓度；④不宜用于粪、尿、痰等消毒。

第三节　公共场所卫生消毒效果的影响因素

无论是物理、化学还是生物法消毒，其效果都受很多因素的影响，如处理不当，常会影响消毒效果，在消毒工作中都必须注意。这些因素主要有 6 个方面：

（1）消毒剂量　它包括强度和时间两个要素。强度，在热力消毒中指的是温度，紫外线是照射强度，化学消毒中是消毒剂的浓度。时间，是指所使用方法对微生物作用的时间。一般是强度大，处理时间可短，反之，处理时间要长。强度愈大，时间愈长，则杀灭率就越大。

（2）微生物污染量　受微生物污染越严重，消毒越困难，作用的时间要延长，消耗药量要增加。微生物彼此重叠，加强了机械保护，因此，对污染重的物品，消毒时，药品的剂量要相应加大。

（3）温度　除热力消毒完全依靠温度作用来杀灭以外，其他消毒方法也受温度变化的影响。一般来说，无论用物理还是化学法消毒，温度越高，杀灭效果就越好。

（4）湿度　空气的相对湿度，对熏蒸消毒影响显著。使用环氧乙烷或甲醛消毒，均应有一个适宜的相对湿度，湿度过高或过低，都会降低消毒效果。直接喷洒或干粉处理地面时，就需要有较高的湿度，才能使药物潮解并发挥作用。而紫外线照射，湿度高会影响其穿透力，降低消毒效果。

（5）酸碱度　酸碱度的变化会严重影响消毒作用，季铵盐类阳离子消毒剂和洗必泰，在碱性条件下杀菌力强，酸和漂白粉等则在酸性条件时杀菌作用强。

（6）有机物　病原微生物常与排泄物、分泌物等其他有机物共存而影响消毒效果。消毒前应尽量去除被消毒物品的有机物以提高消毒效果。

第四节　消毒方法选择原则和消毒效果评价指标

一、消毒方法的选择原则

公共场所消毒时，因场所不同采用方法有区别，主要遵循以下原则：

（一）要考虑污染微生物的种类

微生物的种类不同，对理化因子的抵抗力不同。通常地，根据微生物抵抗力由强到弱的次序排列为：细菌芽胞＞分支杆菌＞非脂性或小病毒、真菌＞细菌繁殖体、亲脂性病毒或中等大小病毒（单纯疱疹病毒、人类免疫缺陷病毒）。但是也有例外，例如微球菌虽然是繁殖体，但对辐射的抵抗力比细菌芽胞强。疯牛病的朊病毒对各种理化因子的抵抗力明显高于细菌芽胞。

（1）对受到致病性芽胞菌、真菌孢子和抵抗力强、危险程度大的病毒污染的物品，应选用高效消毒法或灭菌法。

（2）对受到致病性细菌和真菌、非脂性病毒、螺旋体、支原体、衣原体污染的物体，应选择中效、高效的消毒剂。

（3）对受到一般细菌和亲脂性病毒污染的物品，可用中效或低效消毒剂。

（二）要考虑污染微生物的数量

微生物的数量越多，对理化因子的抵抗力越强。因此，当微生物污染严重时，应加大消毒剂的浓度，并延长其作用时间。

（三）要考虑污染微生物存在的状态

微生物存在的状态常常与有机物和无机物有关，如与血液、体液、痰液、排泄物及尘埃在一起，这些有机物和无机物不仅可保护微生物免受理化因子的作用，而且可直接消耗理化因子的作用能量。因此，在存在有机物保护的情况下，必须提高消毒剂的浓度并延长其作用时间。

（四）要考虑消毒对象的理化特性和使用价值

消毒对象由各种材料制成，对不同理化因子的耐受能力不同。除垃圾废弃物外，大部分物品消毒后应保持原有的使用价值。因此，必须严格按照其理化特性选择适宜的消毒方法。如金属、玻璃、陶瓷餐具、棉织物等耐湿、耐热物品，首选煮沸消毒或消毒剂浸泡消毒；精密仪器、信件等怕热、怕湿物品，选用环氧乙烷、甲醛等消毒；光滑表面，应选择紫外线消毒器近距离照射或液体消毒剂擦拭；多孔材料表面，可采用喷雾消毒法。

二、消毒效果评价指标

（一）杀灭率

杀灭率是指经消毒处理杀灭微生物的百分率，根据下列公式计算：

杀灭率＝[（消毒前微生物数量－消毒后微生物数量）/（消毒前微生物数量）]×100%

与杀灭率的计算方法相似的指标有：消除率、消亡率、阻留率等指标，通常杀灭率应达到 99.9% 以上。

（二）速度常数（K 值）

在消毒实验中，将存活微生物的对数值与消毒作用时间对应作图，往往得到一条直线关系，此线的斜度即为该消毒方法的速度常数 K，K 值用来指示杀灭微生物的速度，数值越大杀灭速度越快。

K 值可按下式计算：

$$K = \frac{1}{T} \times \lg \frac{N_0}{N_t}$$

式中，T——时间，min；

N_0——原有微生物数；

N_t——经过 t 小时后微生物存活数。

（三）浓度系数（n）

浓度系数表示消毒剂浓度对其杀菌速度的影响。

浓度系数（n）=$\lg T_{\text{III}} - \lg T_{\text{II}} / \lg C_{\text{II}} - \lg C_{\text{III}}$

药物浓度为 C_{II} 时，杀菌时间为 T_{II}，药物浓度为 C_{III} 时，杀菌时间为 T_{III}。消毒效果与消毒剂浓度成正比：浓度系数越大，消毒效果越明显；浓度系数越小，消毒效应越差；相对来说时间的影响就比较突出。因此，使用时要注意浓度的准确性。

三、消毒效果的评价方法

1. 涂抹法

涂抹法是国内通用方法，主要检测物品细菌污染的情况。采用生理盐水湿润的棉拭子，在 5cm×5cm 面积规格板内涂抹后再放入适量生理盐水，培养、计数。

此法操作简便、准确。

2. 滤纸粘贴法

该方法也是国内常用的方法之一。根据采样物品种类不同，将滤纸剪成一定面积大小的滤纸条，经灭菌及用无菌生理盐水湿润后贴附在被测物体表面上，然后，将其洗入定量盐水中，间接测定生理盐水中细菌含量污染程度。此法检出率较低。

第五节　公共场所公共物品消毒

各类公共场所的消毒问题可概括为以下几个方面。

一、旅店业、洗浴场所和文化娱乐场所的消毒

(一) 床上卧具和毛巾的清洗消毒

1. 煮沸消毒

煮沸消毒是最为简便的消毒方法，消毒效果可靠，杀菌能力强。此法只要将物品放入适当的容器中，加水量以能覆盖物品为度，煮沸时等水沸腾后再煮 5～10min 即可达到消毒目的。

煮沸消毒应注意：①时间应从水沸腾时起；②煮沸过程中不要再加入新的被消毒物品；③被消毒物品应全部浸入水中；④被消毒物品消毒前应清洗干净。

2. 流通蒸汽消毒

流通蒸汽消毒法又称做常压蒸汽消毒法。流通蒸汽消毒可以用蒸笼、蒸锅或流通蒸汽消毒器。采用流通蒸汽消毒法消毒毛巾、床上卧具以及洗浴按摩服的消毒时间同煮沸消毒，从沸腾水中冒出蒸汽时开始计时。采用流通蒸汽消毒应注意被消毒物品的耐热性，被消毒棉织品不宜过多，最好不要超过总容积的 85%，摆放不宜过紧。

3. 含氯消毒剂消毒

含氯消毒剂对棉织品有一定的腐蚀作用，如果漂洗不彻底还会有一定量的残留，所以对床单、被套、枕套、毛巾等物品的消毒，首选以上两种消毒方法，在条件不允许的情况下可采用此消毒方法。用含氯消毒剂对床上用品进行消毒，一般采用浸泡法消毒。使用含有效氯浓度为 500mg/L 的消毒液，浸泡物品 30min 左右。含氯消毒剂使用时应现用现配，消毒后应及时取出，用清水漂洗干净。

(二) 茶具消毒

可用煮沸消毒和蒸汽消毒，也可用烤箱或红外线消毒柜进行消毒，或使用含

有效氯浓度为 500mg/L 的消毒液，浸泡 30min 后清洗。

（三）洗脸池、浴缸、坐垫消毒

可使用含有效氯浓度为 500mg/L 的消毒液或 1 000mg/L 的过氧乙酸溶液擦拭和喷洒。

（四）拖鞋、脸盆、脚盆消毒

可用含有效氯浓度为 500mg/L 的消毒液浸泡物品 20min 左右。

（五）室内空气消毒

1. 通风换气

通风换气是保证旅店业客房空气卫生质量的重要措施，它既可以净化室内空气，又能减少室内空气微生物的含量。通风通常分为自然通风和机械通风两种。在一般情况下，应充分利用自然通风。如果由于旅店周围的建筑密度大，或受自身条件及气象条件的限制，自然通风难以实现或效果不够理想，可采用机械通风方式进行通风换气。机械通风采用排气扇和空气调节器两种方式。

在呼吸道传染病如非典型肺炎流行期间，应确保公共场所的空调系统安全送风，防止爆发流行。可对整个供风系统设备和送风管路用有效氯为 500～1 000mg/L 的含氯消毒剂溶液擦拭消毒，并辅以喷雾法或熏蒸法对空气进行消毒。

2. 喷雾法消毒

将过氧乙酸原液配制成 0.5% 的消毒液置于气溶胶喷雾器中，以 20mL/m³ 的用量对客房进行喷雾消毒，关闭门窗 30min 即可达到消毒目的。也可用 3% 的过氧化氢溶液喷雾消毒，用量 30mL/m³，密闭门窗作用 1h 左右即可。

3. 熏蒸法消毒

将过氧乙酸原液配制成 3% 的消毒液，用量为 30mL/m³，放置于煮锅内或者烧杯中，加热至沸腾，将火焰调至最小以防蒸干，将房间密闭，作用 1h。过氧乙酸有一定的漂白和腐蚀作用，所以熏蒸时应注意房内物品（如电视机等）的安全，同时熏蒸前后应注意个人的防护，熏蒸后通风换气半小时后方可入内。

二、理发美容业的消毒

（一）理发美容工具消毒

1. 远红外线消毒

远红外线消毒适用于一些金属制作的理发美容工具。将清理干净的工具放入远红外线消毒柜内，温度升至 125℃ 时开始计时；保持 30～40min 即可达到消毒效果。由于消毒温度较高，剪刀和剃刀等有刃的工具不适用于此法消毒。

2. 紫外线消毒

应采用无臭氧紫外线消毒，一般用小型专供理发工具消毒的紫外线消毒盒。

将清理干净的理发工具放入紫外线消毒盒内，关上消毒盒，开启电源进行消毒。由于紫外线消毒盒内紫外线的照射强度有所不同，所需的消毒时间也不一样，一般需 30～40min，具体时间还应参照紫外线消毒盒的说明书。紫外线消毒适用于任何理发工具，是较为理想、方便、实用的消毒方法。如果紫外线消毒盒内只设置单面紫外线灯管，则在消毒过程中应定时翻动被消毒物品，使物品的各个部位均能受到照射，达到满意的消毒效果。一般在消毒一半时间后将被消毒物品翻转。

3. 化学消毒法

可将 2%戊二醛 5 倍稀释，将理发、美容工具浸泡在溶液中作用 5～10min，取出用清水冲净。戊二醛受到有机物影响小，表面张力低，易于冲洗，无腐蚀性，可广泛用于金属、塑料、橡胶、竹木制品的消毒。消毒金属工具时，加亚硝酸钠1.2%防锈，将配制好的溶液放入有盖容器中，可持续使用 2～4 周；也可用 75%酒精棉球擦拭理发和美容工具，如剃刀、推剪、挡刀片、塑料梳子等各个面，作用 5～6min；或将物品直接浸泡在 75%酒精溶液中，5～6 min 后取出自然晾干。使用木质、塑料、橡胶制理发工具、胡须刷，可用含氯消毒液或过氧乙酸消毒液浸泡消毒，具体参照旅店业茶具的消毒方法。

(二) 毛巾、围巾消毒

旅店业毛巾消毒所使用的方法也同样适用于理发店、美容院内毛巾和围巾的消毒。但由于大多数的理发店和美容院规模较小，理发师或美容师只有几名，甚至仅为一名，故毛巾和围巾的用量很少。最简便的消毒方法是采用电饭锅对物品进行蒸煮 15～30min 即可，此法不但消毒效果好，且简便易行。

第六节　公共交通工具消毒

公共交通工具是高度人工化环境，人群密集，人员复杂。由于来往频繁，对疾病的传播影响很大。《国内交通卫生检疫条例》对交通工具的消毒做出了明确规定。本节重点介绍公交汽车、客运列车、民航飞机和客运船舶的消毒。

一、空气的消毒

通风换气是保证空气卫生质量的重要措施。它既可以净化交通工具内空气，又能减少空气微生物的含量。对密闭交通工具或当有呼吸道疾病流行时，需定期对旅客列车、汽车、轮船的空气消毒，可使用 0.05%的二氧化氯或 0.5%的过氧乙酸喷雾，使用剂量 20～30mL/m³，作用时间为 30～60 min；也可采用 15%过氧乙酸熏蒸，用量为 1～3g/m³，密闭 30 min。消毒必须在无人的情况下进行。

消毒时，无空调装置的旅客列车、汽车、轮船应关闭风扇和门窗，空调旅客列车、汽车、轮船要关闭空调系统，消毒后要开门开窗通风，或打开排风系统排风。

二、物体表面的消毒

日常开展预防性消毒，旅客列车、汽车、轮船内的物体表面，例如台面、桌面、茶几、椅面、门把手、扶手等，可用 500mg/L 的含氯消毒剂、250mg/L 二氧化氯，或者用 0.02%的过氧乙酸溶液进行喷雾或者擦抹消毒。

开展交通检疫时，如发现检疫对象在对密切接触者进行隔离观察外，必须对传染病人乘坐的交通工具实行终末消毒。采用 1 500～2 500mg/L 的含氯消毒剂、500～1 500mg/L 二氧化氯或 0.5%的过氧乙酸溶液进行喷雾或者涂擦，作用 60 min 后，再用清水涂擦。

三、卧具的消毒

供旅客使用的卧具必须整洁卫生，床单、枕套、被单被套等应单程更换。软席或三等舱以上旅客使用的卧具应一客一换。飞机、旅客列车座位的头套应及时更换。更换卧具日常消毒可用 65℃以上温水在洗衣机内洗 30 min，或用含有效氯 250～500mg/L 的含氯消毒剂浸泡 30min 后再洗涤。毛毯应定期更换消毒。毛毯和棉被的消毒可采用环氧乙烷熏蒸，使用剂量为 450 mg/m³，温度为 55～60℃，相对湿度为 50%～60%，作用时间为 6～12h。

四、餐茶具的消毒

交通工具在运行过程中多采用一次性餐茶具。但必须使用符合国家卫生和环保部门规定的产品，使用过程中应防止污染。在旅客列车和轮船的餐厅（车）使用的餐茶具，可采用250～500mg/L 的含氯消毒剂，或使用 250mg/L 的二氧化氯，作用 20 min。也可采用煮沸消毒 10 min；蒸汽消毒温度 100℃，保持 10 min；或红外线消毒，温度控制在 120℃，作用时间 20 min，即可达到消毒目的。

第七节　学校内公共场所消毒

一、一般情况下清洁消毒

学校教室、午休室和活动室等场所应注意室内的通风换气，注意搞好环境卫生。对于通风不良的幼儿寝室，可加装紫外线灯进行空气消毒（无人在场时进行）。

校园的清洁卫生工作要定时进行，保持整洁。清洁地板时，可以在拖地的水中加入适量的清洁剂或洗涤剂，课桌椅、门把手等物体表面，也可以用加了清洁剂、洗涤剂的清水擦拭。空调的滤网采取定期清洗。

二、餐饮具的消毒

餐饮具清洗干净后再消毒，清洗程序为"一刮、二洗、三冲"。一刮是将剩余在餐饮具中的食物残渣倒掉并刮干净；二洗是将刮干净的餐饮具利用食品用洗涤剂清洗干净；三冲是将经清洗的餐具用流动水冲去残留在餐具表面的洗涤剂。

1. 干热消毒

少量餐具可采用远红外线消毒碗柜进行消毒。将清洗干净的餐饮具放入红外线消毒柜中，开机后柜内温度为120℃左右，维持15～20 min即可。

2. 煮沸消毒

煮沸消毒是既安全又经济的消毒方法，消毒时将洗干净的餐饮具浸泡在水里，煮沸后保持2min，或将洗干净的餐具放入100℃的水中，待水开后1 min即可。水煮沸后放入餐具，使餐具的每个部位都能接触到沸水，消毒效果更佳。

3. 流通蒸汽消毒

餐饮具还可用流通蒸汽进行消毒。

三、毛巾的清洗消毒

幼儿园内幼儿用的毛巾应特别注意勤清洗、勤消毒。

四、幼儿玩具的清洁消毒

玩具受微生物污染，往往成为感染性疾病的传播媒介。玩具的污染是疾病间接传播的途径，所有可通过手传播的疾病均可通过玩具传播。玩具的消毒方式有：

1. 日光曝晒

将玩具用清洗剂清洗干净后，置于日光下曝晒是一种简便易行的消毒方法。

2. 消毒剂浸泡

可用500mg/L的含氯消毒液，浸泡玩具80 min左右，再清洗后晾干。

3. 移动式紫外线灯照射

将玩具表面充分暴露在紫外线灯的照射下，持续照射1h，也可达到表面消毒的目的。

4. 其他玩具

对于不能用上述方法进行消毒处理的玩具，可考虑用臭氧消毒柜或者环氧乙烷消毒柜消毒。

第八节　公共场所饮用水消毒

一、一般情况下水的消毒

在一般情况下，自来水不需要进行消毒，可直接供日常使用。

（一）饮用水的消毒

煮沸消毒是最容易、最简便而效果最可靠的一种饮用水消毒方法。水加热到 70℃，数分钟能杀灭肠道传染病的致病菌。当水加热到 100℃沸腾时就可以杀灭芽胞，如炭疽芽胞，经 15 min 煮沸即可死亡。

（二）饮水机的消毒

目前，宾馆、洗浴中心、舞厅、家庭和办公室使用饮水机大多使用瓶装水，但若饮水机长期不清洗消毒，易引起细菌在机内繁殖，影响饮水卫生。所以，要定期对饮水机进行清洗消毒。主要步骤是：

（1）拔去饮水机电源插头，取下纯净水水桶。先打开饮水机后面的排污管，排净余水，然后，再打开所有饮水机开关，将水彻底放干。

（2）用镊子夹住 75%酒精棉花球，仔细擦洗饮水机内胆和盖子的内外侧。

（3）将 4～5g 漂白精片溶解到 2L 左右的纯净水里，将溶液倒入整个饮水机腔体，消毒 10～15 min。

（4）15 min 后打开饮水机的所有开关，包括排污管和饮水开关，排净消毒液。

（5）用 7～8L 的清水分 3 次连续冲洗饮水机整个腔体，每次冲洗后打开所有开关排净冲洗液体。

（6）用 75%酒精棉花擦洗开关处的后壁。

（7）放上桶装水后，放一杯水，闻闻有没有氯气味。若有，再放水冲洗，直到闻不出氯气味才可以饮用。

二、自然灾害时饮用水的消毒

洪涝灾害期间饮用水源的水一般含有大量泥沙，且浑浊度高；一旦受到人畜粪便污染，细菌孳生；垃圾、粪便、动物尸体、各种杂物进入水体，有机污染严重，高温气候时，水体易腐败；农药、化肥、工业废物等化学品冲入水中，并可能有剧毒物质存在。在上述诸多问题中，致病微生物污染、水质感官性状恶化和有毒物质污染是洪涝灾害期间影响饮水卫生的主要因素。

（一）饮用水水源的选择与保护

在流动的洪水地区，应在上游水域选择饮用水水源取水点，并划出一定范围，严禁在此区域内排放粪便、污水与垃圾。

在洪涝地区，应划出水质污染较少的水域作为饮用水取水点，禁止在此区域内排放粪便、污水与垃圾。

有条件的地区宜在取水点设置水码头，以便在距岸边一定的间距取水。退水后尽可能利用井水为饮用水水源。水井应有井台、井栏、井盖，井周围 30m 以内禁止设有厕所、猪圈以及其他可能污染地下水的设施。取水应有专用的取水桶。退水后可使用压水井作为饮用水水源。

（二）饮用水的处理与消毒

1. 澄清

取水后将原水放置，较粗大的颗粒物可在数分钟内沉淀去除。当水中颗粒物粒径小于 10μm 时，短时间内不能下沉。

2. 过滤

家庭可以使用大缸或者大桶做过滤容器，桶下部打孔引水，在底部铺上数层棕垫，沙层厚度为 400mm 左右，沙层上再铺 2~3 层的棕垫，防止倒水时冲击沙层。滤缸（桶）下放清水容器，用来接、盛过滤的清水。

3. 混凝

（1）混凝剂种类。原水中投放混凝药剂可大大加快水中悬浮物质的沉淀。一般用的混凝剂有：硫酸铝、明矾（硫酸铝钾）。

（2）使用方法。使用时，先将药剂用少量水搅拌溶解后徐徐倒入待处理的水中，用干净的木棒搅动以帮助生成比较大的矾花，然后，静置后使沉淀密实，轻轻取出上层清水使用。

（3）投加量。混凝剂投加量，根据原水浑浊度、pH、水温、混凝剂种类等多种因素，最好先进行试验，以确定适宜投加量，有利于水的澄清。

4. 消毒

在有燃料的地方煮沸仍是很有效的灭菌方法。但在洪涝灾害期间，主要的饮水消毒方法是采用消毒剂消毒。

（1）消毒剂。漂白粉，有效氯含量 25%。漂白粉易失效，应保存于密封的塑料袋或玻璃瓶中，存放在阴凉处，严防受潮，最长保存期为 6 个月。漂白粉精片，有效氯含量 60%~70%（一般按 65% 计）保存时间不超过两年。这两种产品是灾区应用最普遍的饮水消毒剂，其他可能应用的还有次氯酸钠、二氧化氯。

（2）消毒剂应用。可参阅该消毒剂说明书进行。漂白粉和漂白粉精的应用参考以下步骤：

①直接加入：根据待消毒的水量，该药剂的有效氯含量计算取出定量药剂，一般每立方水加 20～40g 漂白粉或 10～15g 漂白粉精，先加入少量水将漂白粉或漂白粉精搅拌均匀，倒入待消毒水中，搅匀，放置 30min，水中余氯应达到 0.7mg/L。如未达到此值，说明投加量不足。但也不能过量加入，以免产生强烈刺激性气味。

②水井消毒：将漂白粉或漂白粉精倒入简易消毒器中，置于井水中。一个大口水井每次消毒可维持半个月左右。

简易消毒器可用商品简易消毒器，也可自制，方法如下：取两个空竹筒，用绳连接，下部竹筒内装消毒剂，钻数个小孔，投入井中。也可用两个空塑料瓶，以绳连接，其中之一装消毒剂并钻数个小孔，投入井中。

③消毒剂投加量：从原水状况、消毒剂的种类和质量确定消毒剂投入量。可从以下几方面估算：消毒剂放入水中后，氧化水中有机物，水中可氧化物越高消耗消毒剂越多。洪涝灾害地区，一般每立方水加 20～40g 漂白粉或 10～15g 漂白粉精，经处理后的水中余氯应达到 0.7mg/L。

第九节　公共场所的卫生杀虫

一、医学昆虫的概述

医学昆虫是指危害人体健康的节肢动物，能传播疾病的节肢动物（或病媒昆虫）可通过机械或生物性方式传播多种疾病。目前国内报道的医学昆虫有 15 种，即蚊子、苍蝇、白蛉、吸血蠓（小咬）、蚋（大咬）、虻、虱子、跳蚤、臭虫、蟑螂、蜱类、螨类、家蚁、毒隐翅和肿腿蜂。与法定传染病有关的主要有蚊子、苍蝇、白蛉、吸血蠓、蟑螂、人体虱、吸血螨和软蜱、硬蜱等。此外，还有鼠类可以传播疾病。

病媒昆虫传播多种疾病。中华按蚊能传播疟疾，病原体为疟原虫；淡色库蚊能传播丝虫病，病原体为班氏丝虫；三带喙库蚊能传播流行性乙型脑炎，病原体为流行性乙型脑炎病毒；白纹伊蚊能传播登革热，病原体为登革热病毒；家蝇能传播痢疾、伤寒、霍乱、阿米巴痢疾，病原体为痢疾杆菌、伤寒杆菌、霍乱弧菌、阿米巴痢疾包囊；舌蝇（采采蝇）能传播睡眠病，病原体为锥虫；中华白蛉能传播黑热病，病原体为杜氏利什曼原虫；印鼠客蚤（开皇客蚤）和人蚤能传播地方性斑疹伤寒，病原体为莫氏立克次体；人体虱能传播流行性斑疹伤寒和虱性回归热，病原体为普氏立克次体和回归热螺旋体；全沟硬蜱能传播森林脑炎，病原体为森林脑炎病毒；乳突钝缘蜱能传播蜱媒回归热，病原体为回归热螺旋体；亚洲琉眼蜱能传播蜱媒出血热，病原体为出血热病毒；革螨能传播流行性出血热，病原体为病毒等，鼠类可以传播多种疾病：鼠疫、钩端螺旋体病、恙虫病、森林脑炎、流行性出血热等。

二、基本防治方法

1. 生物防治

利用昆虫的天敌消灭病媒昆虫（如稻田、池塘养鱼、养鸭，捕食蚊的幼虫）；利用霉菌、苏云金杆菌血清型 H-14 和球型芽胞杆菌以及索科线虫、满江红（红萍）等灭蚊虫。保护蚊类天敌——燕子、蜻蜓、蝙蝠、蛙等。

2. 物理防治

利用热、电、光等物理方法，来杀灭病媒昆虫［如紫外灯光诱捕蚊器、静电诱（击）蚊灯等］；用热开水灭臭虫；闭蒸汽灭虱等。

3. 化学防治

用化学杀虫剂杀灭病媒昆虫。常用的卫生杀虫药剂包括有机氯杀虫剂（三氯杀虫酯）、有机磷杀虫剂（敌百虫、敌敌畏等）、氨基甲酸醋类杀虫剂（残杀威、西维因等）、昆虫激素杀虫剂（保幼激素等）、拟除虫菊酯类杀虫剂（胺菊酯、溴氰菊酯、二氯苯醚菊酯、氯氰菊酯等）。卫生杀虫药有各种剂型，如粉剂、可湿性粉剂、乳油、烟剂、气雾剂、颗粒剂、涂抹剂等，通过不同途径作用于虫体，使昆虫中毒致死。其毒杀医学昆虫的方式有如下数种：

（1）触杀作用。药物与昆虫体表直接接触，透过体壁进入体腔和血液，使神经系统中毒、组织代谢障碍而致死。

（2）熏杀作用。杀虫药物以气态经昆虫体表的气孔（气门），进入体内而起毒杀作用。具有熏杀作用的药物叫做熏蒸剂，有的药具有熏蒸毒。

（3）胃毒作用。药物与食饵一起经口进入昆虫的肠道中，引起中毒死亡。具有胃毒作用的药物又称胃毒剂。

（4）内吸作用。药物经家畜体表吸收，分布于全身体液中，当昆虫刺吸家畜血液时，引起中毒死亡。在防治农业害虫上，常将具有内吸作用的杀虫剂涂于农作物根茎处，经内吸后，毒性分布于植株叶内，使害虫窃食茎叶而中毒死亡。

4. 遗传防治

又称遗传绝育防治，是释放大量绝育的雄性昆虫和自然界中的雌性昆虫交配，使雌虫不育，而达到消灭病媒昆虫的目的。其方法有化学绝育、辐射绝育和杂交绝育等。

5. 生态防治

又称环境防治，即改造生态环境的方法，其目的是使昆虫失去有利的生存条件和孳生地。

6. 防虫措施

在夏秋季节，安装纱门、纱窗，挂蚊帐、用纱罩盖饭菜等措施，以防蚊、蝇、白蛉的骚扰。室内也可用野生植物（如艾、蒿）或蚊香及喷涂防虫涂料等，以减少蚊、蠓、蛉的叮咬。冬季要勤换洗衣服、勤晒被褥、勤洗澡，以防生虱和疥螨的侵袭等。

三、常见医学昆虫的防治

1. 蚊的防治

灭蚊重点是清除户内外孳生蚊虫场所，不使生蚊，这是治本措施。具体做法有翻盆倒罐、堵树洞，防止雨后积水招蚊产卵；院内养的水生植物花卉（如盆栽荷花、子午莲、水柳等），要定期换水；对污水池塘、渗水井（坑）、自来水表井、雨水口等易存水、生蚊处所，要做好保洁和不积存雨水的措施。防火水缸（桶）、水池，要加盖或定期换水，可防止蚊子产卵孳生孑孓。根据蚊密度高峰季节，采取防蚊和灭蚊方法，如蚊香、无烟蚊香、电热蚊香药片和电气液体蚊香等驱（杀）蚊药剂，以杀灭空气中蚊虫。使用气雾杀虫剂，如香菊雾、克害威、宝力杀、灭害灵等卫生用杀虫剂喷雾罐或瓶。还可在纱门、纱窗上喷刷涂抹混有氯氰菊酯或者溴氰菊酯的长效杀虫剂涂料。也可使用滞留性杀虫剂药液浸泡的蚊帐。另外，电子杀蚊灯、紫外线诱蚊灯、静电击蚊器等也相继问世，适合宾馆、饭店、招待所等单位使用。

2. 蝇的防治

灭蝇的重点要清除户内、外蝇类孳生场所，不使招蝇生蛆。搞好院内环境卫生，经常清除粪便和厨房余下脚料各类有机垃圾，对死亡的小动物尸体应予深埋或焚烧。腌菜、酱菜缸坛要盖严或密封，保持卫生，不使生蛆。养花不能直接使用生粪肥。食物、食具要有防蝇、灭蝇设备。在蝇密度高峰季节，可用蝇拍捕打、诱蝇笼捕杀、黏蝇纸黏扑、毒蝇纸和毒饵剂毒杀等办法灭蝇。在室内可用化学药物灭蝇，常用的药物为5%氯氰菊酯可湿性粉剂（商品有卫害净和奋斗呐）和2.5%溴氰菊酯可湿性粉剂（商品名凯素灵），兑水 100～200 倍，喷洒屋内墙壁及屋顶、垂吊的灯索等处，药的潜效可持续 2～3 个月之久，剂量要达到每平方米 20～25mg 为好。其他气雾杀虫剂也都对灭蝇有速杀、击倒快的作用。另外，敌敌畏和敌百虫配成毒饵、毒汁（糖奶液体加药配制 2‰诱毒剂）使用，效果更佳，室内、外都可应用。灭蝇的治本措施，要强调大环境卫生治理，垃圾和粪便一定要管好。加强餐饮副食行业、酿造行业的卫生管理，结合农村积肥，改良厕所、粪池密封加盖、宣传不随地大便等，可减少苍蝇孳生繁殖的机会。

3. 蟑螂的防治

灭蟑螂要坚持综合防治，治本为主的方法。杜绝蟑螂的隐蔽处所（如堵抹管道缝隙、墙壁、窗台缝隙等），减少蟑螂吃食的机会（如饭菜盖严、垃圾清扫干净），再用诱扑、胶粘、毒饵诱杀等方法加以消灭。具体做法有以下几种。

（1）粘捕法。可用"诱蟑木盒"、"塑料质蟑螂餐厅"、"ZA 型蟑螂捕捉盒"和"灭蟑灵"等扑捉工具。这种方法简便，盒内放新鲜面包渣，开口处设有可供蟑螂爬入而不能再出去的轻质金属活门，一昼夜可捕数十只。在蟑螂活动处所放置涂抹松香糖胶、号外油等黏合剂的硬纸板或塑料薄膜，中间放蟑螂喜吃的诱饵，即可粘获。市售商品有：现成黏胶板，效果很好。

（2）毒饵法。选用香甜食物加上合适浓度的胃毒杀虫剂即成毒饵，有片、颗粒、丸、粉、水等多种剂型，可因地制宜选用。毒饵最好现用现配，以保持新鲜和较强的诱引力。一种毒饵使用一段时间后，应更换另一种，交替使用，避免蟑螂厌食和产生抗药性。市售商品有灭蟑螂蚂蚁药、蟑蚁净、硼酸丸、敌百虫蟑螂片等。

（3）药笔法。是一种新剂型的灭蝇药，它具有方便、省药的优点，并且药笔无味，对人、畜、禽基本无毒，碗柜、食品柜中皆可使用。使用时食物不用遮盖。用粉笔在蟑螂活动处画横竖线条，或在墙、柜面画方格条，蟑螂经过时接触画线药粉即中毒死亡。配制方法：将 2.5%溴氰菊酯、20%杀灭菊酯或者 20%除虫菊酯用水稀释（杀灭菊酯为 1%，笔中含药为 5‰；溴氰菊酯为 1%，笔中含药 5‰），然后将粉笔浸入，待浸透药液后（5min），取出待阴干即可使用。每只笔浸药液为 2.5～3mL（三种药可任选一种配制）。一般居民厨房用 3～5 只，即够灭蟑。

（4）滞留喷洒法。适用于大面积灭蟑螂的方法。将杀虫药剂兑水稀释后，喷洒于墙脚、碗柜和水池壁底面、冰箱周围以及自来水管、暖气管道缝隙等蟑螂活动场所。喷药后一旬内不要用水擦洗喷药处，以保持残效作用。常用药为 2.5%溴氰菊酯可湿性粉剂和 5%氯氰菊酯可湿性粉剂。

4. 臭虫的防治

防治臭虫首先要注意室内清洁，及时修补墙洞，抹堵缝隙，更换糊墙壁纸，清洗床架、被单床垫、帐子等，以防臭虫在室内孳生。购买旧家具在进室内前，要检查有无臭虫，并及时喷洒杀虫药。当发生少量臭虫时，也可及时拍打捕捉，使躲藏其中的臭虫掉出踩死。还可用针把藏在缝隙中的臭虫挑出弄死。因臭虫对高温抵抗力不大，在 45℃环境中经过 4h，虫卵及大小臭虫可全部死亡。另外，开水浇烫或高压蒸汽喷杀，都能杀灭臭虫。化学药物可使用倍硫磷乳剂 1%浓度喷洒，用量为大床 500mL，小床 250mL，墙面每平方米 50mL。也可用诺毕速灭松杀虫剂，以 10%浓度喷洒或涂刷缝隙。用 5%氯氰菊酯可湿性粉剂或 2.5%溴氰菊酯可湿性粉剂，兑水 200 倍滞留性喷洒在生臭虫处所，杀灭臭虫效果更好，因其残效长，可一次灭净。集体宿舍灭臭虫要联合行动，以免臭虫互相串通逃避。

5. 虱的防治

（1）物理方法。

①开水浇烫，将生虱布衣服（棉织品内衣）放盆内，直接用开水浇烫，浸过衣服表面半寸即可，闷 10～20min 后，虱和虮子可全部烫死。

②干热烫杀，将生虱衣、被铺平，用电熨斗或热烙铁（70℃以上），沿生虱、虮的衣缝、褥被行缝线，慢慢熨烫（如烙铁过热，可垫一块湿布或湿毛巾，可将虱虮烘烤烫死）。

③高温蒸杀，以开锅后计时，20～30min 即可揭锅。

（2）药物方法。

①灭虱药物粉笔，将药笔半只划道涂擦头发或帽子衬里上，戴头上过夜，可灭头虱。

②25%百部酒精浸泡液擦头，将百部草半两，浸泡于 100mL75%酒精中 48h（或百部草半两加白酒半斤泡两日），用药酒液擦头发或沾液梳头，然后用毛巾包头或戴帽子，次日洗净，头虱即可杀死。

③百部水洗头，用百部草 50g 加水 1kg 煮沸半小时，滤过，取药液 1 份，加水 4 份，洗头。注意勿入眼内，洗后包头巾过夜，头虱即全部死亡。

④2%百治屠粉剂，将药粉装纱布袋内，在头发内拍撒，每人 10～15g。或撒在布帽内，戴头上过夜（注意勿入眼内、口内）。

⑤热醋洗头，将市售食醋加温至 40℃左右，倒脸盆内洗头发，可杀灭头虱和虱虮。

⑥二氯苯醚菊酯灭虱头油，将头油倒手心上擦揉头发，然后用毛巾包头 1～2h，1～3d 后，用肥皂水洗净，一周后重复一次。剂量 13 岁以下小学生为 5mL，学龄前儿童为 3mL，成人为 10mL。

⑦2%百治屠粉剂、敌敌畏乳剂（1%浓度）喷洒衣被，均可灭体虱。

6. 蚤的防治

防止跳蚤孳生，经常注意环境卫生，房间要通风干燥，阳光充足，阴暗的地方，不使其积存有机腐殖物尘土，以免繁殖蚤的幼虫。灭鼠，并不使家猫身上染蚤，以杜绝跳蚤的传入和蔓延。灭蚤方法主要以化学药物效果最好最快。

四、灭鼠

1. 防鼠与捕鼠

（1）搞好环境卫生保持室内整洁。建筑物周围应无杂草、垃圾，不得有马厩、猪舍等。鼠洞及墙缝要及时堵塞。公共场所地面必须铺装水泥或砖石，仓库物品要离墙 10～50cm 和垫高 50cm。定期清理室内死角，防止鼠类营巢。

（2）要断绝鼠粮，食品仓库应安装防鼠门。厨房内食品也应做到严防鼠类偷食，旅店旅客的个人食物更要妥善收藏。

（3）捕鼠是安全、简便和行之有效的灭鼠方法。有些公共场所不宜使用鼠药时，更宜采用本法。常用的器械有鼠夹、鼠笼、鼠套等。

2. 毒鼠

药物毒鼠的优点是效率高，易在较大范围内同时开展，且能在短期内使鼠密度大幅度下降。缺点是易造成人畜中毒和粮食及药物的浪费。毒鼠可用毒饵灭鼠和熏蒸灭鼠两种方法。

（1）毒饵灭鼠。是将药物加入食物和水中使鼠食入中毒致死。毒饵的主要成分是灭鼠剂和诱饵。公共场所宜用磷化锌、敌鼠钠盐、毒鼠磷、杀鼠灵等。在毒鼠过程中，要定期更换鼠药及诱饵，以防止拒食性发生。

毒饵灭鼠常采用按洞投毒或者在鼠活动场所投毒两种方式。为防止人畜误食中毒，防止灭鼠剂污染食品、饲料，降低毒性衰减速度，延长毒饵有效期，还可采用布毒箱。

（2）熏蒸灭鼠。是用某些药物在常温下气化或通过化学反应产生有毒气体，使鼠类吸入致死。本法适用于船舶、火车、仓库等密闭场所；同时还兼具杀虫作用。常用的熏蒸剂有磷化铝（用量为 $6 \sim 12 \text{g/m}^2$）等。

毒鼠所用灭鼠剂对人畜均有较强毒性，尤其是熏蒸毒剂，更要注意安全。灭鼠剂应由专人保管、发放。配制和投放毒饵时不得用手直接接触，工作中不得吸烟和进食，工作结束应用肥皂水洗手。在公共场所施用毒鼠剂宜应夜间进行。剩余的毒饵和死鼠应焚烧或者深埋。

第四章

公共场所相关产品的卫生安全

公共场所除了涉及空气质量、微小气候等卫生外，因其提供食品、饮用水、化妆品，还涉及食品安全、饮水卫生、化妆品卫生等相关产品卫生。加强公共场所相关产品卫生的管理，对于预防公共场所食物中毒、饮水污染事故、化妆品性疾病的发生非常重要。

第一节　公共场所食品安全

一些综合性公共场所集住宿、餐饮、洗浴、美容、健身于一体，从提高服务、方便消费者的角度出发，一些旅店、美容院、影剧院、博物馆、体育馆、候车室（船、机）、公园等公共场所都设有小卖部、商品部，出售一些饮料、小食品、面包等定型包装食品，有些宾馆、饭店还将一些方便面、小食品、小瓶洋酒、冷冻饮品等定型包装食品直接提供到客房，供顾客自行选用，一些大型洗浴场所、健身房、图书馆内部设餐饮服务，这些都大大地方便了消费者，但随之也带来了一些食品卫生问题，如何确保食品安全卫生，对于保护消费者的身体健康具有十分重要的意义。

一、公共场所食品安全存在的主要问题

（一）食品销售的安全问题

设有小卖部销售定型包装食品或在客房直接提供定型包装食品的公共场所，在食品销售方面主要存在以下食品安全问题：

（1）食品销售的环境较差，与厕所等污染源相邻。

（2）无食品专用库房，食品储存环境不符合卫生要求，无防鼠设施，食品没有做到分类上架，排列有序。

（3）采购食品时，没有进行索证，即向销售方索取产品卫生质量检验合格证明。

（4）销售的定型包装食品标识不全，无产地、厂名、生产日期、保存期或超过保质期。

（5）销售腐败变质、油脂酸败、霉变、生虫和色、香、味异常的食品。

（二）饮食安全问题

公共场所除了为顾客提供定型包装食品外，有一些场所如洗浴、歌舞厅、酒吧、咖啡馆、茶座、健身房、图书馆等还提供果盘、酒水、凉菜、烹饪食品等餐饮服务项目。在这方面主要存在以下食品安全问题。

1. 缺少合格的食品制作间

歌舞厅、酒吧、咖啡馆等场所未设置食品制作间，在吧台加工制作果盘、配置小食品。一些设有食品制作间的，存放有一些与食品无关的杂物，环境不整洁，无洗刷、消毒、冷藏、通风等设施。

2. 缺少合格的饮食制作间

一些提供餐饮服务项目的公共场所的饮食制作间墙壁、墙裙、天花板不清洁或脱落，内外环境不整洁，地面有食物残渣，灶台无排烟排气设施，无餐具洗消、保洁设施，无冷冻冷藏设施。

3. 缺乏基本的安全设施

经营凉菜，但无凉菜间或未做到"五专"（专用房间、专人制作、专用工具容器、专用冷藏设施、专用洗手设施）。无防蝇、防鼠、防尘设施，无废弃物盛放容器或不密闭、外观不清洁。

4. 缺乏基本安全意识

粗加工过程中动物性与植物性食品混合清洗、混放，加工后的原料、半成品、成品混放，存在交叉污染。隔餐、隔夜熟制品，食用前不能做到充分加热。

5. 食品库房安全问题

无食品库房或食品库房脏乱、与非食品混放，存有超过保质期或腐败变质食品以及有毒有害物品（如杀虫剂等）。

（三）食品安全及食品从业人员管理问题

食品销售或餐饮服务作为公共场所的兼营项目，未能得到公共场所经营者的足够重视，这些场所在食品安全及熟食品从业人员管理方面普遍存在以下问题：

（1）无食品安全管理制度或管理制度不落实。

（2）无专职或兼职安全管理人员，安全管理人员不能按照其职责管理相应的事务。

如宣传和贯彻食品安全法规和有关规章制度并监督检查在本单位的执行情况，定期向食品安全监督部门报告，制定和修改本单位的各项安全管理制度和规划，组织安全宣传教育工作，培训食品从业人员，定期检查本单位从业人员的健康状况。

（3）食品从业人员无有效的健康证明和培训合格记录。

（4）食品从业人员患有碍食品安全的疾病。

（5）食品从业人员有不良卫生习惯。

二、公共场所食品销售制作安全要求

（一）食品销售的安全要求

设有销售食品商品部或将定型包装食品直接送入客房的公共场所应符合下列食品安全条件：

（1）有库房、营业室和更衣设施，地面、四壁天花板光洁，设有洗手设施。营业室或柜台与厕所等污染源保持规定的距离。

（2）食品分类上架，排列有序，台面洁净，柜台表面不得暴露陈列散装食品，定型包装食品应符合国家通用标签标准。

（3）设有食品专用库房，地面、四壁、天花板光洁，通风良好，库房面积要与经营品种数量相适应，并设有效的防鼠台架。库存食品做到先进先出，及时周转，防止变质。

（4）不得经营的食品。

①腐败变质、油脂酸败、霉变、生虫以及色、香、味异常的食品。

②无产地、厂名、生产日期、保存期、配方或主要成分等商品标志的定型包装食品和超过保质期的食品。

③使用非食用色素或滥用糖精、色素等添加剂的和掺杂使假的食品。

④使用未经兽医检验或检验不合格的肉加工制作的食品。

⑤《食品安全法》规定中其他禁售食品。

（5）索证。采购食品时，应向销售者索取卫生质量检验合格证明或化验单。采购保健食品、新资源等食品还需要索取卫生部的批准文件，采购需省级卫生行政部门批准的食品，还须同时索取省级卫生行政部门的批准文件。

（二）餐饮安全要求

对于一些提供果盘、小食品服务项目的歌舞厅、咖啡馆、酒吧等公共场所，应设置专用的食品制作间，一些提供餐饮服务项目的洗浴中心、候车（机、船）室、大型图书馆等公共场所应设有餐厅、操作间、餐具消毒间、食品库房等功能间，提供凉菜的，还应配备冷拼间。上述这些功能间应达到下列安全条件：

1. 食品制作间、冷拼间安全要求

（1）食品制作间、冷拼间设置。应设在歌厅、酒吧台附近，冷拼间应设在操作间靠近餐厅送饭口处，其面积与制作品种数量相适应，但至少不少于 4m²。

（2）上下水、通风设施。室内上、下水通畅，有良好的通风换气装置（或安装空调），设不锈钢或白陶瓷、白瓷砖贴面的三格池，分别用于工具洗消、瓜果青菜清洗消毒及洗手。

（3）消毒设施。室内设紫外线消毒灯，其照度符合国家有关规定，其位置应安装在操作台上方 1～1.5m 处。

（4）消毒要求。有专用清洁工具，每日班前用紫外线灯照射 20～30min，更衣，用肥皂水洗手消毒后，方可接触直接入口食品，刀、墩、菜板、容器等工（用）具，使用前用 75%酒精棉球擦拭消毒或用适当浓度的"84"消毒液浸泡消毒，工作中随时做到洗手消毒；每日班后，用热碱水将工（用）具洗刷干净，刀墩、菜板竖立放置。防止发霉，整理室内卫生，保持洁净。

（5）冷拼间待加工的食品要求。送入冷拼间的动物性原料，必须是熟食；生菜要经过加工整理后，方可进入冷拼间。直接入口的青菜和进入食品制作间的瓜果要用卫生部门批准生产的洗消剂浸泡 10min 或用 1：3 000 高锰酸钾溶液浸泡 10min，再用清水冲净，方可使用。

2. **餐厅、操作间、餐具消毒间、食品库房等功能间安全条件**

（1）餐厅、操作间、库房应当与经营品种相适应，操作间面积不得小于 8m²，总面积大于 100m² 者，三间比例应合理分配，并设有冷拼专间。

（2）餐厅整洁，设有流水洗手设施或洗手间及通风换气装置。保持良好的就餐环境。适当位置设有饮具、用具臭氧消毒柜。

（3）操作间应符合以下安全要求。①四壁白瓷砖贴面，天花板光洁、表面涂层牢固不易脱落，地面为不透水材料，有封闭的排水及地漏。上下水通畅。②以煤炭为燃料的设隔壁灶，加工过程中产烟、气部位应设有效的排烟气装置。③设有原料粗加工间或场所，有三格洗碗池和物理方法消毒餐具设施，面积较大者需设消毒专用间并符合相应安全要求。④应当分设原料清洗池、墩布清洗池，应设足量的食品制作间、存放台架，严禁就地操作和落地存放。⑤砖灰混凝土结构的池、台等表面均用白瓷砖贴饰。⑥备有足够数量的冷藏设施，食品做到生熟分开，成品、半成品隔离。⑦工（用）具、容器经常清洗、保洁、生熟分开、标志明显。

（4）食品库与杂品库分置。二者应分别设立，食品库距操作间不得超过 50m，库内应设有效的防鼠台、架，有机械通风设施，库存食品原料符合安全要求，做到分类分架、离墙离地、生熟分开、标志明显。

3. **餐具消毒专间卫生条件**

（1）消毒专间（或洗消区域）位置。应相对设在操作间与餐厅之间，开窗（门）回收餐具，其面积应与洗消餐具量相适应，四壁白瓷砖贴饰到顶、天花板为铝合金扣板或白瓷釉面板，地面用防水材料建造，设有地漏、上下水通畅。

（2）清洗消毒设施。设地漏式残渣收集台（台、桶、车配套）和容积不少于55cm×55cm×40cm（长×宽×深）的二格洗冲池或者三格洗碗池，其材质应用不锈钢或其他不锈蚀易洗刷保洁的材料制成，有条件的可用洗碗机完成冲洗程序。有热力消毒设施（灶、箱、柜），上方有排烟气罩。

（3）餐具洗涤剂、消毒剂要符合安全要求。使用卫生监督机构批准生产的餐具洗涤剂、消毒剂洗刷、消毒餐具。

（4）餐具清洗、消毒要符合卫生规定要求。每餐收回的餐具及时清洗、消毒，清洗、消毒程序按一洗、二刷、三冲、四消毒的顺序进行操作；消毒餐具应放于标有"消毒餐具"的保洁橱（柜）内，严禁未消毒餐具与消毒餐具混放。

（5）洗消完毕后将洗碗池、容器、洗碗机及室内地面冲洗干净，保持清洁。

三、公共场所食品安全管理人员岗位要求

（一）公共场所主管食品卫生经理岗位卫生责任制

参加《食品安全法》的学习，参加过食品生产从业人员安全培训、考核合格，并能结合本单位具体情况认真贯彻食品安全法规。将食品安全工作纳入经营计划，布置检查总结经营任务，同时布置检查总结食品安全工作。建立卫生组织、落实食品安全管理人员。结合企业新建、改建、扩建对卫生设施进行更新。组织领导各部门进行安全检查评比，开展食品安全自查工作。经常深入食品生产经营场所，发现问题及时解决。

（二）食品部、餐厅经理岗位卫生责任制

参加《食品安全法》的学习，经过食品安全法生产从业人员卫生培训，考核合格者，能认真组织本单位食品从业人员学习食品安全法规和食品安全知识。组织各班组制订、修订卫生安全制度。组织各班组进行安全检查。督促检查食品从业人员、执行安全法规和安全制度。组织从业人员进行健康检查，对患有影响食品安全的疾病者调离接触直接入口食品工作。负责卫生设施的添置更新。对重大食品污染事故和食物中毒事故及时报告。经常深入食品生产经营现场了解情况，发现问题及时解决。对食品卫生工作做得好的表扬、奖励，差的批评教育。

（三）专职食品安全管理人员岗位责任制

熟悉食品安全法规和食品安全知识。参加食品安全质量验收和卫生检查。拟订本单位食品安全工作计划。负责本单位卫生资料整理、分析登记。经常深入食品生产经营场所检查、指导食品安全工作。对违反食品安全法规的行为及时制止并提出处理意见。对食品生产经营人员进行卫生知识培训及开展卫生宣传教育。对食物中毒事故或重大食品污染事故及时报告，并保护好现场。与当地食品安全

监督机构保持联系，如实反映本单位情况。

四、公共场所各类食品从业人员卫生要求

（一）食品销售人员岗位安全

穿戴整洁的工作衣帽。不销售不符合国家食品安全标准和要求的食品。保持食品陈列柜整洁。货款严格分开。搞好地面、工作台等环境卫生。

（二）厨师长、管理员岗位安全

督促厨师、服务员及有关人员认真执行各项安全制定。负责厨房、餐厅的卫生用具添置更新。检查、指导厨师、服务员做好食品安全工作。对食品卫生质量、餐厅服务质量进行技术把关。对违反操作规程和卫生制度的行为及时制止。

（三）食品采购员岗位安全

做到计划进货。进货时向供货方索取安全检验合格证明或化验单，并查看食品质量。不采购腐败变质、发霉、生虫、有毒有害、掺杂使假、质量不合格的食品。

（四）食品仓库保管员岗位安全

做好食品数量、质量，进、发货登记，做到先进先出，易坏先用。定型包装食品按类别、品种上架堆放、挂牌注明食品质量及进货日期。散装易霉变食品勤翻勤晒，储存容器加盖密闭。易腐蚀食品冷藏储存。食品与非食品不混放，与消毒药品、有毒有害物品（鼠药、杀虫剂）等物品不同库储存。仓库经常通风，保持干燥。冰箱、冷库经常检查定期化霜，保持霜薄气足。经常检查食品质量，发现食品变质、发霉、生虫等及时处理。做好防鼠、虫、蝇、蟑螂工作。保持仓库室内外清洁。

（五）食品粗加工岗位安全

清洗加工食品先检查质量，腐败变质、有毒有害食品不加工。食品不落地存放。荤素食品分池清洗，洗过水产品的池冲洗干净后再清洗肉类食品。肉类清洗后无血、毛、污，鱼类洗后无鳞、鳃、内脏。活禽宰杀放血完全，取净羽毛、内脏、头和爪。蔬菜按一摘二洗三切的顺序操作，洗后无泥沙杂草。食品容器用后冲洗干净，荤素食品分开使用。加工结束将地面、水池、加工台，工具、容器清扫洗刷干净。

（六）食品配菜工岗位安全

检查食品质量，腐败变质和有毒食品不切配。绞肉、面等机械设备用后拆开冲洗干净。待用食品洗净或上浆后放入冰箱保存。工具用具做到刀不锈，砧板不发霉、加工台面、抹布干净。食品容器、盛器清洁，点菜牌、木夹子等不接触食品。切配水产品的刀、砧板、抹布，刮洗干净后再切配其他食品。冰箱专人管理，

要定期化霜，经常检查食品质量，半成品与原料分开存放。配菜结束后，拖清地面，工具、用具清洗干净，保持室内清洁卫生。

（七）食品烹调岗位安全

检查食品质量，变质食品不下锅、不蒸煮、不烘烤。食品应充分加热、防止里生外熟。隔顿、隔夜、外购熟食品回烧后供应。炒菜、烧煮食品勤翻动、勤洗刷炒锅。烘烤食品受热均匀、蜜糖、麦芽糖使用前经消毒处理。抹布生熟分开，不用抹布擦碗盘、滴在盘边汤汁用消毒布。根据用膳人数计划烧饭，剩饭摊开用纱布盖好。工作结束调料加盖，工具用具、灶上、灶下、地面清扫洗刷干净。

（八）果盘、凉菜制作岗位安全

加工熟食卤菜先检查食品质量，原料不新鲜不加工。上岗前要对食品制作间或冷拼间进行空气消毒。熟食卤菜当日使用当日加工，售多少加工多少。进食品制作间或冷拼间先洗手消毒，更换清洁的工作衣帽，戴口罩。操作瓜果、熟食前先将刀、砧板、台面、秤盘等进行消毒。操作过程中注意刀、砧板、抹布和手的消毒。果盘、冷盘应现用现配，冷盘隔顿隔夜的熟食食用前应充分加热。卤食装盘后不交叉重叠存放。销售熟食用工具取货，严禁接触票款，包装用新纸或保鲜膜。禁止生荤食品、毛菜、个人生活用品及杂物进入食品制作间、冷拼间。工作结束做好工具、容器的清洗及专间的清洁卫生。

（九）餐具消毒岗位安全

当顿餐后收回餐具，立即清洗消毒，不隔餐隔夜。清洗消毒餐具按一刮二洗三冲四消毒的顺序操作。水不开、蒸汽温度、药物浓度不够不消毒。消毒餐具放于保洁橱内，防止再污染。洗消完毕将洗碗消毒池、消毒篮、洗碗机等冲洗干净。

（十）食品面点制作岗位安全

原料经检查挑选，发霉、虫蛀、变质原料不用。操作前用肥皂洗手，穿戴清洁的工作衣帽。制作点心前将刀、案板、棍棒、食品容器等清洗干净。馅心用多少加工多少，剩余馅心放入冰箱储存。鲜蛋经清洗消毒，用一号冰蛋，用多少溶化多少。添加剂按《食品添加剂使用卫生标准》规定使用。裱花蛋糕在专间内进行，工具严格消毒。工具、容器、盛器生熟分开，成品容器专用。成品放入清洁的食品橱内，做到防蝇、防尘、防鼠。工作结束，将刀、案板、面缸、食品容器等洗刷干净。

（十一）餐厅服务岗位安全

服装穿着整洁，男不留长发，女不得留披肩发，化妆淡而大方。做好台面调料、牙签、餐巾、茶水等清洁卫生工作。刀、叉、茶杯、酒杯等必要时用消毒布揩干净。端菜手指不接触食品。取冰块，拿馒头用夹具。递水毛巾用夹具，用后及时收回清洗消毒。用过的餐具及时撤回，并立即清洁台面。工作结束做好台面调料、桌椅及地面的清扫、整理工作。

第二节 公共场所饮用水卫生安全

公共场所相关产品要了解的第二个问题是生活饮用水卫生，本节将从生活饮用水标准、饮用水净化消毒、二次供水和超级净化水卫生等几个方面做一介绍。

一、生活饮用水卫生标准

（一）饮用水的基本卫生要求

1. 流行病学上安全

饮水中不得含有致病微生物，以防止肠道传染病、寄生虫病以及其他感染性疾病的发生。

2. 化学组成对人体有益无害

水中可含有适量的对人体有益的物质，对人体有害的物质应控制在卫生标准允许的范围内，不会引起蓄积毒性。

3. 感官性状良好

水应透明无色、无臭、无味，不得含有肉眼可见物，为人们乐于饮用，日常生活中使用时也无不良影响。

4. 水量充足，使用方便

居民用水包括饮用水、洗涤用水以及其他用水。如果自来水供应只考虑居民饮用和食物加工等用水，而不考虑洗澡、洗衣、环境清扫、动物饮用等用水，不但会给居民带来不便，同时也会产生用水卫生问题。因为居民为了解决自来水供应不正常的问题，就用容器储水，由于容器不可能经常清洗，水的存放时间长，水容易被污染、变质。最高日生活用水量为：集中给水龙头每人每日 30～50L，到水龙头每人每日给水 60～100L。

（二）生活饮用水水质标准

我国 2007 年 7 月 1 日实行的《生活饮用水水质标准》规定的具体指标有 35 项，分为感官性状和一般化学指标、毒理学指标、细菌学指标、放射性指标四类（表 4-1）。

表 4-1　生活饮用水水质标准（GB 5749—2006）

编号	项目	标准
	感官性状和一般化学指标：	
1	色	色度不超过 15 度，并不得呈现其他异色
2	混浊度	不得超过 3 度，特殊情况不超过 5 度
3	臭和味	不得有异臭、异味
4	肉眼可见物	不得含有
5	pH	6.5～8.5
6	总硬度（以 $CaCO_3$ 计）	<450 mg/L
7	铁	<0.3mg/L
8	锰	<0.1mg/L
9	铜	<1.0mg/L
10	锌	<1.0mg/L
11	挥发酚类（以苯酚计）	<0.002mg/L
12	阳离子合成洗涤剂	<0.3mg/L
13	硫酸盐	<250mg/L
14	氯化物	<250mg/L
15	溶解性固体	<1 000mg/L
	毒理学指标：	
16	氟化物	<1.0mg/L
17	氰化物	<0.05mg/L
18	砷	<0.05mg/L
19	硒	<0.01mg/L
20	汞	<0.001mg/L
21	镉	<0.01mg/L
22	铬（六价）	<0.05mg/L
23	铅	<0.05mg/L
24	银	<0.05mg/L
25	硝酸盐（以氮计）	<20mg/L
26	氯仿	<60μg/L
27	四氯化碳	<3μg/L
28	苯并[a]芘	<0.01μg/L
29	滴滴涕	<1μg/L
30	六六六	<5μg/L
	细菌学指标：	
31	细菌总数	<100 个/mL
32	总大肠菌群	<3 个/L
33	游离性余氯	在接触 30min 后应不低于 0.3mg/L 集中式给水除出厂应符合上述要求外，管网末梢水不应低于 0.05mg/L
	放射性指标：	
34	总 α 放射线	<0.1 Bq/L
35	总 β 放射线	<1 Bq/L

1. 感官性状和一般化学指标

（1）色。水本身是无色的，水中的混杂物可使水带有各种颜色，如腐殖质使水呈黄色，低铁化合物使水呈淡绿蓝色，硫化氢使水呈浅蓝色，沼泽水呈灰黑色等。所以，标准规定饮用水不得有异色。洁净的天然水，色度在 15°～25° 之间。测定色度的标准法为铂钴比色法。

（2）混浊度。其是表示水中悬浮物对光线透过时的阻碍程度。它不但与悬浮物的含量有关，并且与颗粒的大小、形状、光反射性能有关。1L 蒸馏水含 1mg 二氧化硅为一个混浊度单位。标准规定饮用水混浊度不得超过 3°，特殊情况不超过 5°。

（3）臭和味。洁净水是无臭无味的，气味的产生是由于污染所致。臭和味无定量测定方法，全凭人的感觉。标准规定饮用水不得有异臭、异味，是指大多数人在饮用时不应感到水有异臭、异味。

（4）肉眼可见物。天然水特别是地面水中混有悬浮物、水生生物及沉淀物，经净化处理的饮用水，不应含肉眼可见物。

（5）pH。水的 pH 在 6.5～9.5 的范围内并不影响人的饮用和健康。多数天然水 pH 在 7.2～8.5，6.5～8.0 为中性水，酸性水对混凝土和金属管道有破坏作用，碱性水可降低氯化消毒的效果。标准定在 6.5～8.5。

（6）总硬度。水中钙镁盐的总含量称为总硬度。按 1L 水中碳酸钙的毫克数表示。硬度过高可引起胃肠不适，也不宜工业生产上使用。饮用水的硬度应小于 450mg/L（以 $CaCO_3$ 计）。

（7）铁。铁是人体必需元素，水中所含的铁不会对人体造成损害。但含铁量太高可使水混浊，并产生一些特殊气味。所以标准定在小于 0.3mg/L 是以感官性状为依据。

（8）锰。锰是一种必需微量元素，在许多酶系统中起重要作用。饮用水中锰浓度过高可使人中毒，出现类似帕金森征的症状。但天然水中锰浓度都很低，平均在 0.05mg/L 以下，不会对人体造成危害。水中高浓度的锰一般都来自工业废水污染。饮用水中锰的主要问题是使水产生令人讨厌的色、味，标准定在小于 0.1mg/L 也是根据感官性状的要求。

（9）铜。铜是人体必需元素，过量或缺乏都会损害人体健康。广泛的水质调查中发现铜的水平都较低，实际上不存在对人体的潜在毒性。水中铜超过 1mg/L 时即有异味，并出现绿色，标准限量 1mg/L 是根据味觉而不是毒性制定的。

（10）锌。锌是人体必需元素，是酶的重要组成部分，长期缺乏可引起味觉丧失，生长发育障碍。有人报道，两例成年人饮用含锌 40mg/L 的水曾出现兴奋性、肌肉强直并疼痛、食欲减退及恶心症状。天然水中锌的含量很低，主要来自工业废水污染和镀锌管道。5mg/L 时水即出现涩味，所以标准定为小于 1mg/L。

（11）挥发性酚类。酚类化合物毒性低，但有恶臭（煤油味），氯化消毒时可产生臭味更强烈的氯酚，其嗅觉阈浓度为 0.001～0.005mg/L。标准规定水中挥发性酚类（苯酚计）小于 0.002mg/L。

（12）阴离子合成洗涤剂。化学成分主要是烷基苯磺酸盐，人体摄入少量未见有害影响。成人每人每日饮用含量 50mg/L 的水 2L，4 个月未见有不能耐受的现象。但当水中含量超过 0.5mg/L 时，就会产生泡沫和异味。故标准规定饮用水中阴离子洗涤剂应小于 0.3mg/L。

（13）硫酸盐。水中硫酸盐浓度过高时，可使锅炉和热水器内结垢；当水中硫酸盐浓度大于 750mg/L 时，有轻度腹泻作用；而低于 600mg/L 时，则无此作用；当硫酸盐浓度为 300～400mg/L 时，开始察觉有异味；小于 300mg/L 时就无异味。所以标准定为小于 250mg/L。

（14）氯化物。水中氯化物含量高对人体并无有害影响，除非高达 4 000mg/L。水中氯化钠在 500～1 000mg/L 时，才会尝到咸味。氯化钙、氯化镁对锅炉有损害作用，其他工业和家庭使用也有害处，所以氯化物浓度过高的水不宜作为工业和家庭用水。饮用水中氯化物的含量应小于 250mg/L。

（15）溶解性固体。主要成分是钙、镁、钠的重碳酸盐、氯化物和硫酸盐。当浓度高于 1 200mg/L 时，可产生苦咸味。故规定其浓度不超过 1 000mg/L。

2. **毒理学指标**

（1）氟化物。饮用水中含氟量为 0.5～1.0mg/L 时，氟斑牙患病率一般为 10%～30%，多数为轻度斑釉；含氟量为 1.0～1.5mg/L 时，多数地区氟斑牙患病率已高达 45%以上，且中度和重度患者明显增多。考虑到经济技术上的可行性，规定水中氟含量不超过 1.0mg/L。

（2）氰化物。氰化物主要来自工业废水污染，通常以钠、钾、铵盐的形式存在，溶解度大，毒性强烈，氰化物使水呈杏仁气味，嗅觉阈浓度为 0.1mg/L。标准规定饮用水应小于 0.05mg/L（以游离氰根离子计）。

（3）砷。天然水中砷浓度与地质因素有关，浓度在 0.001～1.1mg/L，多数的水体中高浓度砷是由工业废水和含砷农药引起。国内曾有报道，某地深井水中砷浓度在 1.0～2.5mg/L，饮用者已有多例慢性中毒，表现为皮肤变黑、角化、溃疡等黑脚病的症状。动物无作用剂量为 0.1mg/L，标准规定饮用水应小于 0.05mg/L。

（4）银。根据国外资料，长期每天摄入低至 400μg 的银，可引起银质沉着症，故规定银不得超过 0.05mg/L。

（5）汞。无机汞剂量为 0.05mg/kg 时，染毒 4 个多月后，大鼠的条件反射有明显改变，血中网织红细胞和胆红素含量增加；剂量为 0.005mg/kg 时，上述改变较轻；剂量为 0.000 5mg/kg 时，无异常发现。研究表明，有机汞的最小作用剂量为每人每日 0.25～0.3mg。但饮水中的汞主要为无机汞，饮水汞不得超过 0.001mg/L。

（6）镉。天然水中镉的含量很低，一般在 0.1～10.0μg/L。水体中的镉主要来自废水的污染，镉与多种金属例如铅、锌矿共生，这些金属的开采和冶炼都能向环境排放镉，日本神通川居民的痛痛病就是由于食用被镉污染的米引起。1972 年世界粮农组织食品添加剂委员会确定，每人每周摄入镉的总量不得超过 0.4～0.5mg。规定饮用水中镉含量应小于 0.01mg/L。

（7）铬。饮水中的铬主要是毒性较大的六价铬。实验表明，大鼠饮用含铬 0.45～25 mg/L 的水 1 年，未见不良反应，但高于 5mg/L 后，有明显蓄积。考虑到饮水含铬量一般均较低；铬有明显蓄积性；其经口毒性如：对某些酶的影响、致癌、致畸作用等尚待进一步研究，故规定六价铬的含量不得超过 0.05mg/L。

（8）铅。铅对人体的有利作用从未见报道，但对人体各脏器的毒性特别是引起血色素合成障碍是肯定的。儿童、婴儿、胎儿和孕妇对铅比较敏感。研究证实，饮水中含铅 0.1mg/L 时，儿童血铅超过上限值 30mg/L。调查表明，管网末梢水的平均含量一般均低于 0.05mg/L。标准规定饮水铅不得超过 0.05mg/L。

（9）硝酸盐。多数国家规定，饮水中硝酸盐氮不得超过 10mg/L。但国内调查表明，饮水硝酸盐氮为 14.0～25.5mg/L 时，20 多年来未见婴儿出现变性血红蛋白血症；10～30mg/L 时，1 岁以内婴儿的血液变性血红蛋白含量与对照无明显差异，而大于 30mg/L 时则有明显差异。故规定硝酸盐氮不得超过 20mg/L。

（10）氯仿。原水含有三卤甲烷的前体如腐殖质等时，用氯消毒后可形成三卤甲烷类物质。其中以氯仿的含量较高。据研究，氯仿对大、小鼠具有致癌作用，世界卫生组织推荐氯仿在饮水中的限量为 30μg/L；而美国规定的总三卤甲烷为 100μg/L。我国饮水中氯仿的试行标准为不超过 60μg/L。

（11）四氯化碳。具有多种毒理学效应，且可诱发肝癌。参照世界卫生组织的推荐值，将饮用水四氯化碳定为不超过 3μg/L。

（12）苯并[a]芘。是强致癌物，故需将摄入量减至最低。国内饮用水中苯并[a]芘含量一般低于 0.01μg/L。参照世界卫生组织的推荐值，将水中苯并[a]芘标准定为不超过 0.01μg/L。

（13）滴滴涕。具有高度蓄积性。饮水中含量为 2mg/L 或以上时，能诱发动物的肝脏肿瘤。我国饮用水的滴滴涕浓度，常在检出限以下或微量。故定为不超过 1μg/L。

（14）六六六。具有高度蓄积性，且能诱发小鼠肝肿瘤。我国饮用水中六六六一般均低于 1μg/L。故定为不超过 5μg/L。

3. 细菌学指标

饮用水中要求不得含有病原微生物，但病原微生物种类较多，检查方法复杂，直接检查病原微生物困难较大，通常采用间接指标。

（1）细菌总数。是评价水质清洁和净化效果的一项指标。饮水中细菌总数每毫升不超过 100 个的标准，国内外已执行多年，我国各地水厂一般都能达到这一标准。

（2）总大肠菌群。每升水中大肠菌群不超过 3 个的标准，已沿用多年。实验证明，当用氯消毒使大肠菌群降至 10 个/L 时，水中的伤寒杆菌、副伤寒杆菌、痢疾杆菌、布氏杆菌和钩端螺旋体等病原体均已被完全杀灭。且在实验条件下，加入水中的病原体数量远较天然水中可能存在者为多。因此，该标准在流行病学上是安全的。

（3）游离性余氯。实验证明：接触时间达 30min，游离性余氯含量超过 0.3mg/L 时，对肠道病原体、钩端螺旋体、布氏杆菌等均有充分杀灭作用。游离性余氯的嗅觉和味觉阈浓度均为 0.2～0.5mg/L。故规定用氯消毒时，接触 30min 后，游离性余氯应不低于 0.3mg/L。

4. 放射性指标

（1）我国规定饮用水的总 α 放射线不超过 0.1Bq/L。

（2）总 β 放射线不超过 1Bq/L。

二、饮用水净化消毒

不管选择何种水源，如不经处理都不可能达到生活饮用水水质卫生标准的要求。为了保证饮用水的安全，应用物理的、化学的和物理化学的方法改善水源本质的感官性状和细菌学指标，使之达到饮用水水质标准的要求，这种方法称为水质的净化处理和消毒。水质的净化处理和消毒一般包括沉淀、混凝沉淀、过滤和消毒几种步骤。感官性状良好的地下水只要进行消毒即可供饮用；感官性状差的水，应根据水源水质的特征进行不同的净化处理，最后经过消毒达到水质标准要求。

（一）水的净化

水净化的目的是除去水中悬浮物质，使感官性状达到卫生标准的要求，同时也可除去部分微生物。常用的净化处理方法有自然沉淀、混凝沉淀和过滤。

1. 自然沉淀

水中的悬浮物质，在水流速减慢或静止时，可由于本身的重力而沉淀，使水得到初步澄清叫做自然沉淀。沉淀速度与水流流速、悬浮物颗粒的大小、比重和形状以及水温等因素有关。多用在混浊度高的地面水。

2. 混凝沉淀

天然水中含有颗粒较小的悬浮物、硅胶、极细的黏土和腐殖质等胶体因本身重量小，而且颗粒带阴电荷而互相排斥，不能结合成较大的颗粒下沉，达不到净化的要求。当加入硫酸铝或者硫酸亚铁等化学混凝剂时，与水中的重碳酸盐类（钙或镁）结合，形成带正电荷的胶状物质，可与带有阴电荷的胶体粒子作用，形成颗粒较大的绒状胶核。这种胶核具有吸附能力，又能吸附悬浮物质、溶解物质和一部分细菌，而且在混凝过程中胶核体积不断增大，称为矾花，更易于沉淀；因而能大大改善水的感官性状，如混浊度、色度等，并减少病原微生物。常用的混凝沉淀剂有：硫酸铝，用量为 $40\sim60mg/L$；硫酸铝钾（明矾），用量为 $80\sim120mg/L$；碱式氯化铝，用量为 $30\sim100mg/L$；此外，还有硫酸亚铁、三氯化铁等，其中以碱式氯化铝较好，是一种新型净化剂，混凝用量根据水的混浊度来定，水混浊则混凝剂用量要大。

3. 过滤

混凝沉淀后悬浮物仍然和水混在一起，需要用过滤方法来把它们分离。

（1）过滤原理。①阻留作用，水中较大颗粒的悬浮物因不能通过滤料的孔隙而被阻留；②沉淀作用，水中的固体颗粒可沉淀在滤料表面，因距离短所以沉淀速度很快；③吸附作用，滤料表面的胶体物质和细菌可形成生物膜，具有吸附能力，可吸附水中微小粒子、色素和病原体。

水通过过滤可除去 80%以上的细菌及 99%左右的悬浮物，大大改善水的色、臭、味，使饮水达到感官性状标准。

（2）过滤类型。①慢砂滤法：优点是滤池结构简单、操作方便、易于管理、过滤效率高；缺点是过滤速度慢、占地面积大。适用于农村简易自产水厂采用。最简单的过滤设备是砂滤缸。滤料砂粒大小应有一定的要求，颗粒过大则孔隙过大而无过滤作用，颗粒过小则过滤速度过慢。滤料应有一定的厚度，砂层以 $60\sim80cm$ 为宜。各种滤料应先用清水洗净，然后分层装填。滤器使用一段时间后，滤水速度减慢或滤出水混浊，则应将滤料分层取出，用清水洗净后再装入使用。②快砂滤法：目前常用的滤池有快滤池（普通快滤池、双料滤池）、无阀滤池等几种形式，适宜自来水厂使用。快滤池的特点：滤水速度快，是慢砂滤池的 50 倍；滤料砂用清水反冲法冲洗，快速方便；滤池结构紧凑，占地面积小；水经过滤后，混浊度在 $5mg/L$ 以下，色度有所下降，抑留细菌率达到 80%～90%，能阻除蠕虫卵和痢疾阿米巴原虫。

（二）**水的消毒**

水经过净化处理后，水的感官性状、化学指标、毒理学指标等已经达到水质卫生标准的要求，水中的细菌也已大部分被除去，但还未达到细菌学指标要求，因此，还必须进行消毒。消毒的目的主要是杀灭水中的病原体，保证流行病学上安全，预防肠道传染病的传播流行。

水消毒方法有两大类。一类是物理法，如煮沸、紫外线照射、超声波杀菌等；另一类是化学消毒法，利用化学消毒剂的杀菌作用杀灭水中的细菌。目前我国广泛采用的是氯化消毒法。

（三）**氯化消毒法**

所用的消毒剂都是含氯的，如液态氯、漂白粉和漂白粉精等。这些消毒剂的分子结构中都有化合价大于 −1 价的氯原子，这种氯原子具有杀菌作用，又叫有效氯。新制的漂白粉含有效氯 35%～36%，性质不稳定，光、热、潮湿和空气都易使有效氯含量减少，当含量减到 15%时就不宜用于饮水消毒。所以，漂白粉应密封、避光，保存在干燥、通风凉爽、阴暗的地方，储存时间不宜过长。

1. 氯化消毒的原理

各种氯化消毒剂在水中都能水解生成次氯酸。次氯酸分子体积小，电荷中性，能透过细菌的细胞膜在细胞内抑制磷酸丙酮脱氨酶的活性，使细菌糖代谢发生障碍而死亡。食盐、盐酸中的氯化合价等于 −1，在水中不会生成次氯酸，所以无杀菌作用。

2. 影响氯化消毒效果的因素

（1）水的 pH。次氯酸在水中浓度受 pH 的影响。pH 低时，主要以次氯酸的形式存在，次氯酸的杀菌效力比次氯酸根离子高 80 倍。所以，pH 偏低时，杀菌效力高；pH 偏高时，杀菌效力低。

（2）水温。水温高时杀菌作用快。0～5℃时的杀菌速度是 20℃时的 1/3，所以当水温低时，要适当延长消毒时间，以保证消毒的效果。

（3）水的混浊度。水的混浊度高时，水中有机物、无机物多，能消耗一定量的有效氯。而且附着在悬浮物上面的细菌不易受到消毒剂的作用，影响消毒效果。因此，混浊度大的水必须先经净化处理，然后再消毒。

（4）消毒剂用量和接触时间。消毒剂加入水中后不仅要与细菌作用，而且还与水中的有机物和还原性无机物作用，因此不同水质的水因作用而消耗的有效氯量是不同的，这种消耗的氯量叫水的需要量。为了保证消毒效果，加入水中的有效氯量要超过需氯量，使氯杀灭细菌及与水中的其他杂质反应后还剩下一部分游离氯，这部分剩余的游离性氯叫游离性余氯。如果消毒剂加入 30min 后的游离性余氯大于 0.3mg/L 则表示已经达到杀灭病原菌的效果。游离性余氯可继续发挥杀菌作用，以保证饮用水在一定时间内的安全性。

3. 氯化消毒方法

（1）常量消毒。加氯量=需氯量+余氯量。余氯量按《饮用水水质卫生标准》

要求是不变的，而需氯量则随水质污染情况而定，污染较小的水加氯量为 1～2mg/L，污染较重的水加氯量为 3～5mg/L。加氯量是否适宜主要以余氯量来衡量，要求加氯接触 30min 后水中的游离性余氯大于 0.3mg/L，用户水龙头出水，游离性余氯不低于 0.05mg/L。

（2）超量加氯消毒法。加氯量大大高于通常加氯量，可达 10 倍以上，余氯达 1～5mg/L。此法主要在下列情况时使用，新井启用，旧井修理或者淘洗，当地发生介水传染病，井水中大肠菌群值明显增高，水井被有机物或细菌严重污染，在野外急用水，加入消毒剂后 10～12h 后才能用水。如果急着用水，可用硫代硫酸钠脱氯，用量按 1mg/L 余氯加 3.5mg/L 硫代硫酸钠计算。

三、二次供水

（一）概念

1. 二次供水

指接受集中式供水的用户或单位，因水压不够，自建低位或高位蓄水设施，与配水管网连接，通过水泵加压或水处理设备处理，将集中式供水供应高层建筑或配水管网末梢地区用户的用水。

2. 二次供水设施

指饮用水经储存、加压或处理、输送等方式来保证正常供水的设备及管线。储水设备指高位、中位、低位水箱和蓄水池；加压设备指各种加压泵、无塔上水器；水处理设备指过滤、软化、净化、矿化、消毒等设备；供水管线指供、输饮用水的管线、阀门、龙头等。

（二）二次供水水质卫生标准

水质指标应符合国家《生活饮用水卫生标准》。

1. 水质指标

（1）必测项目。色度、浊度、嗅味、肉眼可见物、pH、总大肠菌群、细菌总数、余氯。

（2）选测项目。总硬度、氯化物、硝酸盐氮、挥发酚类、氰化物、砷、六价铬、铁、锰、铅、紫外线强度。

（3）增测项目。氨氮、亚硝酸盐氮、耗氧量。

2. 水质卫生标准

（1）必测项目、选测项目的标准同国家《生活饮用水卫生标准》的要求。紫外线强度＞70μW/cm²。

（2）增测项目的标准，采用与原水相比，最高允许增加值的方法，其值应符合表 4-2 的规定。

表 4-2 增测项目的标准

项目	最高允许增加值/（mg/L）
氨氮	0.1
亚硝酸盐氮	0.02
耗氧量	1.0

（三）二次供水的给水方式

由于城市管网的压力不同和建筑物高度的差异，给水方式可采用以下三种形式：

1. 单纯的高位水箱

这种方式在城市的 6~8 层宾馆、饭店、商场以及住宅楼使用最广。它利用城市管网压力大时储水，当城市管网在用水高峰压力下降时，水箱就向高层住户供水。

2. 设水泵和水箱的联合给水方式

这种方式在高层建筑采用较多。其形式有水泵在低位，水箱在高层；水泵、水箱均在低位（如无塔上水器）。它主要解决城市管网压力较小而高层住宅缺水的问题。

3. 分区给水方式

主要使用于高层和超高层建筑，将建筑物内部给水系统分为若干个供水区，这样可解决底部水压过大而顶部缺水问题。分区给水方式的底层应用城市管网直接供水，这样可充分利用城市管网的有效水压，节约了能源，减少了水箱容积和升压设备负荷，当停电或检修设备时，仍可保证底层用水，分区给水方式包括低位水池、水泵和高位水箱，当建筑物层高在 20 层以上时，还可在中层设置水箱，形成分区供水。有的超高层建筑可设 2~3 个中高位水箱。

（四）二次供水设施设计的卫生要求

1. 高位水箱

应分别设置生活用水和消防用水的专用水箱，但目前很多高层建筑的高位水箱都作为生活用水和消防用水的共用水箱，因此，应合理设计水箱的进水管、出水管、消防出水管、溢流管和排泥放空管；否则，会带来种种弊病而影响水质，进水管的布置要防止造成噪声，从水箱上部进入接近中下部进水，这样也可避免冲起底部积泥，出水管设计时应考虑死水问题，由于水箱一般放置有一定的消防水量，若将出水管放在消防水位上，结果形成底部死水区，影响水质，因此可采用虹吸出水管结构，当生活用水万一降至消防水位时，其顶部特设的上部开口的虹吸破坏小管吸进空气，虹吸作用消失，出水自动中断，由此确保了消防蓄水量，而正常供水时，其永远从喇叭口吸进不断更新的新鲜水，从而大大保证了水质，排除了因消防蓄水造成的死水区；消防出水管放在箱底 100mm 处出水为宜，以防止吸入底泥；溢流管出口必须水平设置，并设放大喇叭口，以便及时排走多余的水，把水箱的水平底部改为漏斗状，排泥放空管宜放在水箱最底部以利于清洗、彻底排泥与放空。

水箱入孔位置和大小要满足水箱内部清洗消毒工作的需要，入孔应高出水箱面 5cm 以上，入口应有盖（反扣式），并设上锁装置，以防止污、雨水流入箱内污染水质。水箱内、外，应设爬梯，以利于了解水箱情况，清洗时保证不断水，新建水箱的容积设计不得超过用户 48h 的用水量。

2. 低位水池

生活用水储水池应专用，不得利用建筑物的基础结构作为水池池壁，在建筑物内的水箱（池）顶部距屋顶应有＞80cm 的间隙。室外水池的透气管，应设置防雨的弯管，并安装防鼠类、蚊虫的网罩。入孔位置和大小要满足水池内部清洗消毒工作的需要，水池外设有爬梯，入孔处应加盖上锁。水池的进、出水管可参照水箱设计，不得设有溢流管，或溢流管用空气阻断后再与下水管相连。必要时，溢流管可考虑安装反逆流装置。排泥管也不得与下水管道直接相通，排泥管应设在池底部。位于地下室的储水池，其室内应有集水坑收集溢水管和排泥管排放的废水，再用潜水泵打出地下室排入城市下水管道。低位水池的设计容量应为用户一日的总用水量，以保证水质新鲜，循环周期短，不易受污染。

3. 其他要求

二次供水设施不得与市政供水管道直接连通。在特殊情况下需要连通时，必须设置不承压水箱。设施管道不得与非饮用水管道连接，如必须连接时，应采取防污染措施。设施管道不得与大便口（槽）、小便斗直接连接，须用冲洗水箱或用空气隔断冲洗阀。设施出水处应安装消毒设备的位置，有二次供水条件的单位应设有消毒设备。设计中使用的过滤、软化、净化、消毒设备、防腐涂料等，必须有卫生部门颁发的"产品卫生安全性评价报告"，严防水质污染。

（五）设施的一般卫生要求

1. 设施周围环境

设施周围要保持环境整洁，有良好的排水条件。楼顶水箱周围不得搭栅养鸽，2m 范围内不得设有污水管线；低位水池周围半径 10m 范围内不得有渗水坑、化粪池、污水沟以及堆放垃圾和有毒有害物品等污染源。

2. 设施材质

二次供水设施所用材料及内防腐涂料必须无毒无害；不得造成水质感官性状改变而对人产生不良影响；设施与饮水接触表面必须保证外观良好，光滑平整；

使用的材料、涂料必须具有卫生部门对产品进行的"产品卫生安全性评价报告书"。

二次供水设施所使用的供水设备和有关产品也应具有卫生部门对产品进行的"产品卫生安全性评价报告书"。

3. 设施清洗、消毒

二次供水设施工程竣工后，必须对设施进行全面的清洗、消毒，水质由卫生部门检测符合国家规定的卫生标准，方可交付管理单位或产权单位使用。产权单位或管理单位在使用二次供水设施前，应先取得县级以上卫生行政部门颁发的《卫生许可证》方可正式使用，并且每年要对设施进行一次全面清洗消毒，卫生部门对水质进行抽样检测，以便及时发现和消除污染隐患，保证饮用水的卫生安全。

从事二次供水设施清洗、消毒的机构应持有县级以上卫生行政部门签发的《卫生许可证》，从事清洗消毒工作的人员必须进行健康检查，取得健康合格证，并经卫生知识培训合格方能上岗。卫生部门应对二次供水设施清洗机构的清洗消毒程序、清洗工具、消毒药械等进行审查，防止因清洗消毒不当造成水质污染。对从事水箱防腐的机构也应严格审查其防腐涂料和操作程序，避免水质受到有毒有害物质污染而引起中毒事件发生。

4. 日常管理

二次供水设施的卫生管理由产权单位或管理单位负责。制定设施的卫生管理制度并予以实施；负责设施的日常运转、保养、清洗、消毒；组织管水人员、水箱清洗人员每年进行一次健康检查和卫生知识培训，凡患有病毒性肝炎、活动性肺结核、痢疾、伤寒、化脓性或渗出性皮肤病及有碍饮水卫生的疾病和健康带菌者，均不得从事管水和清洗二次供水设施的工作；一旦发现水质异常或发生供水污染事故时，设施的产权单位或管理单位必须立即采取措施，并报告当地卫生部门，同时协助卫生部门进行调查处理；凡二次供水水质不符合国家卫生标准规定的，应安装水处理设备，保证饮水卫生安全。所安装的水处理设备应有卫生部门的批准文号及产品卫生安全性评价报告书。

四、水质处理器

(一) 概述

水质处理器又称饮水处理器，是指以市政自来水为进水，经过进一步处理，意在改善饮水水质，降低水中有害物质，或增加水中某种对人体有益成分为目的的饮水处理装置。一般净水器，反渗透及其他各类产生纯水的饮水处理器，矿化水器，特殊净水器（如除铁、除锰、除氟、除砷净化水器）等均属水质处理器范畴。包括个人、家庭、单位用水质处理器，但其原理、材质，滤料等大致相同，不再重复。

（二）卫生要求

1. 净水器材料、过滤介质的卫生要求

饮水处理器所用材料必须严格按照卫生部的《饮水处理器卫生安全与功能评价规定》要求进行检验和鉴定，符合规定的产品方可用于饮水处理器。用于组装饮水处理器和直接与饮水接触的成型部件及过滤材料，必须具有食品级证明或卫生安全评价资料，否则必须进行浸泡试验。

2. 生产场地、包装、运输、储存的卫生要求

（1）生产场地。生产企业应当建在清洁区内，并于有毒、有害场所间设立卫生防护带。厂房建筑坚固、清洁，生产车间内天花板，墙壁，地面应采用光洁建筑材料，采光照明良好，并具有空气净化消毒（组装车间为重点）设备，有防止和消除鼠害、有害昆虫及其孳生地的设施。设有与产品品种数量相适应的原料、加工、清洗消毒、组装，测试、包装，储存等厂房或场所。组装车间应设更衣室、洗手间等，工艺流程布局和生产设施要合理，人流、物流要分开，不得交叉。

（2）标志、包装、运输、储存。

①产品标志：每台产品应有产品铭牌，应标注：产品名称、型号，基本参数如：流量、工作压力、额定净水量，质量监督或卫生监督机构批准文号，商标，出厂日期，厂名厂址，邮政编码。

②包装：家用净水器应采用袋装或盒装，防潮，防振，进水和出水口应有防护套，并附产品使用说明书，产品合格证和附件，集团用净水器直接装入包装箱；包装纸箱必须牢固，捆扎结实，正常运输中不得松散。产品包装箱外标示内容符合有关要求。

③运输、储存：运输工具清洁、卫生。搬运时，应轻拿轻放，严禁摔撞。在储运过程中，必须防止暴晒雨淋，严禁与有腐蚀、有毒、易挥发和有异味等物品混放、混合运输。储存于阴凉、干燥、通风的仓库中，不得露天堆放。

（3）净水器卫生质量检测。

①出厂检验：净水器生产单位，必须建立水质化验室，配备专职化验员负责净水器出厂检验；出厂检验产品数，家用净水器应不少于出厂净水器产品数的1%，单位用净水器应不少于净水器数量的10%。

②型式检验：在产品试制定型鉴定或产品结构、材料、工艺等有较大改变，而导致产品性能变化时进行型式检验；应定期抽检，一般2年1次；型式检验应直接从市场随机采样，采样后应立即密封送实验室统一检验。

（4）生产工人的健康要求。同制水从业人员，每年1次健康检查，凡查出患有痢疾、伤寒、病毒性肝炎、活动性肺结核、化脓性或渗出性皮肤病或其他有碍

饮用水卫生的疾病和病携带者，不得直接从事净水器生产。

五、桶装饮用水

桶装水按饮用种类有：饮用天然矿泉水、饮用纯净水、优质饮用水等。它是我国水源污染、居民卫生素质提高等特定条件下的供水形式。桶装水已进入宾馆、饭店、洗浴中心和家庭，卫生部门应将公共场所的桶装水纳入饮水卫生工作范畴。

（一）饮用天然矿泉水（GB 8537—2008）

饮用天然矿泉水一般由矿泉水厂在生产瓶装水和桶装水，其中瓶装水作为饮料由经销商出售，桶装水供团体和居民直接饮用。

国家标准《饮用天然矿泉水》（GB 8537—2008）是国家技术监督局于 2008年 8 月 17 日发布并实施，适用于饮用天然矿泉水的水源水及其灌装产品。

标准对饮用天然矿泉水的水质作了规定：感官要求 4 项；界限指标 8 项，规定必须有 1 项（或 1 项以上）指标符合界限指标值；限量指标 18 项（其中锂、锶、碘、锌、硒 5 项与界限指标重复）；污染物指标 4 项；微生物指标 4 项，共40 项。这个标准是为瓶装饮料而制定的，供应居民长期饮用的桶装矿泉水，界限指标应符合 GB 8537—2008 规定，其他指标应同时符合饮用水卫生标准。

（二）饮用纯净水标准

我国市场上供应的饮用纯净水有两种：纯水和净水。纯水是以自来水为原料经深度处理去除污染物和水中的大部分离子；净水是将自来水深度处理后，去除水中污染物且保留了水中大部分离子。二者的生产形式：一是生产厂家既生产瓶装水供商店出售，又生产桶装水供居民长期饮用；二是在居民区建立"净水屋"，直接在自来水厂设立生产线对自来水深度处理。桶装水供应居民长期饮用。

我国已经出台了饮用纯净水的国家标准。瓶（桶）装饮用纯净水卫生标准 GB/T 17324—2003，其目的是为指导瓶装饮用纯净水的生产，使其符合食品卫生要求，保证人民身体健康。瓶装饮用纯净水以符合生活饮用水水质标准的水为原料，通过电渗析、离子交换法、反渗透法、蒸馏法及其他适当的加工方法制得的密封于容器中且不含任何添加物可直接饮用的瓶装饮用纯净水。从卫生学角度考虑，人们期望能彻底去除水中污染物，保留水中有益于健康的微量元素，确保水质符合饮用水的国家卫生标准。

第三节　公共场所化妆品卫生安全

公共场所是提供公众从事社会化生活活动的各种场所。公共场所成为供消费者购买化妆品和使用化妆品的媒介。商场中化妆品专柜、化妆品专卖店，有些是出售公众社会化的生活物品，而公众是指不同性质、不同年龄、不同职业、不同民族和国籍、不同的健康状况、不同的人际从属关系的不同个体组成的人群。公共场所是销售、提供和使用化妆品的场所。

一、公共场所按经营化妆品分类

《公共场所卫生管理条例》将公共场所分为 7 类 28 种。第一章已介绍这里不再重复。与化妆品销售、使用有关的公共场所包括：商店、旅馆业、公共浴池、洗浴中心、理发店、美容院以及大的卫生间、城市公共厕所洗手间。

根据化妆品的使用和销售情况，将这些场所分为两类：一类是化妆品销售的公共场所，例如商场、超市、化妆品专卖店、理发工具专营店及大、中、小批发市场，这些场所的目的是为直接将化妆品从厂家手中购进再卖给消费者；另一类是化妆品使用的公共场所，如宾馆、招待所、饭店、洗浴中心、理发店、美容院以及大宾馆、饭店的洗手间。直接用于消费者的，可根据使用化妆品品种多少分为：可提供多种化妆品使用的理发店、美容院类和单一品种的宾馆、招待所、饭店、洗浴中心及宾馆、饭店洗手间类。因此，本节重点介绍公共场所有关化妆品卫生问题。

二、公共场所中化妆品销售索证制度

为了避免违法的化妆品进入流通环节，市场索证十分重要。这既有利于控制黑窝点生产，又便于各个部门的监督检查，确保生产经营单位的合法权利，无疑具有重要意义。

（一）《化妆品生产企业卫生许可证》管理规定

我国对化妆品生产实行卫生许可证制度，生产化妆品的企业必须持有有效的《化妆品生产企业卫生许可证》，才能进行化妆品的生产、经营活动。

1. 化妆品生产企业向经营单位推销化妆品或者经营单位购进化妆品时，应出示或者索取《化妆品生产企业卫生许可证》（复印件）

无论是批发经营单位，还是专营、直销、网络销售、使用化妆品的单位，经营化妆品必须索取《化妆品生产企业卫生许可证》（复印件）。批发单位是指大的批发市场及批发单位，要加强对这部分市场、单位的管理，有助于控制和杜绝假冒伪劣化妆品进入市场，保护消费者的健康。专营化妆品单位是专门经营化妆品的商店，经营范围较小，一般通过批发市场进货或直接由厂家进货，控制这个环节对防止假冒伪劣化妆品进入消费者手中极为重要。化妆品零售商店包括大型商场、综合性商场、大小超市以及各种小卖部、宾馆商务部等均有经营化妆品。

直销是经营者直接将化妆品销售给消费者使用。网络直销是经营者通过网络将产品销售给消费者使用。美容美发、洗浴中心、宾馆等都属于化妆品使用单位；直销、网络销售和使用单位往往成为卫生监督的死角，变成非法特殊用途化妆品和进口化妆品集散地。

化妆品经营者不得销售未取得《化妆品生产企业卫生许可证》的企业或个人所生产的化妆品，否则要担负销售未取得《化妆品生产企业卫生许可证》化妆品的法律责任。

2. 《化妆品生产企业卫生许可证》编号方式

国家对《化妆品生产企业卫生许可证》采用全国统一编号，其编号方式为：

（××）卫妆准字××— —XK— —××××号
① ② ③ ④ ⑤

式中代号意义：①——年号；②——卫妆准字；③——省、直辖市、自治区代号；④——卫生许可证代号；⑤——卫生许可证编号。

（二）特殊用途化妆品管理规定

《化妆品卫生监督条例》规定：具有育发、烫发、染发、脱毛、美乳、健美、除臭、祛斑、防晒等 9 类化妆品列为特殊用途化妆品。实行由国务院卫生行政部门审批制度，未取得国务院卫生行政部门（卫生部）批准文号的特殊用途化妆品企业不得擅自生产。

（1）化妆品生产企业向经营单位推销特殊用途化妆品，应持有经卫生部批准文件。

（2）化妆品经营者在进货时应查验所进特殊用途化妆品标签或小包装上是否印有卫生部颁发的特殊用途化妆品批准文号。

（3）化妆品经营者不得销售未取得批准文号的特殊用途化妆品。

（4）特殊用途化妆品批准文号的方式及代号。

（××）卫妆特字第××××号
① ② ③

式中各个部分所代表的意义：

①——特殊用途化妆品批准文件批准的年份；②——特殊用途化妆品批准文件标准格式；③——该种特殊用途化妆品批准文件的编号。

（三）进口化妆品管理规定

（1）国家对首次进口的化妆品实行由国务院卫生行政部门审批制度，未办理"进口化妆品卫生许可批件"的化妆品不准进口。

（2）销售进口化妆品的经营者，必须了解该化妆品是否由经卫生部批准进口的，要仔细查验卫生部颁发的"进口化妆品卫生许可批件"（复印件）。所经营的进口化妆品品种、名称与"进口化妆品卫生许可批件"（复印件）所载明的品种、名称是否相符。

（3）卫生部批准进口的化妆品每一品种批准一个批号。有些企业进口一批产品使用一个或几个批号，这是违反规定的。

（4）进口化妆品卫生许可批件文号的格式及编号。

（××）卫妆进字第××××号

①　　　　　②　　　　　③

式中各个部分所代表的意义：

①——进口化妆品批准文件批准的年份；②——进口化妆品批准文件标准格式；③——进口化妆品批准文件的编号。

（四）卫生质量检验报告的索取

经营销售的企业在进货时，主动地索取有关证件；避免违法的产品进入流通领域，危害消费者使用安全。不同化妆品索取的有关卫生方面的证件不同。

1.　国内普通用途的一般化妆品

对于国产的一般用途的化妆品，根据《化妆品卫生监督条例》和《实施细则》规定，索取该产品 2 年内的省级疾病预防控制中心检测中心出具的微生物学、卫生化学和毒理学检测报告。也可索取省级卫生监督机构半年内抽检的有效检验报告。

2.　国产特殊用途化妆品

对于国产特殊用途化妆品，除索取省级疾病预防控制中心检测中心出具的检验报告外，还要根据其产品种类索取由中国疾病预防控制中心环境卫生监测所出具的毒理学监测报告。

3.　进口化妆品

对于进口化妆品，不论是一般用途还是特殊用途的化妆品，必须索取国家商检部门的检验报告。无论是企业代理商还是进口商，必须同时提供该种进口化妆品的中英文说明材料。

三、化妆品的质量鉴别

作为经营人员和消费者掌握鉴别化妆品质量的方法十分重要。

1.　外包装标示鉴别

《化妆品卫生监督条例》规定：化妆品包装应附有企业产品质量检验合格标志，标签上应注明产品名称、厂名、生产企业卫生许可证编号；化妆品的小包装上或说明书上要有生产日期和有效使用期。但不得注有适应证，不得宣传疗效和医疗用语。特殊用途化妆品还应标注卫生部或者国家药监局颁发的批准文号。对可能引起皮肤不良反应的化妆品，说明书上应注明使用方法和注意事项。

2. 内容物鉴别

化妆品在生产、储藏、销售和使用过程中难免受到微生物的污染，在微生物的作用下可导致化妆品腐败变质，使其色泽和气味发生变化，失去商品价值。

色泽的变化是化妆品质量改变的主要感官指标。化妆品颜色改变是被有色和产色素的微生物生长所致；有些微生物在增殖过程中，可将其代谢产物中的色素分泌至细胞外，接触空气呈现出特殊的颜色，绿脓假单胞菌和类蓝色假单胞菌能分别产生绿色和蓝色水溶性色素；黏质沙雷氏菌在增殖过程中产生的色素一部分被阻留在细胞内，一部分则被排至细胞外；金黄色葡萄球菌和藤黄八叠球菌产生的色素不溶于水，只能溶解于脂肪中，属于脂溶性色素。

气味的变化是化妆品被污染的又一指标，在微生物作用产生挥发性的物质，如胺、硫化物等。化妆品组织成分的变化是化妆品变性的又一重要标志，它是由于化妆品成分中的淀粉、蛋白质水解和过量微生物生长引起成分改变，使乳状液上下分层等。

3. 使用效果

通常地，化妆品被使用后不会引起使用者的异常反应，用手轻搓化妆品也不会出现条状物；但对于一些质量低劣的化妆品使用后，可能引起使用者皮肤和头发感觉不适，或皮肤出现灼烧感，引起皮肤的刺激、过敏或感染。部分人群擦抹化妆品后，皮肤感觉不滑爽；无润泽感，双手轻搓出现条状物。

四、化妆品的使用卫生

卫生部通报的重点公共场所卫生监督抽检情况表明：客用化妆品的卫生管理问题较突出。检查中发现部分旅店、理发美容店管理人员不重视化妆品卫生管理制度，购进产品时忽视产品索证和产品质量的检查；有些旅店客用化妆品包装上只有宾馆名称，无批准文号、无生产日期、无保质期、无化妆品生产厂家名称，不能提供产品检测报告。理发美容店客用化妆品合格率为 74.4%，旅店中客用化妆品合格率为 82.6%。

（一）旅招业化妆品使用卫生

宾馆、招待所、饭店、供顾客居住的洗浴中心以及大的宾馆、饭店卫生间可提供消费者直接使用的化妆品，分为三种情况：第一种是一次性产品主要存在于宾馆、饭店；第二种是反复使用的浴液、洗发液，多用于洗浴行业；个别洗浴中心也可提供一次性浴液、洗发液和一次性剃须膏。第三种是仅提供洗手液的大的宾馆、饭店卫生间。

宾馆、饭店一次性浴液、洗发液和剃须膏具备特点：①是专供客人使用；

②为旅客准备的一次性用品；③这些产品均属于化妆品的范畴。

旅馆业使用化妆品的卫生问题比较突出，表现在：一次性化妆品无厂名、厂址，仅存在宾馆的名称、地址、电话；无化妆品生产企业卫生许可证编号；无生产日期、保质期；产品质量不合格，细菌总数严重超标。其原因：①生产企业属于黑窝点；②企业属于合法企业，但由于生产厂家急需供货，在生产工艺过程中，未严格消毒，且出厂时未做严格的质量检验。③宾馆、饭店的采购人员缺乏化妆品卫生法规以及相应的卫生知识；④一次进货过多，长期存放在库房，影响产品质量。

因此，各级卫生监督部门要加大对旅馆业的监督力度，加强对旅馆业进行《公共场所卫生管理条例》、《化妆品卫生监督条例》以及有关法规的培训工作，保证合法产品进入该场所，确保顾客的使用安全。

（二）洗浴行业化妆品使用卫生

沐浴的卫生学意义在于通过经常洗涤达到保持皮肤清洁、维护皮肤的正常生理状态。洗浴种类：池浴、盆浴、淋浴、桑拿浴、海水浴以及矿泉浴、药浴、涡流浴等。当今的洗浴中心往往是集池浴、盆浴、淋浴、桑拿浴、海水浴以及矿泉浴、药浴、涡流浴中的两种或几种的综合体。这些场所存在两种情况，一种为纯属洗澡的场所，要顾客自己带洗澡用品；另一种为洗浴中心，顾客不需要带任何用品。洗浴行业提供的产品为一次或多次使用的洗发香波、浴液以及牙膏，此外还提供浴盐、奶类、按摩油、按摩膏等。

洗浴行业内使用化妆品的卫生问题：①洗发香波、浴液多数南方生产企业，具备合格的标示；②浴盐卫生问题比较突出，无化妆品生产企业卫生许可证的情况比较普遍；③按摩油、按摩膏为重复用品；由于重复使用很可能成为潜在的传播源。

鉴于这些原因，消费者在使用时，首先将原有部分的膏体挤出一部分后，然后再挤出使用。为安全考虑，顾客可以自带化妆品，供自身使用。监督部门要从实际出发，加大对这些公共场所违法情况的处罚力度，提高社会震慑力，减少多人使用的产品，而增加企业使用一次性产品，切断皮肤病、传染病的传播途径。

（三）美容美发业化妆品使用卫生

美容美发业作为特殊的公共场所，分为理发店、美容美发店和美容院；理发店、美容美发店有单一座位或者多座位的店；美容院又有单一和连锁之分。

美容美发业中把化妆品直接用于顾客身上，经营者从生产厂家直接进货，成为商家推销的对象。这些场所经营的产品主要有：清洁作用、美化作用的化妆品，如清洁产品洗发膏、洗发香波等；美化作用产品有染发剂、烫发剂、发胶、摩丝以及美白产品、雀斑产品较为普遍。然而，往往这些成为假冒伪劣产品的死角。

从进货渠道看，化妆品进货有几种可能性：厂家直接进货；批发市场进货；专营店购买；经营者直接销售；店（院）自制或者未经许可的非法客户推销。进货渠道的复杂性，外加经营者为了高额利润，而不顾产品质量，可能成为消费者健康损害的隐患。

要解决上述问题，既要加大对理发店、美容美发店卫生监督力度，还必须强化对经营者进行公共场所卫生知识、化妆品卫生知识以及法律知识的培训，克服进货时的盲目性和随意性，杜绝假冒产品进入理发店、美容美发店。

第五章

公共场所从业人员卫生要求

公共场所从业人员直接接触旅客、游人、顾客、观众、乘客等；其健康状况和个人卫生情况好坏，不仅直接影响着顾客健康，而且影响本单位的社会效益和经济效益；同时，还反映着一个地区、一个国家的文明程度和精神面貌。因此，做好从业人员的健康监护和卫生培训对公共场所传染病的控制十分重要。《公共场所卫生管理条例》规定：公共场所的主管部门应当建立卫生管理制度，配备专职或者兼职的卫生管理人员，对所属经营单位的卫生状况进行经常性检查；经营单位应当负责所经营的公共场所的卫生管理，建立卫生责任制度，对从业人员进行卫生知识的培训和考核工作。公共场所直接为顾客服务的人员，持有"健康合格证"方能从事本职工作。

第一节 从业人员卫生要求

一、做好从业人员卫生管理的意义

公共场所从业人员是指直接接触旅客、游人、顾客、观众、乘客并在公共场所工作的服务人员和管理人员。其健康状况和个人卫生情况好坏，与服务对象健康密切相关，搞好从业人员的个人卫生不仅提高服务质量，而且是保护旅客、游人、顾客等身体健康的重要措施。随着人员集聚流动和商品流通，有些传染病患者，特别是健康带菌、带毒者也到公共场所活动，将对公共场所内活动的人群产生潜在的危险。同时，公共场所受到许多物理、化学有害因素的污染和影响。如果从业人员卫生意识较差，不懂得控制这些有害因素，缺乏有关传染病预防方面的知识，特别是自身健康状况不佳，可能是带菌者或传染病患者，不仅不能减少有害因素对机体产生的影响，还会成为某些传染病的传染源。

由此可见，搞好公共场所从业人员卫生管理，普及卫生知识教育，是控制某些疾病流行的重要环节。

二、公共场所从业人员卫生

公共场所直接为顾客服务的从业人员持有"健康合格证"才能从事本职工作。公共场所从业人员健康状况可能成为疾病传播的重要传染源。

（一）公共场所从业人员健康检查的规定

1. 从业人员一般健康要求

《公共场所卫生管理条例》规定：患有痢疾、伤寒、病毒性肝炎、活动期肺结核、化脓性或者渗出性皮肤病以及其他有碍公共卫生疾病的，治愈前不得从事直接为顾客服务的工作。《条例》规定，定期对公共场所从业人员进行健康检查，可以早期发现病人或健康携带者，及时将他们调离工作岗位，得到及早治疗，防止顾客及其他工作人员受到病原体的污染。

2. 公共场所从业人员健康检查的规定

（1）在旅店业、咖啡馆、酒吧、茶座、公共浴室、理发店、美容店、游泳场（馆）直接为顾客服务的从业人员（包括临时工，下同）每年进行一次健康检查，其他场所直接为顾客服务的从业人员每两年进行一次健康检查，取得"健康合格证"后可继续上岗工作。

（2）新参加工作的人员上岗前须取得"健康合格证"。公共场所内经营食品的从业人员的健康检查按《食品安全法》的有关规定执行。

（3）可疑传染病患者须随时进行健康检查，明确诊断。

（4）公共场所主管部门负责健康检查的组织安排和督促检查工作。经营单位每年向所在地疾病预防控制机构提交应进行健康检查的人员名单，并根据健康检查的结果，将患有《公共场所卫生管理条例》第七条规定的疾病和其他传染性疾病者调离其直接为顾客服务的工作岗位。

3. 体检单位以及健康合格证的规定

（1）各级卫生行政部门指定疾病预防控制机构或者医疗机构承担健康检查工作。健康检查应统一要求，统一标准，认真记录，建立档案。疾病预防控制机构或者医疗机构在健康检查两周内应向受检单位发出健康检查结果报告，合格者由疾病预防控制机构发给"健康合格证"。

（2）"健康合格证"不得涂改、转让、倒卖、伪造。

（3）健康检查项目按卫生部颁发的有关预防性体检管理办法执行。

（二）主要传染病的卫生管理

凡是患结核、病毒性肝炎、伤寒、痢疾（包括细菌性痢疾和阿米巴痢疾）、化脓性或渗出性皮肤病的从业人员必须停止其从事公共场所服务活动，进行严格的卫生管理。

1. 病毒性肝炎

已确诊的病毒性肝炎病人，应立即停止直接从事公共场所服务工作，待主要症状消失、肝区无明显压痛及肿大，肝功能恢复正常，乙型肝炎表面抗原阴性，可恢复原工作。

对乙肝患者如肝功能恢复正常，乙肝表面抗原 HBsAg 仍阳性者，需 HBeAg 阴性，并经 6 个月观察无恶化，才能恢复原工作。HBsAg 健康携带者，应及时做 HBeAg、HBcAg 检查；如 HBeAg 阴性并经半年观察无恶化者，可恢复原工作。

乙肝病毒携带者若 e-抗原阳性，不得从事理发美容业、公共浴室业等直接为顾客服务的工作。

2. 痢疾（包括阿米巴痢疾、细菌性痢疾）

发病期间调离原工作岗位，经治疗，临床症状消失，停药 3 天后，再连续大便培养 3 次（隔日 1 次），每次结果均为阴性者即可恢复原工作；如果大便培养仍有阳性，应连续观察治疗半年，半年后 2 周内大便培养 3 次均为阴性，才可恢复工作。

痢疾带菌者应暂时调离原工作，进行彻底治疗，停药 3 天，连续大便培养 3 次均为阴性，方可恢复原工作。

3. 伤寒

一旦发现伤寒患者，应迅速隔离治疗。痊愈后，临床症状和体征消失，停药 1 周后，连续大便培养 3 次（隔日 1 次），均为阴性者，可从事不直接为顾客服务的工作。经疾病预防控制机构观察，第 2 年再大便培养 2 次，均为阴性者，方可从事直接为顾客服务的工作。若发现阳性，按伤寒带菌者处理，调离原工作岗位。

4. 活动性肺结核

各型活动性肺结核。一旦检测从业人员痰中带菌者应一律调离原工作岗位，实行隔离治疗，基本痊愈后，连续进行痰涂片培养检查阴性者和 1 周内连续痰涂片 2 次阴性，达到临床治愈方可恢复工作。

5. 皮肤病

对手癣、指甲癣、手部湿疹、发生于手部的银屑病或鳞屑、化脓性皮肤病、渗出性皮肤病及接触传染的皮肤病患者，在治愈前不得从事直接为顾客服务的工作，治愈后方可恢复原工作。

6. 其他

有碍公共卫生的疾病包括：重症沙眼、急性出血性结膜炎、性病等，需治愈后方可从事原工作。

三、从业人员的卫生管理

（一）制定卫生管理制度，建立公共场所从业人员健康档案

所有的公共场所从业人员应向企业的经营管理人员汇报任何可能引起公共场所的传染病或其他疾病，以保证不会因自己的患病造成疾病传播。职工在上岗前应当填写健康体检表；同时，经营者与从业人员签订健康上岗协议，这也是有效的控制方法。

（二）对从业人员定期进行体检和卫生知识培训

（1）所有的申请参加公共场所工作的从业人员需填写健康档案表，随后由卫生管理人员进行审查。审查后确定有没有必要做进一步的检查或处理。根据病史，完全可以确定申请者是否应该被雇用。

（2）鼓励从业人员在其患病期间及时报告。

（3）管理人员对职工健康状况采取常规性监测和管理是十分必要的。健康监测对象包括：公共场所的管理人员、从业人员、消毒人员以及临时工和设备的维修保养人员。

第二节　从业人员个人卫生要求

公共场所的卫生状况是社会进步和文明程度的反应。从业人员讲究个人卫生，养成良好的个人卫生习惯，是做好公共场所各项卫生工作的关键。公共场所从业人员注重个人卫生，有利于保护本人和顾客的健康，有利于提高公共场所的卫生管理水平，有利于提高服务质量。公共场所从业人员的个人卫生要求如下：

一、手的卫生

从业人员在工作中常常利用手与外界接触，所以，手非常容易被污染，而且相当不易保洁。一旦手被污染，将寄存大量的细菌。据调查，在每只脏手上有细菌 40 000～400 000 个，即便是洗净的手，在 $1cm^2$ 的面积上，还可查出 3 200 个细菌；在指甲缝的污垢中，可检出 30 多种细菌；在 1g 的甲垢里，所含的细菌多达 38 亿个；洗净的手经过 3h 后，拇指上的细菌数由原来的 300 个，变成 30 万个，增加 1 000 倍。上述情况充分表明，手被污染的机会确实相当多，"自净"的能力确实相当差。

公共场所的从业人员，每天要接触大量顾客用过的公共用品，手更容易被污

染。寄存在手上的细菌可传播痢疾、伤寒、肠炎、肝炎、结核、沙眼、化脓性皮肤病等。如果不讲究手的卫生，手将成为传染疾病的重要途径。手的保洁最有效的方法是洗手，保持皮肤的清洁。洗手应注意以下事项：

（1）洗手的频率。除饭前便后要洗手外，工作之后和学习之后要洗手；公共场所从业人员，更换客人用过的公共用品之后，必须洗手。

（2）洗手应使用热水和肥皂。洗手时用肥皂的杀菌效果，比不用肥皂大 8～10 倍。肥皂不仅可除油垢，还可杀菌。用热水和肥皂在盆中洗手，再用干净的毛巾擦手，除菌率可达到 92%。若用流动的温水加肥皂洗手，除菌率可达 95%以上。

（3）注意修剪指甲。指甲缝中极易积存污垢，指甲不及时修剪，手不易洗净。

（4）为了减少手的污染，人们见面时，提倡招手致意，逐步改变握手的习惯。

二、着装仪表卫生

从业人员工作时应穿戴整齐，根据行业的性质，选择不同款式的服装。工作服除有劳动保护作用外，还应保证穿戴方便，美观大方，能够代表行业的性质、特点。

从业人员的工作服应经常保持清洁整齐，勤换勤洗，定期消毒，并做到专人专用，离开岗位后应及时换下工作服。工作时衣着应端庄大方，不得穿背心、短裤、超短裙、拖鞋。

三、应注意个人的修养习惯

1. 咳嗽和喷嚏应注意方式

咳嗽和喷嚏虽然是生活小事，但却是代表个人的文明与修养程度。咳嗽和喷嚏时排出的飞沫是呼吸道传染病的传播途径，可传播大量的细菌和病毒，影响人体健康。因此，为了避免传播疾病，应该养成好的生活习惯，不要对着人咳嗽、喷嚏。

2. 不能随地吐痰

随地吐痰是愚昧和落后的表现，是一种不文明的行为。这种行为直接危害着社会的公共卫生环境，影响社会进步。

痰是由呼吸道和肺部排出的病理性分泌物，其主要成分是呼吸道分泌的黏液。痰含有大量的灰尘、细菌、病毒、真菌，呼吸道及肺部的脱落细胞、坏死组织以及血、脓性物和结核性干酪坏死物等。目前，结核病发病率呈上升之势，90%以上的结核病由呼吸道传播。在结核病人的一口痰中，可查出 5 000 多万个结核菌。

"吐痰入盂"是最好的处理方法。对于结核病人，应备有痰罐，内装消毒液，经一定时间后，倒入厕所。如果一时有痰，又找不到痰盂，可吐在纸巾上，扔进垃圾箱。若一时身上无纸巾，可吐在手帕里；然后，对手帕进行洗烫。

四、养成好的生活习惯

公共场所从业人员应注意的个人卫生问题很多，应节制吸烟和喝酒，注意着装的整齐和清洁，讲究与顾客交谈的距离等。

1. 节制吸烟和酗酒

吸烟对人体健康的危害是多方面的：可引起癌症；可使呼吸系统、心血管系统、消化系统、泌尿系统等产生多种疾病；还可使皮肤干燥、缺氧、失去弹性和光泽、皱纹增多等。

酗酒对健康不利，可影响后代健康、影响青少年发育、影响性功能、引发消化道癌症、心脏病、精神病和急性中毒等。公共场所从业人员吸烟、酗酒，与顾客接触、交谈时，散发出难闻的气味，使人不快，影响交谈效果，影响服务质量。

2. 经常洗澡和理发

人体每天要分泌 20g 皮脂；皮肤天天要出汗（冬季 1L，夏季 10L），时刻有皮屑和死亡的上皮细胞脱落；尘土也每时每刻往皮肤和头发上沉降。这些物质混合在一起覆盖在皮肤上。不经常洗澡和理发，这些物质就会分解，产生一种难闻的"体臭"和"头臭"。从业人员应做到勤洗手，勤洗澡，勤剪指甲，勤理发，及时更换衣服，即做到"五勤"。

3. 重视口腔卫生

口腔是消化系统的第一个关口，直接与外界相通，大量的污染物可随便进出口腔。口腔中的唾液（富含水分），营养物质也丰富（食物残渣），温度适宜，非常有利于微生物的生长和繁殖。如果不重视口腔卫生，牙缝中间会积满牙垢，日久天长，会变成牙石，使牙周发炎，导致口臭。与人交谈时，会散发出令人厌恶的难闻气味，直接影响形象。

讲究口腔卫生最有效的方法是要经常漱口、刷牙。早上刷牙可去除口腔内 60% 的细菌，如果只漱口不刷牙，只能去除 15%。刷牙既可去除牙垢，又可防止形成牙石。

刷牙时间：早、晚各刷一次，饭后有条件的也可以增加一次。

刷牙的方法：正确的方法是顺着牙缝刷，与牙缝平行刷牙。与牙缝垂直刷牙，反而易使食物的细小部分形成牙垢，堵在牙缝中。

牙石的预防方法：及时清除塞在牙缝中的食物，可先剔牙，而后刷牙，这样可防止形成牙垢、牙石。

早期牙石的处理方法：除早、晚刷牙外，每次进食后均应坚持刷牙。

第三节　卫生知识培训

《公共场所卫生管理条例》第六条规定：经营单位应当负责所经营的公共场所的卫生管理，建立卫生责任制度，对本单位的从业人员进行卫生知识培训和考核工作。《公共场所卫生管理条例实施细则》第四条规定：卫生监督机构负责监督和指导公共场所经营单位对其从业人员进行卫生知识培训和考核工作，其中个体经营者的培训考核工作由所在地卫生监督机构负责。

培训的具体要求：①卫生监督机构按全国"公共场所从业人员卫生知识培训教学大纲"编写教材；②公共场所卫生负责人员和从业人员必须完成教学大纲规定的培训学时，掌握教学大纲规定的有关卫生法规、基本卫生知识和基本卫生操作技能等；③卫生监督机构对受训人员的培训进行监督审核，对合格者在"健康合格证"上加盖考核合格章；④新参加工作的人员应取得卫生知识合格证明后方可上岗工作。

一、卫生知识培训概述

卫生知识培训是增强全民卫生意识，实现自我保健的重要途径，通过认识、接受、理解、行动四个过程使从业人员自我制约其生活方式和行为。包括：衣食住行各个方面，是实现"人人享有卫生保健"的重要途径。公共场所卫生知识培训的对象首先是从业人员，其卫生意识的提高既可为顾客提供良好的卫生服务，也可实现自我保护。其次是利用公共场所人群密集，流动性大的特点，向全社会进行卫生知识培训，有针对性地将卫生知识宣传给群众。

公共场所从业人员的卫生知识培训应按照卫生部的"公共场所从业人员卫生知识培训教学大纲"进行。新职工应在工作前经培训并考核合格后方可上岗，其后每两年复训一次。从目前我国公共场所从业人员的整体情况看来，由于受文化水平、风俗习惯等影响，其卫生意识仍较淡薄。从而，使卫生工作停留在"要我做"的阶段，只有通过长期反复进行健康教育，才能使其卫生工作变为"我要做"的自觉行动。

二、从业人员卫生知识培训的内容

"教学大纲"所规定的内容主要是使直接为顾客服务的从业人员的卫生知识达到应知应会的要求，其重点在于为顾客创造良好的卫生服务，而对从业人员的自我保健涉及较少。但是从业人员由于职业的特性，自身的保健也是十分重要的。因此，卫生知识培训健康教育应顾及顾客和从业人员两个方面。其内容应包括：

（1）基础卫生知识。

包括生理学知识、微生物学知识、传染病学知识、常见毒物中毒知识、急救知识等。

（2）专业卫生知识。

包括消毒知识、空气卫生知识、食品卫生知识、病媒生物防治知识等。

（3）特殊工种的卫生知识。

理发美容从业人员应掌握化妆品、皮肤生理及皮肤病知识；歌舞厅从业人员应掌握照度、噪声防护知识；空调工应掌握空气质量的卫生知识；二次供水人员应掌握水质卫生知识、水污染防制技术；洗浴中心从业人员应掌握水质卫生知识、化妆品知识、皮肤生理及皮肤病知识、消毒知识、旅店业卫生知识等。

（4）法律法规知识。

应掌握《公共场所卫生管理条例》及其《实施细则》、《食品安全法》、《传染病防治法》、《化妆品卫生监督条例》、《饮用水卫生管理办法》以及公共场所本行业有关规定、标准和要求，了解《公共场所卫生管理条例》及其《实施细则》和有关法规规定的权利和义务。使其自觉地遵法、守法。

上述内容包括较广，非短期可以完成，可通过常规的卫生知识培训和重点教育两种形式使其逐步实现。

三、卫生知识培训的基本任务

（1）促使个人和社会提高预防疾病、增进健康的责任意识。

（2）促使个人和社会用明智的决策，提高全民健康水平。

（3）促进全社会都来关心人类健康与疾病的问题。

（4）促进社会精神文明建设。

四、从业人员卫生知识培训实施和效果评估

（一）常规的卫生知识培训

根据《公共场所卫生管理条例》的规定每两年复训一次，并以笔试的形式考核其掌握的程度，但这种方式仅可了解其是否知道了"教学大纲"所要求的知识，而不能了解其实际活动中是否做到。但多次复训对提高其卫生知识也有一定的作用。

（二）重点卫生知识培训

1. 通过调查研究确定培训对象

根据各类公共场所的活动情况，通过现场观察综合分析，发现带有普遍性的卫生问题，如发现理发业的刀具消毒流于形式；又如旅店业服务员进行卫生间浴盆和坐便清洁时抹布和刷子不能分开使用，也不带防护手套，这样就可发现并确定不同行业卫生知识培训工作的重点。

2. 资源和方法

资源包括人和物两个方面，以刀具消毒为例，对于刀具消毒的从业人员，应该有卫生专业人员讲解刀具消毒的必要性，也要有坚持消毒的从业人员现身说法介绍为什么能坚持消毒和如何坚持消毒，包括用什么方法和如何惯性运行等。在物的方面，是选用物理的方法（如紫外线），还是化学方法（如碘伏），那就应根据理发店的规模、经济承受能力、使用习惯等选择。具体教育方法有讲课、示教（如声像形式）、实际操作等多种方法，既要使从业人员了解刀具消毒的必要性，还要掌握其操作方法，如紫外线的照射强度和时间，碘伏配制的浓度和有效使用周期等。至此仅使其掌握了刀具消毒的知识，能否用在行动上，还必须结合职业道德教育和《公共场所卫生管理条例》法制教育，制约其逐渐变成自觉行为。

3. 效果评价

如前所述，公共场所卫生知识培训的目的在于改变人们不卫生的生活方式和行为，那么对公共场所从业人员来说除改变自我的生活方式外，还应特别注意改变不卫生的职业行为，这既是职业的要求也是自我保健的需要。仍以刀具消毒为例，坚持消毒既可防止顾客间交叉感染，也可减少从业人员本身的感染几率。其评价方法可通过刀具的随机抽检来证实，也可通过现场检查如紫外线装置的运行情况，或者碘伏消耗量进行考核，还可通过询问顾客而获得。

第六章

公共场所卫生法规相关知识

　　公共场所卫生就是研究特殊的环境条件下产生的各种各样的物理、化学和生物性污染因素对滞留在这些场所的人群健康有害作用的性质和强度，阐明这些因素对人体健康的效应，制定对公共场所的卫生要求和标准，采取相应的卫生措施，通过法律手段，进行卫生监督，防止有害因素的危害，创造一个舒适、有益的环境条件。

　　《公共场所卫生管理条例》是由国务院发布的行政法规，对公共场所作了法律的界定。规定了 7 类 28 种公共场所，虽然它并不包括所有公共场所，但是这些场所是人们生活、学习、娱乐、购物、休息不可缺少的内容，是生活环境的重要组成部分，是分布面广，人群聚集、流动最大的主要场所。也是卫生问题较多，对人们健康影响较大的场所，加强对这些场所的卫生监督管理，是实现卫生工作预防为主的主要内容。下面对公共场所卫生法规、卫生标准等有关内容作以下阐述。

第一节　卫生法的渊源

　　卫生法的渊源是指卫生法律规范的具体表现形式。由于这些形式的权威性质，渊源于这些形式的规范具有相应的法律效力，直接关系到卫生监督和卫生诉讼的成败。卫生法渊源的具体形式：

一、宪法

　　宪法是我国的根本大法，是国家最高权力机关通过法定的程序制定的具有最高法律效力的规范性法律文件。它不仅是卫生法的主要渊源，也是其他法律部门的重要渊源。我国宪法包含的卫生方面的内容主要有如下几方面。

　　宪法第 21 条规定：国家发展医疗卫生事业，发展现代医药和我国传统医药，鼓励和支持农村集体经济组织、国家企事业组织和街道组织举办各种医疗卫生设施，开展群众性的卫生活动，保护人民健康。

宪法第 45 条规定：中华人民共和国公民在年老、疾病或者丧失劳动能力的情况下，有从国家和社会获得物质帮助的权利。国家发展为公民享受这些权利所需要的社会保险、社会救济和医疗卫生事业。这些就是制定卫生法律、法规的来源和依据。

二、卫生法律

卫生法律是指由全国人大及其常委会制定的法律文件。它分两类，一是由全国人大制定的，称为卫生基本法；二是由全国人大常委会制定的，称为基本法律以外的卫生法律，又称卫生普通法。

卫生基本法应是国家为了保护人体健康而对所有医药、卫生、预防、保健工作所制定的综合性、系统性的法律文件。其内容应当包括我国卫生工作方针、政策和基本原则；国家对医疗保健、卫生防疫、药品器械、卫技人员、医学教育等工作的管理制度和管理原则；各级人民政府卫生行政部门和卫生监督机构的设置和职责等。目前，我国尚未制定卫生基本法。

由全国人大常委会颁布的卫生普通法有：《中华人民共和国药品管理法》、《中华人民共和国献血法》、《中华人民共和国执业医师法》、《中华人民共和国传染病防治法》、《中华人民共和国母婴保健法》、《中华人民共和国食品安全法》、《中华人民共和国国境卫生检疫法》、《中华人民共和国红十字会法》、《中华人民共和国职业病防治法》、《中华人民共和国人口与计划生育法》10 部。

此外，其他法律部门的基本法律和普通法，如婚姻法、民法、劳动法、环境保护法、刑法等中有关卫生的条款也是卫生法的渊源。

三、卫生法规

卫生法规是指由国务院所制定的规范性法律文件。它既是卫生法的渊源之一，也是下级卫生行政部门制定各种卫生行政管理法规、规章的依据。卫生行政法规以国务院的名义直接发布的有：《公共场所卫生管理条例》、《医疗机构管理条例》，由国务院批准、卫生部发布的有：《化妆品卫生监督条例》。

四、卫生规章

卫生规章是指由国务院卫生行政部门依法在其职权范围内制定的卫生行政管理规章，在全国范围内具有法律效力。

五、地方性卫生法规

地方性卫生法规是指省、自治区、直辖市及省会所在地的市和经国务院批准的较大的市的人大及其常委会依法制定和批准的卫生法律文件，如《湖南省计划生育管理条例》。地方性卫生法规在推进本地卫生事业的发展，为全国性卫生立法积累经验等方面具有重要意义。仅在发布地有效。

六、卫生自治条例与单行条例

卫生自治条例与单行条例是指民族自治地方的人大依法在其职权范围内，根据当地民族的政治、经济、文化的特点，制定发布的有关本地区卫生行政管理方面的法律文件。

七、卫生地方规章

卫生地方规章是指省级及省会所在地的市和经国务院批准的较大的市的人民政府，依法在其职权范围内制定和发布的有关地区卫生管理方面的规章。

八、卫生国际条约

卫生国际条约是指我国与外国缔结或者我国加入并生效的国际法、规范性文件。这种卫生国际条约虽然不属于我国国内法的范畴，但其一旦生效也与我国国内法一样对我国国家机关和公民具有约束力，如《国际卫生条例》，应当列为我国卫生法的渊源之一。

九、卫生标准

由于卫生法具有技术控制和法律控制的双重性质，因此卫生标准、卫生技术规范和操作规程就成为卫生法渊源的一个重要组成部分。这些标准、规范和规程可分为国家和地方两级。前者由卫生部制定颁布，后者由地方政府卫生行政部门制定颁布。这些标准、规范和规程本身不具法律效力，但在具体的执法过程中，它们的地位又是相当重要的。因为卫生法律、法规只对社会卫生管理中的一些问题作了原则规定，而对某种行为的评价，则需要依靠标准、规范和规程。以卫生标准为例，它是国家根据人体健康的要求，对生产、生活环境中化学的、物理的及生物等有害因素所确定的卫生学允许的限度。卫生标准一经批准发布，就是卫生技术法规，具有法律约束力。

《卫生标准管理办法》规定，卫生标准分为国家标准、部标准和地方标准。国家标准是指对保障人体健康，促进生产发展有重大意义而必须在全国范围内各部门、各地区统一执行的标准；部标准又称专业标准，是指在全国卫生专业范围内统一执行的标准；地方标准是指尚未制定国家标准，而在本地区有特殊需要的标准。我国现行卫生标准主要有公共场所卫生标准、化妆品卫生标准、化妆品卫生规范、工业企业设计卫生标准、生活饮用水标准、食品卫生标准、放射卫生防护标准和职业病诊断标准等。

第二节　公共场所卫生法规

一、《公共场所卫生管理条例》的性质

公共场所卫生法规的权威性，体现于法规的性质。《公共场所卫生管理条例》是由国务院制定、发布的行政法规；全国各地一切国有、集体、个体、外资、合资的公共场所的建设和经营，必须遵守《公共场所卫生管理条例》。《公共场所卫生管理条例》是国务院发布的第一部公共场所卫生法规，其性质为国家行政法规。

二、《公共场所卫生管理条例》的制定依据

《公共场所卫生管理条例》的制定依据为《中华人民共和国宪法》和《中共中央"关于'七五'计划的建议"》。

《中华人民共和国宪法》第 26 条规定："国家保护和改善生活环境和生态环境，防止污染的其他公害。"公共场所作为典型的人们生活环境和生态环境的场所。表现为两个方面：一方面是国内外公众进行旅游、交际、交易、娱乐、购物等活动的临时性生活环境。另一方面在这类生活环境中，人群密集、接触频繁、停留短暂、流动性大，公共场所的从业人员和公共用品与顾客反复接触，频繁交换。在这种人流与物流的相互接触和交换过程中，如果有传染病的传染源存在的话，极易对公共场所及其顾客、从业人员和公共用品造成污染。一旦形成污染，可通过顾客带向更广泛的范围；可通过从业人员和公共用品，污染随即而来的顾客。

《中共中央"关于'七五'计划的建议"》第 60 条提出："要把改善生活环境作为提高城乡人民生活质量的一项重要内容，逐步为人民创造清洁、舒适的生活环境。"公共场所是我国人民出行，从事多种生活活动和社会活动的生活环境。它不仅关系到游客在公共场所内生活得卫生、舒适，还关系到我国精神文明建设在国际社会上的形象。

因此，依照上述《建议》的要求，制定行政法规，规范公共场所的卫生管理，

才能保证满足我国人民对生活环境卫生质量的要求，才能适应改革开放的需要。

三、《公共场所卫生管理条例》制定的意义

《公共场所卫生管理条例》的制定、颁布的意义表现在以下几个方面。

（1）《公共场所卫生管理条例》的制定标志着我国对公共场所的卫生管理，纳入了法制化的轨道。

（2）《公共场所卫生管理条例》是我国物质文明和精神文明建设不断发展和进步的标志。

（3）《公共场所卫生管理条例》的制定，体现了公共场所从设计、审批、施工等环节上实行"预防为主"的精神。

（4）《公共场所卫生管理条例》的制定，体现了国家对预防疾病、保障人民健康的重视。

四、《公共场所卫生管理条例》的适用范围

《公共场所卫生管理条例》的适用范围是指法律在什么范围内有效，包括时间、空间和对人的效力。

（一）《公共场所卫生管理条例》的时间效力

《公共场所卫生管理条例》生效的时间在《公共场所卫生管理条例》中已经做了明确的规定：1987 年 4 月 1 日。至于其失效性，一旦新的《公共场所卫生管理条例》颁布，旧条例随着新的法规出台实施而废止。

《公共场所卫生管理条例》对有无溯及力没有明确的规定。可以理解为《公共场所卫生管理条例》是没有溯及力的。也就是说，不能用《公共场所卫生管理条例》去衡量在其生效以前的行为，更不能按《公共场所卫生管理条例》的规定对以前的行为进行处理。

（二）《公共场所卫生管理条例》的空间效力和对人的效力

《公共场所卫生管理条例》对于这个问题，并没有做特殊的规定。因此，《公共场所卫生管理条例》在中华人民共和国的一切领域内都是适用的。也就是说，对所有在中华人民共和国领域内从事《公共场所卫生管理条例》第二条所列七大类公共场所经营的单位和个人都是适用的。既包括国营、集体、个体所经营的公共场所，也包括我国与外商合资兴办或外商独资兴办的公共场所。

五、《公共场所卫生管理条例》的主要内容

《公共场所卫生管理条例》的内容包括以下几个方面：公共场所卫生监督、公共场所卫生管理、法律责任与法律制裁。这里仅对前两个问题进行阐述，法律

责任与法律制裁在下一节阐述。

（一）公共场所卫生监督

1. 卫生监督机构

根据《公共场所卫生管理条例》和《公共场所卫生管理条例实施细则》的修改意见规定，各级政府卫生行政部门负责对管辖范围内的公共场所实施卫生监督执法工作。即明确认定各级卫生监督机构行使公共场所卫生监督职责。

国境口岸及人出境交通工具的卫生监督，按照《中华人民共和国国境卫生检疫法》及其实施细则的规定执行。

民航、铁路、交通、厂（场）矿所属卫生行政部门负责对管辖范围的机场、车站、码头等候室等公共场所和民航客机、铁路客车、客轮以及主要为本系统职工服务的公共场所实施卫生监督执法，并接受所在地的地（市）级以上卫生行政机构的业务指导。其他对外营业的公共场所和尚无卫生监督机构进行卫生监督的单位，由地方卫生监督机构实施卫生监督。

2. 公共场所卫生监督员的设置

（1）卫生监督员和助理卫生监督员的资格认定。

《公共场所卫生管理条例》、《公共场所卫生管理条例实施细则》规定，卫生监督机构根据工作需要，设立公共场所卫生监督员和助理卫生监督员，执行卫生监督机构交给的任务。

公共场所卫生监督员由各级卫生行政部门提名，经省、自治区、直辖市卫生行政部门考核同意后，由各级卫生行政部门报同级人民政府批准，发给证书。助理卫生监督员由县或地（市）级卫生监督机构提名，经上一级卫生行政部门考核同意后，由县或地（市）卫生行政部门批准，发给证书。

公共场所卫生监督员和助理卫生监督员的数量，可按每 30～60 个公共场所设 1 人的比例配置。民航、铁路、交通、厂（场）矿公共场所卫生监督员和助理卫生监督员的任免及数量，由国务院各主管部门参照《实施细则》第 17 条制定，报所在省、自治区、直辖市卫生行政部门备案。

（2）公共场所卫生监督员和助理卫生监督员的条件。

①政治思想好，遵纪守法，工作认真，作风正派，秉公办事，身体健康；

②卫生监督员应该具有医士以上（含医士）技术职称，从事公共场所卫生工作一年以上，掌握公共场所卫生监督和卫生监测业务和有关法规知识，有独立工作能力的专业人员；

③助理卫生监督员应有从事公共场所卫生工作一年以上，或具有医士技术职称，熟悉公共场所卫生监督和卫生监测业务和有关法规知识，有一定的独立工作能力的人员。

（3）公共场所卫生监督员和助理卫生监督员守则。

①学习和掌握《公共场所卫生管理条例》、《实施细则》及《公共场所卫生标准》，不断提高执法水平和业务水平；

②依法办事，忠于职守，秉公办事，礼貌待人，不滥用职权，营私舞弊，索贿受贿；

③执行任务应着装整齐，佩戴"中国卫生监督"证章，出示监督证件，严格执行有关规定，认真填写卫生监督记录；

④严格执行请示报告制度。

3. 公共场所卫生监督机构及其卫生监督员的职责

公共场所卫生监督机构及其卫生监督员的职责（职权和责任）有以下 10 个方面。

①对辖区内的公共场所进行卫生监督、卫生监测和卫生技术指导；

②对辖区内新建、改建、扩建公共场所的选址和设计进行预防性卫生监督，发放"建设项目卫生许可证"；建成后经审查和监测合格者，发给开业经营的"卫生许可证"；对已获得"卫生许可证"的经营单位，每两年进行一次复核；

③监督、检查辖区内公共场所经营单位对从业人员进行定期健康体检，核发"健康合格证"；指导、协助经营单位对从业人员进行卫生知识培训，并检查、考核培训效果，对合格者在"健康合格证"上加盖"考核合格"章；有些地方使用健康卡，卡上附有照片名称、单位、体检结果、有效期限和体检单位；

④对违反《条例》和《细则》有关规定的违法单位和个人，提出处罚意见；

⑤卫生监督员有权对公共场所进行现场检查，索取有关资料，包括取证、照相、录音、录像等；

⑥卫生监督员有权对公共场所发生危害健康事故进行调查处理，应将调查结果和处理意见于一周内写成"公共场所危害健康事故现场调查报告书"，报送同级卫生行政部门、上级卫生监督机构、事故单位主管部门和事故单位，并建立档案；

⑦卫生监督员现场检查时，向公共场所主管部门或经营单位索要的技术资料，应履行为其保密的责任；

⑧各级卫生监督机构必须定期向同级卫生行政部门及上一级卫生监督机构上报公共场所卫生监督和卫生监测报表，以及有关资料；

⑨上级卫生监督机构有责任对下级卫生监督机构的工作进行检查、监督和指导，上下级卫生监督机构应明确分工，密切合作，避免遗漏和重复监测；

⑩执行卫生部和上级卫生监督机构交付的其他任务。

4. 卫生监督方式以及监督指标

公共场所的卫生监督是卫生行政机关通过强制性监督形式，施行卫生许可证制度，要求公共场所在经营过程中涉及卫生行为和卫生管理应符合国家有关规定，创造良好的卫生环境，预防疾病，保证人群健康。监督形式包括：公共场所预防性卫生监督和经常性卫生监督。

（1）公共场所预防性卫生监督。通过对建筑项目（新建、改建和扩建项目）进行卫生监督，把影响人体健康的因素和卫生问题消除在规划设计、项目实施的过程中。其目的是在设计、施工、竣工验收三个阶段进行公共场所预防性卫生监督，通过工程项目的图纸审查，施工中的监督，竣工时的验收，使得建设项目符合卫生要求。

①公共场所设计审查：在建设项目设计阶段应向卫生监督部门呈报卫生审查申请书，同时应提交以下相关材料。一般资料：工程名称、建筑规模、面积等。建筑的选址：包括地势、地形、地下水位、周边环境及污染源情况。设计图纸：平面图、剖面图、透视图及说明书等。卫生专篇：包括设计依据、卫生问题、卫生措施、设施及预期效果等。

审查后卫生行政部门对审查同意的建设项目发给《预防性卫生监督审查认可书》。审查通过者颁发《临时卫生许可证》，有效期为半年。

②施工监督：在工程建设过程中，卫生监督员应深入施工现场对卫生防护设施的施工情况进行监督，及时发现问题，解决问题。必要时有权要求停止施工。

③项目竣工卫生验收：公共场所建筑项目竣工时，其卫生防护设施必须同时投入使用。该公共场所建筑可以交付使用。同时，被监督单位可向卫生行政部门申请"卫生许可证"，由卫生监督机构对其进行审查，对符合卫生要求的核发"卫生许可证"。

（2）公共场所经常性卫生监督。公共场所经营单位取得"卫生许可证"后，可向工商行政管理部门申请办理营业执照，开始营业。此后卫生行政部门也开始了对经营单位依法实施经常性卫生监督。

经常性卫生监督是指卫生监督机关对公共场所的卫生有计划地进行定期或不定期的检查、指导、监督和监测。在卫生行政部门的日常工作中，经常性卫生监督工作占有非常大的比重，对保护和增进公民的身体健康起到了重要作用。

经常性卫生监督的主要内容如下：①卫生组织、卫生制度是否建立、健全及执行情况。②基本卫生设施是否具备。③公共场所的环境卫生状况。④消毒制度、消毒设施是否健全、完好及运行情况。⑤对公共场所卫生标准及有关规定的执行情况。⑥通风换气设施的运行状况。⑦从业人员健康体检、卫生知识培训及患有禁忌证的从业人员的调离情况。⑧复核卫生许可证持有情况。

（二）公共场所卫生管理

《公共场所卫生管理条例》对公共场所主管部门和经营单位及其从业人员提出的卫生要求，主要使《公共场所卫生管理条例》得到落实。改善公共场所卫生质量，单凭卫生部门的努力是不够的，必须调动公共场所主管部门和经营单位的积极性，加强自身管理，不断改善卫生设施和条件，提高从业人员的素质，才能保证《公共场所卫生管理条例》的贯彻实施。

1. 公共场所主管部门的职责

公共场所主管部门应配备专职或兼职卫生管理人员，加强所属经营单位的卫生管理工作。按照《公共场所卫生管理条例》和国家卫生标准，结合本部门工作特点，不断改善卫生服务质量。经常对所属经营单位的卫生质量，从业人员体检、卫生知识培训等情况进行检查，及时发现存在的卫生问题并督促解决。对经营单位在服务工作中创造的经验，及时进行总结，并在本部门内及时推广。

2. 公共场所经营单位的职责

公共场所经营单位负责本单位的卫生管理工作。应配备专职或兼职的卫生管理人员，建立岗位责任制度，把卫生服务情况纳入整个服务工作的考核内容。负责本单位从业人员知识的培训和考核工作。要积极采取措施，改善单位的卫生条件，使其达到国家卫生标准。负责组织本单位从业人员的健康检查工作，向所在地卫生监督机构提交应进行健康检查的人员名单，并根据健康检查结果，对患有病毒性肝炎、痢疾、伤寒、活动性肺结核、化脓性或渗出性皮肤病以及其他有碍公共场所卫生的疾病的人员及时调离直接为顾客服务的工作岗位。

《公共场所卫生管理条例》规定公共场所实行"卫生许可证"制度，这有利于增强经营单位的责任感、信誉感促使其卫生工作经常化、制度化，同时也有利于群众监督。公共场所经营单位在经营前须在地区卫生监督机构领取或者在网上下载"公共场所卫生许可证申请表"，填表后报经主管部门审核，送卫生监督机构审查。经卫生监督机构监督、监测合格后，由卫生行政部门核发"公共场所卫生许可证"。

3. 对公共场所从业人员的卫生要求

《公共场所卫生管理条例》要求公共场所直接为顾客服务的人员，应持有"健康合格证"方能从事本职工作，公共场所从业人员定期进行健康检查，是保障从业人员和广大顾客健康的重要措施。旅店、咖啡馆、酒吧、茶座、公共浴室、理发店、美容店、游泳场（馆）等直接为顾客服务的从业人员（临时工）每年必须进行一次健康检查；其他场所直接为顾客服务的从业人员可每两年进行一次健康检查；对可疑传染病患者须随时进行健康检查。患有痢疾、伤寒、病毒性肝炎、活动性肺结核、化脓性或渗出性皮肤病以及其他有碍公共场所卫生的从业人员应调离岗位，积极治疗，治愈后方可从事原工作。

《公共场所卫生管理条例实施细则》规定，公共场所从业人员必须按《公共场所从业人员卫生知识培训大纲》所指内容掌握《公共场所卫生管理条例》、《实施细则》和国家卫生标准对本行业的卫生要求，掌握卫生操作技能和常用消毒方法，了解常见传染病的传播途径和预防措施，了解常见急性事故的现场救护方法，经考核合格后方可从事本职工作。从业人员卫生知识培训每 4 年复训一次。

（三）公共场所经营单位法律责任

公共场所经营单位法律责任一旦出现违法将承担三种责任：行政责任、民事责任以及刑事责任。

1. 行政责任

（1）具有下列行为之一者，予以警告处罚。

①违反《公共场所卫生管理条例》第六条规定，卫生制度不健全或从业人员未经卫生知识培训即上岗者；②违反《公共场所卫生管理条例实施细则》第五条第一项规定，不按时进行健康检查者；③符合《公共场所卫生管理条例》第十四条第一项规定，但有一项主要卫生指标不合格者。

（2）罚款处罚。

①经警告处罚仍无改进者；②有两项以上主要卫生指标不合格者；③违反《公共场所卫生管理条例》第七条规定，未获得健康合格证而上岗工作者；④患有《公共场所卫生管理条例》第七条所列疾病之一者，仍从事直接为顾客服务工作的；⑤对涂改、转让、倒卖或伪造健康合格证者；⑥未取得"卫生许可证"擅自营业者；⑦未取得卫生合格证擅自营业者；⑧拒绝卫生监督者；⑨对涂改、转让、倒卖或伪造"卫生许可证"者；⑩违反《公共场所卫生管理条例》第九条规定，发生危害健康事故未及时报告者；⑪未取得《建设项目卫生许可证》而擅自施工者，并视具体情况责令其停止施工；⑫违反《公共场所卫生管理条例实施细则》第八条规定，造成健康危害事故的；⑬虽无人员死亡，但造成人员损害的；⑭造成人员死亡的。

（3）停业整顿。

有下列情况之一者，责令 7 天以内停业整顿，仍无改进者可将期限延长至 90 天。

①违反《公共场所卫生管理条例实施细则》第八条规定，经卫生行政部门确定需要采取紧急措施的；②基本卫生条件不具备的；③经两次罚款处罚后仍无改进的。

（4）吊销"卫生许可证"。

经 90 天停业整顿后，仍无改进或违法情节严重，造成严重后果者，由发证机关吊销"卫生许可证"。

上述各项处罚可单独使用也可合并使用，但不可超出规定的处罚范围和权限。公共场所卫生监督机构罚款只限定在 20～3 000 元。超过 3 000 元的罚款及停业整顿的处罚，由卫生监督部门提出，经同级卫生行政部门审批后方可执行，地、市级以下卫生监督机构应报省、自治区或直辖市卫生监督机构备案。吊销卫生许可证必须经过原发证单位批准。

对罚款、停业整顿、吊销"卫生许可证"的行政处罚送达后三个月内被处罚单位不履行也不起诉时，由卫生监督机构向当地人民法院申请强制实行；三个月内被处罚单位不服处罚，而向当地人民法院起诉时，卫生监督机构应做好应诉准备。

2. 民事责任

《公共场所卫生管理条例》第十五条规定，"违反本条例的规定造成严重危害公民健康的事故或中毒事故的单位或者个人，应当对受害人赔偿损失"。案件的受理应按《赔偿法》和《民事诉讼法》的有关规定处理。

3. 刑事责任

《公共场所卫生管理条例》第十五条规定，"违反本条例致人残疾或者死亡，构成犯罪的，应由司法机关依法追究直接责任人员的刑事责任"。

公共场所卫生监督机构和卫生监督员必须尽职尽责，依法办事。对玩忽职守，滥用职权，收取贿赂的，由上级主管部门给予直接责任人员行政处分。构成犯罪的，由司法机关依法追究直接责任人员的刑事责任。

第三节　公共场所卫生相关法律法规与标准

一、公共场所卫生相关法律、法规

包括《中华人民共和国食品安全法》、《中华人民共和国传染病防治法》、《中华人民共和国传染病防治法实施办法》、《化妆品卫生监督条例》、《化妆品卫生监督条例实施细则》、《学校卫生工作条例》、《生活饮用水卫生监督管理办法》、《餐饮业卫生管理办法》、《消毒管理办法》、《预防性健康检查管理办法》、《餐饮业食品卫生管理办法》、《卫生部健康相关产品国家监督抽检规定》等。

二、公共场所卫生标准

GB 9663—1996 旅店业卫生标准（代替 GB 9663—1988）
GB 9664—1996 文化娱乐场所卫生标准（代替 GB 9664—1988）

GB 9665—1996 公共浴室卫生标准（代替 GB 9665—1988）

GB 9666—1996 理发店、美容店卫生标准（代替 GB 9666—1988）

GB 9667—1996 游泳场所卫生标准（代替 GB 9667—1988）

GB 9668—1996 体育馆卫生标准（代替 GB 9668—1988）

GB 9669—1996 图书馆、博物馆、美术馆、展览馆卫生标准（代替 GB 9669—1988）

GB 9670—1996 商场（店）、书店卫生标准（代替 GB 9670—1988）

GB 9671—1996 医院候诊室卫生标准（代替 GB 9671—1988）

GB 9672—1996 公共交通等候室卫生标准（代替 GB 9672—1988）

GB 9673—1996 公共交通工具卫生标准（代替 GB 9673—1988）

GB 16153—1996 饭馆（餐厅）卫生标准

GBR/T 17220—1998 公共场所卫生监测技术规范

GB 9981—1996 农村住宅卫生标准

三、公共场所卫生相关标准

GB 5749—1985   生活饮用水卫生标准

GB/T 5750—1985   生活饮用水标准检验法

2007 年版   化妆品卫生规范

2007 年版   消毒技术规范

第四节　公共场所卫生技术规范

一、范围

（1）规定了开展公共场所卫生监测的技术要求。

（2）适应于公共场所的卫生监测和监督。

二、定义

公共场所卫生监测是指公共场所的发证监测、复证监测和经常性卫生监测。

发证监测和复证监测是指对公共场所经营单位的卫生状况进行监测，评价其卫生状况，确定是否发放卫生许可证。

经常性卫生监测是指对公共场所经营单位在取得卫生许可证之日起，至下次复核卫生许可证之间的一段时间内所进行的卫生监测，监测卫生状况达标情况，促使卫生状况巩固提高。

三、监测点的选择

（一）选点原则

（1）空气质量（包括物理因素）的监测点（以下简称"监测点"）应选择在公共场所人群经常活动，且停留时间较长的地点，但不能影响人群的正常活动。

（2）监测点应该考虑现场的平面布局和立体布局。高层建筑物的立体布点应有上、中、下三个监测平面，并分别在三个平面上布点。

（3）监测点应避开人流通风道和通风口，并距离墙壁 0.5～1m 远，高度 0.8～1.2m。

（4）确定监测点时可用交叉布点，斜线布点或梅花布点的方法。

（5）采样时应准确记录采样现场的气温、气湿、风速微小气候，采样流量以及采样时间。

（6）公共卫生用品的采样点应选择在人群使用该物品时接触频率较高的部位。

（二）监测点数目

（1）进行空气监测时应按照公共场所不同性质、规模大小、人群经常停留场所分别设置数量不等的监测点。各类公共场所监测点数目参照本节第六项各类公共场所监测的要求。

（2）对公共卫生用品进行监测时，其监测卫生用品的数量以不超过各类物品投入使用总数的 5%计算。对各类卫生用品、用具投入使用总数不超过 10 件的单位，各类物品的采样数量应在 1 件以上。

四、监测频率和样品要求

（1）发证监测和复证监测。

空气监测应该监测一天，每日上午、下午和晚上各采样一次，或者在营业前、营业中和营业结束前各采样一次。每次采样应采平行样品。

（2）经常性卫生监测。

空气监测：只进行一次性监测或者在营业高峰时间内监测一次，每次采样应采平行样品。

（3）开展公共场所卫生学评价时，要连续监测三天，每次监测必须采集平行样本。

五、各类公共场所监测的要求

1. 空气监测的要求

（1）旅店业空气监测的要求见表 6-1。

表 6-1 旅店业客房空气监测的要求

客房间数/间	≤100	>100
采样点数/个	客房数 5%～10%	客房数 5%～10%
采样高度/m	0.8～1.2	0.8～1.2
采样频率 发证、复证监测	星级宾馆，或相当于星级宾馆、普通旅馆、招待所监测一天（上午、下午、晚上各一次）。	
经常性卫生监测	星级宾馆或相当于星级宾馆、普通旅馆、招待所等只进行一次监测	

注：采样的客房数量最少不少于 2 间，每间客房布一个点。

（2）文化娱乐场所空气监测的要求见表 6-2 和表 6-3。

表 6-2 影剧院、音乐厅、录像厅（室）空气监测要求

座位数/个	≤300	≤500	≤1 000	>1 000
采样点数/个	1～2	2～3	3～4	5
采样高度/m	1.2	1.2	1.2	1.2
采样频率 发证、复证监测	监测一日，一日监测 1～2 场，每场采样三次（开映前 10min，开映后 10min，结束前 15min）；			
经常性卫生监测	监测一场，监测三次（开映前 10min，开映后 10min，结束前 15min）			

表 6-3 舞厅、游艺厅、茶座、酒吧、咖啡厅空气监测要求

面积/m²	≤50	≤100	≤200	>200
采样点数/个	1	2	3	3～5
采样高度/m	舞厅 1.5，其他场所 1.2			
采样频率 发证、复证监测	监测一场，采样三次（开场前 30min，营业高峰和结束前 30min 各一次）；			
经常性卫生监测	同发证复证监测			

（3）公共浴池空气监测的要求见表 6-4。

表 6-4　更衣室（包括休息室）空气监测要求

床（铺）位数/个	≤100	>100
采样点数/个	1	2
采样高度/m	0.8～1.2	0.8～1.2
采样频率 发证、复证监测 经常性卫生监测	监测一日，在营业高峰时间采样 2～3 次； 一次性（在营业高峰时间）采样监测	

注：按摩房的布点参照表 6-1。

（4）理发店、美容店空气监测要求见表 6-5。

表 6-5　理发店、美容店空气监测要求

座位数/个	≤10	≤30	>30
采样点数/个	1	2	3
采样高度/m	1.2～1.5	1.2～1.5	1.2～1.5
采样频率 发证、复证监测 经常性卫生监测	营业时间内监测一日，一日采样 2～3 次； 营业时间内一次性采样监测		

（5）游泳馆、体育馆空气监测要求见表 6-6。游泳池水样监测要求见表 6-7。

表 6-6　游泳馆、体育馆空气监测要求

观众座位数/个	<1 000	1 000～5 000	>5 000
采样点数/个	3	5	8
采样高度/m	1.2	1.2	1.25
采样频率	开放季节内，营业高峰时间一日监测 2 次		

表 6-7　游泳池水样监测要求

面积/m²	儿童池	成人游泳池		天然游泳场	
		≤1 000	>1 000	≤2 500	>2 500
采样点数/个	1～2	2	3	5	>5
采样频率和位置	游泳池开放季节，每周监测一次，采水样 1～2 次（高峰时间）。在水面下 30 cm 处取水样 450mL。 天然游泳场，开放季节内采样 1～2 次，在水面下 30 cm 处取水样 450mL				

（6）展览馆、图书馆、美术馆、博物馆；商场、书店；医院候诊室；就餐场所；公共交通等候室空气监测的要求见表6-8。

表6-8 展览馆、图书馆、美术馆、博物馆，商场、书店，
医院候诊室，就餐场所，公共交通等候室空气监测要求

面积/m²	200～1 000	1 001～5 000	>5 000
采样点数/个	2	4	6
采样高度/m	1.2～1.5	1.2～1.5	1.2～1.5
采样频率 发证、复证监测	监测一日，客流高峰时采样2～3次		
经常性卫生监测	一次性采样监测		

（7）公共交通工具室内空气监测，按照相应专业特点参照此规范要求进行采样监测。

2. 公共卫生用品的采样部位的要求

（1）茶（餐）具采样。应在茶（餐）具与口唇接触处（1.5cm 高度）的内外缘采样一周。

（2）毛巾、枕巾（套）采样。应在毛巾、枕巾（套）对折后两面的中央 5cm×5cm 面积上用力均匀涂抹 5 次。

（3）床单、被罩采样。应分别在床单、被罩两端的中间 5cm×5cm 处以及床单、被罩的中央部位 5cm×5cm 面积上用力均匀涂抹 5 次。浴巾、浴衣、浴裤随机选择某部位 5cm×5cm 面积上用力均匀涂抹 5 次。

（4）脸（脚）盆采样。应在盆内壁 1/3～1/2 高度处涂抹一圈采样。浴盆应在盆内四壁及盆底呈梅花状布点采样。

（5）拖鞋采样。应在每只拖鞋鞋面与脚趾接触 5cm×5cm 面积上有顺序均匀涂抹 3 次采样。一双拖鞋为一份样品。

（6）恭桶坐垫采样。应在坐垫圈前 1/3 部位采样。

（7）理发推子采样。应在推子前部上下均匀各涂抹三次。一个推子为一份样品。

（8）理发刀、剪和修脚工具的采样。应在使用的刀、剪刀的两个侧面各涂抹一次采样。两个刀（或两个剪）为一份样品。

（9）胡刷采样。胡刷应浸泡在 50mL 无菌生理盐水中充分漂洗（或用棉拭子在胡刷内外面均匀地各涂抹 2 次）。使用一次性胡刷不采样。

六、现场采样操作的质量控制

（1）每次监测前应对现场监测人员进行工作培训，其内容包括监测目的、计划安排、监测技术的具体指导和要求、记录填写以及工作责任感等，以确保工作质量。

（2）现场采样前，必须详细阅读仪器的使用说明，熟悉仪器性能及适用范围，能正确使用监测仪器。

（3）每件仪器应按计量规定定期进行检定。修理后的仪器应重新进行计量检定。每次连续监测前应对仪器进行常规检查。

（4）采样器的流量于每次采样之前进行流量校正。校正流量时必须使用现场采样的吸收管。

（5）微生物采样必须在无菌条件下操作。采样用具，如采样器皿、试管、广口瓶、剪子等，必须经灭菌处理，无菌保存。

七、样品送检要求

（1）采样前或采样后应立即贴上标签，每件样品必须标记清楚（如名称、来源、数量、采样地点、采样人及采样年月日）。

（2）样品（特别是微生物样品）应尽快送实验室。为防止在运输过程中样品的损失或污染，存放样品的器具必须密封性好，小心运送。

（3）送检时，必须认真填写申请单，以供检验人员参考。

八、监测项目和检验方法

（1）监测项目见 GB 9663～9673—1996 和 GB 16153—1996。
（2）检验方法见《公共场所卫生标准检验方法》。

九、监测数据整理

（1）数据的表达。测定的数据与监测仪器灵敏度和分辨度有关。测定结果低于检出限的数值，应记录为低于该检出限，并同时记录方法的检出限。

（2）在仪器分辨度以下数据的判断和计算数据的判断只能保留一位，且不宜作过细的判断。

（3）异常值的取舍。在测试分析中一旦发现有明显的过失误差，应随时剔除由此产生的数据，以便测定结果更符合客观实际。但在未确定其是否为技术性失误所致之前，不可随意取舍。

（4）将获得的监测数据归类，分组整理后提出平均值、检出最高值和最低值范围，并与卫生标准比较。以合格率的方式描述。对于两组资料的比较，必须注意其间的可比性。

（5）根据监测结果和检查结果进行综合分析，对被监测单位做出卫生质量评价报告，并提出改进建议。

第七章

公共场所卫生质量检测

第一节　公共场所公用物品微生物学卫生检测

一、公共场所空气中细菌总数检验方法

（一）定义

撞击法是采用撞击式空气微生物采样器采样，通过抽气动力作用，使空气通过狭缝或小孔而产生高速气流，使悬浮在空气中的带菌粒子撞击到营养琼脂平板上，经 37℃、48h 培养后，计算出每立方米空气中所含的细菌菌落数的采样测定方法。

自然沉降法是指直径 9cm 的营养琼脂平板在采样点暴露一定时间，经 37℃、48h 培养后计数生长的细菌菌落数的采样测定方法。

（二）仪器和设备

高压蒸汽灭菌器、干热灭菌器、恒温培养箱、冰箱、平皿（直径 9cm）、制备培养基用一般设备（量筒、三角烧瓶、pH 计或者精密 pH 试纸等）、撞击式空气微生物采样器。

（三）培养基

营养琼脂培养基。

（四）操作步骤

1. 撞击法

（1）将采样器消毒，在生物安全柜内将有培养基的采样平皿预置于采样器中。

（2）选择有代表性的位置设置采样点，按仪器使用说明进行采样。

（3）样品采完后，将带菌营养琼脂平板置 36℃±1℃恒温箱中，培养 48h，计数菌落数，并根据采样器的流量和采样时间，换算成每立方米空气中的菌落数。

以 CFU/m³ 报告结果。

注：选择撞击式空气微生物采样器的基本要求

①对空气中细菌捕获率达 95%。②操作简单，携带方便，性能稳定，便于消毒。

2. 自然沉降法

（1）设置采样点时，应根据现场的大小，选择有代表性的位置作为空气细菌检测的采样点。通常设置 5 个采样点，即室内墙角对角线交点为 1 个采样点，该交点与四墙角连线的中点为另外 4 个采样点。采样高度为 1.2～1.5m。采样点应远离墙壁 1m 以上，并避开空调、门窗等空气流通处。

（2）将营养琼脂平板置于采样点处，打开皿盖，暴露 5min，盖上平皿盖，倒置于 36℃±1℃恒温箱中，培养 48h。

（3）计数每块平板上生长的菌落数，求出全部采样点的平均菌落数。以 CFU/皿报告结果。

二、公共场所茶具的细菌总数检验方法

（一）定义

细菌总数是指公用茶具经过采样处理，在一定条件下培养后（培养基成分、培养温度、培养时间、pH、需氧性质等），1cm² 表面上所含菌落的总数。本方法规定的培养条件下所得结果，只包括一群在营养琼脂上生长发育的嗜中温性需氧菌落总数。

细菌总数是公用茶具被污染程度的标志，检测细菌总数，为公用茶具消毒效果的判定和评价提供了依据。

（二）采样方法

（1）随机抽取清洗消毒后准备使用的茶具。

（2）用灭菌生理盐水湿润棉拭子，在茶具内、外缘，涂抹 50cm²，即 1～1.5cm 高处一圈（口唇接触处）。用灭菌剪刀剪去棉签手接触的部位，将棉拭子放入 10mL 生理盐水内 4h 内送检。

（3）检验方法

①将放有棉拭子的试管充分振摇。此液为 1∶10 稀释液。

②以无菌操作，吸取 2mL 检样，分别注入到两块灭菌平皿内，每皿 1mL。如污染严重，可 10 倍递增稀释，每个稀释度做 2 块平皿。

③将已熔化冷却至 45℃左右的营养琼脂培养基倾入平皿，每皿约 15mL，并立即旋摇平皿。冷凝后放 36℃±1℃培养箱培养 48h。

（三）菌落计数方法

作平皿菌落计数时，可用肉眼直接观察，必要时用放大镜检查以防遗漏，在记下各平皿的菌落数后，求出同一稀释度各平皿生长的平均菌落数。若平皿中有连成片状的菌落；该平皿不宜计数；若片状菌不到平皿中的一半，而其余一半中菌落分布均匀，则可将此半个平皿菌落计数后乘以2，以代表全皿菌落数。

$$细菌总数（CFU/cm^2）= \frac{平均菌落数×稀释倍数}{50}$$

（四）菌落计数的报告

（1）选择平均菌落数在30～300的稀释度，以平均菌落数乘以稀释倍数报告（见表7-1中例1）。

表7-1　细菌计数结果及报告方式

例次	不同稀释度平均菌落数			两稀释度菌数之比	菌落总数 CFU/mL	报告方式 CFU/mL
	10^{-1}	10^{-2}	10^{-3}			
1	1 365	164	20	—	16 400	16 000 或 $1.6×10^4$
2	2 760	295	46	1.6	38 000	38 000 或 $3.8×10^4$
3	2 890	271	60	2.2	27 100	27 000 或 $2.7×10^4$
4	不可计	4 635	513		51 300	513 000 或 $5.1×10^5$
5	27	11	5	—	270	270 或 $2.7×10^2$
6	不可计	305	12		30 500	31 000 或 $3.1×10^4$
7	0	0	0		0	<1

注：CFU，菌落形成单位（colony forming unit）。

（2）若有2个稀释度，其平均菌落数均在30～300，则应求出2个稀释度菌落总数之比值来决定，若其比值小于或等于2，应报告其平均数，若大于2则报告其中稀释度较低的平皿菌落效（见表7-1中例2、例3）。

（3）若所有稀释度的平均菌落数均大于300，则应按稀释度最高的平均菌落数乘以稀释倍数报告（见表7-1中例4）。

（4）若所有稀释度的平均菌落数均小于30，则应按稀释度最低的平均菌落数乘以稀释倍数报告（见表7-1中例5）。

（5）若所有稀释度的平均菌落数均不在30～300，其中一个稀释度平均菌落数大于300，而相邻的另一个稀释度平均菌落数小于30，则以接近30或300的平均菌落数乘以稀释倍数报告（见表7-1中例6）。

（6）若所有的稀释度均无菌生长，报告数为每毫升小于1CFU（见表7-1中例7）。

（7）菌落计数的报告，菌落数在 10 以内时，按实有数值报告，大于 100 时，采用两位有效数字，在两位有效数字后面的数值，应以四舍五入法计算。为了缩短数字后面零的个数，可用 10 的指数来表示（见表 7-1 中报告方式栏）。在报告菌落数为"不可计"时，应注明样品的稀释度。

三、公共场所茶具的大肠菌群检验方法

（一）定义

大肠菌群系指一群在 37℃、24h 培养能发酵乳糖、产酸、产气、需氧和兼性厌氧的革兰氏阴性无芽胞杆菌。该菌主要来源于人畜粪便，故以此作为粪便污染指标来评价被检物的卫生质量。

（二）培养基和试剂

（1）乳糖胆盐发酵培养液。

（2）伊红美蓝琼脂。

（三）操作步骤

1. 采样方法

（1）随机抽取清洗消毒后准备使用的茶具。

（2）涂抹法。用上述测定细菌总数采集的样品，不必重采。

（3）纸片法。用灭菌生理盐水湿润 5cm×5cm 大肠菌群快速测定纸片两张；分别粘贴在茶具内、外缘中唇接触处，约 30s 后取下，置于无菌塑料袋内。

2. 检验方法

（1）发酵法。①用测定细菌总数剩余的样品，倒入双料乳糖胆盐发酵培养液中。置 36℃±1℃培养箱内培养 24h。②观察是否产酸产气，若有变黄和气体产生，该管推测性检验阳性。③如不产酸，不产气则为大肠菌群阴性。④自推测性检验阳性管中取一接种环培养液，转接种到伊红美蓝琼脂平板上，置 36℃±1℃培养箱培养 18～24h，然后取出，观察菌落形态，并做革兰氏染色和证实性试验。⑤在上述平板上，挑取可疑大肠菌群菌落 1～2 个进行染色镜检；同时接种乳糖发酵管，置 36℃±1℃培养 24h。

（2）纸片法。将已采样的纸片置 36℃±1℃培养箱内培养 16～18h，观察结果。

（四）结果报告

1. 发酵法

凡乳糖发酵管最终产酸产气，革兰氏染色为阴性的无芽胞杆菌，即可报告检出大肠菌群。

2. 纸片法

纸片保持紫蓝色不变为大肠菌群阴性。纸片变黄，并在黄色背景上呈现红色

斑点或片状红晕均报告检出大肠菌群。

四、公共场所毛巾、床上卧具的细菌总数检验方法

（一）定义

细菌总数是指被检物品经过采样处理，在一定条件下培养后（培养基成分、培养温度、培养时间、pH、需氧性质等），$25cm^2$ 表面上所含菌落的总数。本方法规定的培养条件下所得结果，只包括一群在营养琼脂上生长发育的嗜中温性需氧菌落总数。

细菌总数主要作为判定公用毛巾、床上卧具被污染程度的标志，检测细菌总数，为公用毛巾、床上卧具清洗消毒效果的判定和评价提供依据。

（二）仪器

见《公共场所茶具的细菌总数测定方法》。

（三）培养基和试剂

见《公共场所茶具的细菌总数测定方法》。

（四）检验程序

见《公共场所茶具的细菌总数测定方法》。

（五）操作步骤

1. 采样方法

（1）随机抽取清洗消毒后准备使用的毛巾、床上卧具。

（2）用灭菌生理盐水湿润棉拭子，在毛巾、枕巾对折后两面的中央各 $25cm^2$（5cm×5cm）面积范围，床单、被单在上下中间两处各 $25cm^2$ 面积范围内有顺序地来回涂抹。用灭菌剪刀剪去棉签手接触的部位，将棉拭子放入 10mL 生理盐水内，4h 内送检。

2. 检验方法

（1）将放有棉拭子的试管充分振摇。此液为 1∶10 稀释液。

（2）以无菌操作，吸取 2mL 检样，分别注入到两块灭菌平皿内，每皿 1mL。如污染严重，可 10 倍递增稀释，即吸取 1mL 加到 9mL 灭菌生理盐水中，混匀；此液为 1∶100 稀释液。每个稀释度做两块平皿。

（3）将已熔化冷却至 45℃左右的营养琼脂培养基倾入平皿，每皿约 15mL，并立即旋摇平皿。冷凝后放 36℃±1℃培养箱培养 48h。

（六）菌落计数方法

作平皿菌落计数时，可用肉眼直接观察，必要时用放大镜检查以防遗漏，在记下各平皿的菌落数后，求出同一稀释度各平皿生长的平均菌落数。若平皿中有连成片状的菌落，该平皿不宜计数；若片状菌落不到平皿中的一半，而其余一半

中菌落分布均匀，则可将此半个平皿菌落计数后乘以 2，以代表全皿菌落数。

公用毛巾、床上卧具细菌总数按下列公式计算：

$$细菌总数（CFU/25cm^2）=\frac{平均菌落数×稀释倍数}{2}$$

（七）菌落数报告方式

见《公共场所茶具的细菌总数测定方法》。

（八）戳印法

1. 原理

用特制的内径为 3.57cm 的培养皿，注入营养琼脂培养基使其表面比皿边高 2～3mm。采样时将培养基表面和被检物品表面吻合，轻轻按压 3～4s，使其被检查物体表面能够均等地与培养基表面接触。然后盖上皿盖，置恒温箱 37℃培养 24h 后，计数培养基表面（10cm²）生长的细菌菌落数。

2. 培养基和试剂

营养琼脂培养基。

3. 仪器

①高压蒸汽灭菌器；②干热灭菌器；③恒温箱；④冰箱；⑤特制戳印平皿（内直径 3.57cm）；⑥制备培养基用的一般器材。

4. 检验步骤

（1）将熔化并冷却至 50～55℃的营养琼脂培养基，注入已灭菌的特制戳印平皿内（使皿内部培养基平面比皿缘高 2～3mm），每皿约 10mL，待凝固后，盖上皿盖（皿盖与培养基呈一定空间），翻转平皿，在 4℃下保存备用。

（2）将被检物品放平，再将皿盖打开，放在被检物品表面上，用手轻轻按压 3～4s，取下，盖上皿盖，置 37℃恒温箱内，培养 24h 后观察结果，计数细菌菌落数。

5. 结果计算

用肉眼观察，计数培养基表面菌落数，其细菌总数为 10cm²（每皿）表面积的菌落数。

本法简便易行，可靠，可直接采样做细菌培养。

五、公共场所毛巾、床上卧具的大肠菌群检验方法

如本节三（一）所述，大肠菌群的检验也是作为污染指标来评价公用毛巾、床上卧具的卫生质量。操作步骤如下。

（一）采样方法

（1）随机抽取清洗消毒后准备使用的毛巾、床上卧具。

（2）涂抹法。用上述测定细菌总数采集的样品，无须重采。

（3）纸片法。用灭菌生理盐水湿润 5cm×5cm 大肠菌群快速测定纸片两张，分别粘贴在毛巾、床上卧具规定部位和面积范围内，约 30s 后取下，置于无菌塑料袋内。

（二）检验方法及结果报告

见前述《公共场所茶具微生物的大肠菌群测定方法》。

六、理发用具的大肠菌群检验方法

（一）操作步骤

1. 采样应在无菌操作下进行

将蘸有无菌生理盐水的无菌棉拭子在推子前部上下均匀各涂抹三次。或在使用的刀、剪刃的两侧各涂抹一次采样。将采样后的棉拭子剪去手接触部位，放入 10mL 灭菌生理盐水中，充分振摇，取 5mL 放入双料乳糖胆盐发酵管中。置 36℃±1℃恒温箱培养 24h，如乳糖胆盐发酵管不产气，则可报告大肠菌群阴性，如有产酸产气，则进行分离培养。

2. 分离培养

将产酸产气的发酵管划线接种在伊红美兰琼脂平板上，置 37℃恒温箱培养 18～24h，观察菌落形态，做革兰氏染色和证实试验，典型的大肠菌群、菌落为黑紫色或红絮色，具有金属光泽。

3. 证实试验

挑取可疑大肠杆菌菌落，1～2 个进行革兰氏染色镜检，同时接种乳糖发酵管于 36℃±1℃恒温箱培养 24h，观察产气情况。

（二）结果报告

如乳糖管最终产酸产气、革兰氏染色为阴性的无芽胞杆菌，即可报告大肠菌群阳性。

七、理发用具的金黄色葡萄球菌检验方法

（一）定义

金黄色葡萄球菌是指在 Baurd Parker 培养基或血平板培养基上生长良好，分解甘露醇产酸，血浆凝固酶阳性的革兰氏阳性葡萄状球菌。

（二）操作步骤

（1）采样方法同理发用具检验方法中大肠菌群检测的采样，将大肠菌群检测后剩余的 5mL 待检样品，放入 45mL、7.5%的氯化钠肉汤或胰酪胨大豆肉汤培养基中，36℃±1℃培养 24h。

（2）从培养液中取 1~2 接种环，划线接种在 Baurd Parker 氏培养基（或用血平皿），置 36℃±1℃ 培养 24h。在 Baurd Parker 氏培养上菌落为圆形，光滑，凸起湿润，颜色呈黑灰色，边缘整齐、周围混浊，外层有一透明带，在血平板上菌落呈圆形、金黄色、凸起、表面光滑、周围有溶血圈。

（3）挑取典型菌落涂片染色镜检，为革兰氏阳性，呈葡萄状排列。

（4）甘露醇发酵试验。取上述分离纯菌落接种到甘露醇发酵培养基中，置 36℃±1℃ 培养 24h，金黄色葡萄球菌应能发酵甘露醇产酸。

（5）血浆凝固酶试验。

①玻片法。取清洁干燥玻片，一端滴加一滴生理盐水，另一端滴加一滴血浆，用接种环挑取待检菌落，分别在生理盐水及血浆中充分研磨混合。血浆与菌苔混悬液在 5min 内出现团块或颗粒状凝块时，而盐水滴仍呈均匀混浊无凝固现象者为阳性，如两者均无凝固现象则为阴性。凡玻片试验呈阴性反应或盐水滴与血浆均有凝固现象，再进行试管凝固试验。

②试管法。吸取 1∶4 新鲜血浆 0.5mL 放入灭菌小试管中再加入待检菌，24h 肉汤培养物 0.5mL。混匀，放 36℃±1℃ 温箱或水浴中，每 30min 观察一次，24h 之内如呈现凝块，即为阳性。同时以已知血浆凝固酶阳性和阴性菌株肉汤培养物及肉汤培养基各 0.5mL，分别加入灭菌小试管内 0.5mL，1∶4 血浆混匀，作为对照。

（三）结果报告

凡在上述选择平板上有可疑菌落生长，经染色镜检，证明为革兰氏阳性葡萄球菌，并能发酵甘露醇产酸，血浆凝固酶试验阳性，可报告检出金黄色葡萄球菌。

八、公用拖鞋的霉菌和酵母菌检验方法

（一）定义

霉菌和酵母菌测定是指在一定条件培养后，50cm² 面积检样中所含有的霉菌和酵母菌菌落数。霉菌和酵母菌主要作为判定被检样品被霉菌和酵母菌污染程度的标志，以便对被检样进行卫生学评价时提供依据。

（二）操作步骤

（1）将无菌棉拭子蘸取无菌生理盐水，在每只拖鞋鞋面与脚趾接触处 5cm×5cm 面积上，有顺序地均匀涂抹 3 次（一双拖鞋为一份样品）后，用灭菌剪刀将棉拭子手执部分剪断，将棉拭子放入 10mL 装有玻璃珠的无菌盐水管中。

（2）将盛有棉拭子的盐水管在手心用力振荡 100 次，再用带橡皮乳头的 1mL 灭菌吸管反复吹吸 50 次，使霉菌孢子充分散开，此液为 1∶10 稀释液。

（3）用灭菌吸管吸取 1：10 检液 2mL，分别注入到 2 个灭菌平皿内，每皿 1mL，另取 1mL 注入 9mL 加有玻璃珠的灭菌盐水管中，换 1 支 1mL 灭菌吸管吹吸 5 次，此液为 1：100 稀释液。

（4）按上述操作顺序做 10 倍递增稀释液，每稀释一次，换一支 1mL 灭菌吸管，根据样品污染情况，选择 3 个合适稀释度。

（5）将熔化并冷却至 45℃左右的培养基注入灭菌的皿中，待琼脂凝固后，倒置于 25～28℃温箱中，3 天后开始观察，共培养观察一周。

（三）计算方法

通常选择菌落数在 30～100 的平皿进行计数，同稀释度的两个平皿的菌落平均数乘以稀释倍数，即为每毫升检样中所含真菌数。若有两个稀释度的菌落数皆在规定范围之间或三个稀释度皆不在此范围时，应参照细菌总数的报告方式报告。

（四）结果报告

真菌菌落数（CFU）/50cm² = 真菌菌落数 × 稀释倍数

注：一只拖鞋的涂抹面积是 5cm×5cm=25cm²

一双拖鞋的涂抹面积则为 25cm²×2=50cm²

九、游泳池水中细菌总数检验方法

（一）定义

细菌总数是指水样在一定的条件下培养后（如培养基成分和 pH、培养的温度和时间以及需氧性质等）1mL 检样中所含菌落的总数。本方法规定的培养条件下所得结果，只包括一群在营养琼脂上生长发育的嗜中温性需氧菌落总数。

（二）操作步骤

（1）采样瓶的要求和预处理，用于微生物分析的采样瓶要无酸、无碱、无毒的玻璃容器。采样瓶在灭菌前加入足量的 10%硫代硫酸钠（$Na_2S_2O_3$）溶液。一般情况下 125mL 的采样瓶加 0.1mL，加完后 121℃高压灭菌 20min。

（2）用灭菌吸管吸取均匀水样 1mL，注入到灭菌平皿内，另取 1mL 注入另一灭菌平皿内作平行接种。再取 1mL 加到 9mL 无菌生理盐水中作 1：10 稀释，混匀后取 2mL 分别加到两个无菌平皿内，每皿 1mL。

（3）将熔化并冷却至 45℃的营养琼脂培养基倾注平皿内，每皿约 15mL，另取一个不加样品的平皿作空白对照。立即旋摇平皿，使水样和培养基充分混匀。待琼脂凝固后翻转平皿，置 36℃±1℃恒温箱内培养 48h。

（三）菌落计数方法

先用肉眼观察，查数菌落数，然后再用放大 5～10 倍的放大镜检查，以防遗漏。记下各平皿的菌落数后，求出同一稀释度各平皿生长的平均菌落数。若平皿中有连成片状的菌落或者花点样菌落蔓延生长时，该平皿不宜计数。若片状菌落不到平皿的一半，而其余一半中菌落分布又很均匀时，则可将此半个平皿菌落计数后乘以 2，以代表全皿菌落数。

（四）菌落数报告方式

见《公共场所茶具微生物的细菌总数测定方法》。

十、游泳池水中大肠菌群检验方法

（一）大肠菌群多管发酵法测定

1. 定义

大肠菌群系指一群在 36℃±1℃培养 24h 能发酵乳糖、产酸产气的需氧和兼性厌氧的革兰氏阴性无芽胞杆菌。

2. 推测性试验

（1）在 2 支装有 50mL 三倍浓缩乳糖胆盐培养液的大试管或烧杯内各加入水样 100mL。

（2）在 10 支装有 5mL 三倍浓缩乳糖胆盐培养液的试管里各加入水样 10mL。

（3）轻摇试管，使液体充分混匀，置 36℃±1℃培养箱中，培养 24h。

（4）观察每管是否产气，如不产气则报告为大肠菌群阴性，若有气体产生则为推测性试验阴性，需做进一步的证实试验。

3. 证实试验

（1）平板分离。自推测性检验阳性管中取一接种环培养液，接种到伊红美蓝琼脂平板上，置 36℃±1℃培养箱培养 18～24h，观察菌落形态，典型的大肠菌群菌落为黑紫色或红紫色，具有金属光泽。

（2）复发酵试验。挑取可疑大肠菌群菌落 1 或 2 个进行革兰氏染色，同时接种乳糖发酵管，置 36℃±1℃培养箱中培养 24h。

（3）凡乳糖发酵管最终产酸产气，革兰氏染色为阴性的无芽胞杆菌，为大肠菌群阳性。记下证实试验的阳性管数，查最大可能数（MPN）检索（表 7-2）得出 1 000mL 水样中总大肠菌群的 MPN 值。

表 7-2　总大肠菌群（MPN 值）检索表

100mL 水量的阳性管（瓶）数 100mL 水量的阳性管数	0	1	2
	每升水样中 总大肠菌群数	每升水样中 总大肠菌群数	每升水样中 总大肠菌群数
0	<3	4	11
1	3	8	18
2	7	13	27
3	11	18	38
4	14	24	52
5	18	30	70
6	22	36	92
7	27	43	120
8	31	51	161
9	36	60	230
10	40	69	>230

（二）大肠菌群膜法测定

1. 定义

大肠菌群为需氧及兼性厌氧的革兰氏阴性无芽胞杆菌，将带菌滤膜贴在含乳糖的选择性培养基上，经 37℃培养 24h 后，呈现深暗红色带金属光泽的菌落。

2. 操作步骤

（1）滤膜灭菌。将滤膜放入含蒸馏水的烧杯中，煮沸灭菌三次，每次 15min，前两次煮沸后需更换水洗涤 2～3 次，以除去残留溶剂。

（2）滤器灭菌。用 121℃高压灭菌 20min 或用点燃的酒精棉球火焰灭菌。

（3）水样过滤。用无菌镊子夹灭菌滤膜边缘部分，将滤膜粗糙面向上，贴放在滤床上。固定好滤器，打开滤器阀门，在负 0.5 大气压下抽滤。

（4）培养。水样滤完后，再抽气约 5s，关上滤器阀门，取下滤器。用灭菌镊子夹滤膜边缘部分，移放在乳糖琼脂分离培养基上，滤膜截留细菌面向上，滤膜应与培养基完全贴紧，两者之间不得留有气泡。然后将平皿倒置，放入 36℃±1℃恒温箱内培养 18～24h。

（5）挑取滤膜上符合下列特征的菌落进行革兰氏染色、镜检。

紫红色，具有金属光泽的菌落；

深红色，不带或略带金属光泽的菌落；

淡红色，中心色较深的菌落。

（6）将革兰氏染色为阴性的无芽胞杆菌接种到乳糖蛋白胨培养液中，于 36℃±1℃ 培养 48h。产酸产气的证实为大肠菌群阳性。

3. 检验结果报告

计算滤膜上生长的证实为大肠菌群的菌落数，再乘以 10 即每 1 000mL 水样中的大肠菌群数。

十一、公共场所浴盆、脸（脚）盆的细菌总数检验方法

（一）定义

细菌总数是指公共场所浴盆、脸（脚）盆经过采样处理，在一定条件下（培养基成分、培养温度、培养时间、pH、需氧性质等）培养后，25cm^2 表面上所含菌落的总数。本方法规定的培养条件下所得结果，只包括一群在营养琼脂上生长发育的嗜中温性需氧菌落总数。细菌总数可作为判定公共场所浴盆、脸（脚）盆被污染程度的标志，也可以为公共场所浴盆、脸（脚）盆消毒效果的判定和评价提供依据。

（二）采样

（1）采样必须在无菌操作下进行，采样用具应高压灭菌 121℃，20min。

（2）采样部位，选择在盆内侧壁 1/3 至 1/2 高度采样。

（3）采样布点，浴盆可在四壁及盆底呈梅花布点，脸（脚）盆可在相对两侧壁布点。

（4）采样方法。

①涂抹法。用浸有无菌生理盐水的棉拭子在规格板（5cm×5cm）内来回均匀涂满整个方格，并随之转动棉拭子，剪去手接触部位后，将涂抹浴盆的 5 个棉拭子一并放入 125mL 的生理盐水烧瓶中，涂抹脸（脚）盆的 2 个棉拭子一并放入 50mL 的生理盐水三角烧瓶中，充分振摇或在旋涡振荡器上振荡 1min，此 1mL 的菌浓度相当于 1cm^2 的菌量。

②斑贴法。将 5cm×5cm 无菌滤纸片放入灭菌平皿中，注入灭菌生理盐水 1mL/片（吸满为止），以无菌操作将滤纸片贴到采样部位，1min 后按序取下，将贴浴盆的 5 片滤纸一并放入 125mL 生理盐水瓶中，贴脸（脚）盆的 2 片滤纸一并放入 50mL 生理盐水瓶中，充分振摇或在旋涡振荡器上振荡 1min，此 1mL 的菌浓度相当于 1cm^2 的菌量。

（三）检验方法

（1）用 1mL 灭菌吸管吸取样品 1mL，加到灭菌平皿内，同样再吸 1mL 加到另一平皿内。

（2）如污染严重，可作 10 倍递增稀释，每递增稀释一次，换一支无菌吸管，每个稀释度接种两个平皿。

（3）稀释液移入平皿后，应及时将凉至 36℃营养琼脂培养基（可放置 36±1℃水浴保温）注入平皿约 15mL，并转动平皿使混合均匀。待琼脂凝固后，翻转平板，置 36±1℃温箱内培养 48h。

（四）菌落计数方法

见《公共场所茶具的细菌总数测定方法》。

浴盆、脸（脚）盆的细菌数按下列公式计算：

细菌总数（CFU/5cm²）=平均菌落数×稀释倍数×25

（五）菌落计数的报告

见《公共场所茶具的细菌总数测定方法》。

十二、公共场所浴盆、脸（脚）盆的大肠菌群检验方法

（一）采样

（1）涂抹法和斑贴法采样见《公共场所浴盆、脸（脚）盆的细菌总数测定方法》。可用细菌总数检测后剩余的样品检测大肠菌群，无须重新采样。

（2）纸片法。用无菌生理盐水湿润大肠菌群快速测定纸片（5cm×5cm）分别贴于采样处，约 30s 取下，置无菌塑料袋内。

（二）检验方法和结果报告

见《公共场所茶具的大肠菌群测定方法》。

第二节　微小气候卫生检测

一、公共场所气温测定方法

（一）玻璃液体温度计法

1. 原理

玻璃液体温度计是由容纳温度计液体薄壁温包和一根与温包相适应的玻璃细管组成，温包和细管系统是密封的。玻璃细管上设有充满液体的部分空间，充有足够压力的干燥惰性气体，玻璃细管上标以刻度，以指示管内液柱的高度，使读数准确地指示温包温度。

液体温度计的工作取决于液体的膨胀系数（因为液体的膨胀系数大于玻璃温包的膨胀系数）。当温包温度增加就引起内部液体膨胀，液柱上升。由于温包的

容积大于玻璃细管的容积，所以温包内液体体积的变化在细管上就能反映出大幅度的液柱高度变化。

2. 仪器

（1）玻璃液体温度计。温度计刻度最小分值不大于 0.2℃，测量精度±0.5℃。

（2）悬挂温度计支架。

3. 测定步骤

（1）为了防止日光等热辐射的影响，温包需用热遮蔽。

（2）经 5～10min 后读数，读数时先读小数，精确地读到 0.2℃，后再读整数。读数时视线应与温度计标尺垂直，水银温度计按凸出弯月面最高点读数，酒精温度计按凹月面的最低点读数。

（3）读数应快速准确，以免人的呼吸气和人体热辐射影响读数的准确性。

（4）零点位移误差的订正。由于玻璃热后效应，玻璃液体温度计零点位置应经常用标准温度计校正，如零点有位移时，应把位移值加到读数上。

4. 结果计算

$$t_实 = t_测 + d$$

式中，$t_实$——实际温度；

$t_测$——测得温度；

d——零点位移值。

$$d = a - b$$

式中，a——温度计所示零点；

b——标准温度计校准的零点位置。

（二）数显式温度计法

1. 原理

感温部分采用 PN 结热敏电阻、热电偶、铂电阻等温度传感器，感温是通过传感器自身随温度变化的原理后经放大，送 $3\frac{1}{2}$（A/D）变换器后，再送显示器显示。

2. 仪器

数显式温度计：最小分放率为 0.1℃，测量范围为 -40～$+90$℃，测量精度±0.5℃。

3. 测定步骤

（1）打开电池盖，装上电池，将传感器插入插孔。

（2）测量气温感温元件离墙壁不得小于 0.5m。

（3）将传感器头部置于欲测温度部位，并将开关置"开"的位置。

（4）待显示器所显示的温度稳定后，即可读出温度值。

（5）测温结束后，立即将开关关闭。

4. 温度计校正方法

（1）将欲校正的数显温度计感温元件与标准温度计一并插入恒温水浴槽中，放入冰块，校正零点，经 5～10min 后记录读数。

（2）提高水浴温度，记录标准温度计 20℃、40℃、60℃、80℃、100℃时的读数，即可得到相应的校正温度。

二、公共场所气湿测定方法

（一）通风干湿表法

1. 原理

将两支完全相同的水银温度计都装入金属套管中，水银温度计球部有双重辐射防护管。套管顶部装有一个用发条或电驱动的风扇，启动后抽吸空气均匀地通过套管，使球部处于≥2.5m/s 的气流中（电动可达 3m/s），以测定干湿球温度计的温度，然后根据干湿温度计的温差，计算出空气的湿度。

2. 仪器

（1）机械通风干湿表。温度刻度的最小分值不大于 0.2℃，测量精度±3%，测量范围为 10%～100%Rh。

（2）电动通风干湿表。温度刻度的最小分值不大于 0.2℃，测量精度±3%，测量范围为 10%～100%Rh。

3. 测定步骤

（1）仪器校正。

通风器作用时间的校正，将纸条止动风扇，上足发条，抽出纸条，风扇转动，开动秒表，待风扇停止转动后，按下秒表，其通风器的全部作用时间不得少于6min。

通风器发条盒转动的校正：挂好仪器，上弦使之转动。当通风器玻璃孔中条盒上的标线与孔上红线重合时以纸棒止动风扇。上满弦，抽掉纸棒，待条盒转动一周，标线与玻璃孔上红线重合时，开动秒表，当标线与红线重合时，停表。其时间即为发条盒第二周转动时间。这一时间不应超过检定证上所列时间（6s）。

（2）用吸管吸取蒸馏水送入湿球温度计套管内，湿润温度计头部纱条。

（3）上满发条，如用电动通风干湿表则应接通电源，使通风器转动。

（4）通风 5min 后读干、湿温度表所示温度。

4. 结果计算

（1）水汽压的计算。

$$e = B_t' - AP(t - t')$$

式中，e——监测时空气中的水汽压，hPa；

      B_t'——湿球温度下的饱和水汽压，hPa；

      P——监测时大气压，hPa；

      A——温度计系数，依测定时风速而定，与湿球温度计头部风速有关，风速 0.2m/s 以上时 0.000 99，2.5m/s 时为 0.000 677；

      t——干球温度，℃；

      t'——湿球温度，℃。

（2）绝对湿度的计算。

$$K = 289e/T \ (\mathrm{g/m^3})$$

式中，K——绝对湿度（水汽在空气中的含量，$\mathrm{g/m^3}$）；

      e——空气中的水汽压，hPa；

      T——监测时的气温 K。

（3）相对湿度的计算。

$$f = e/E \times 100\%$$

式中，f——相对湿度，%；

      e——空气中的水汽压，hPa；

      E——干球温度条件下的饱和水汽压，hPa。

（二）毛发湿度表法

1. 原理

毛发湿度计是根据毛发长度随空气湿度的变化而伸缩的原理制成，仪器主体为一个小金属框，在其中心垂直方向牵引数根脱脂毛发，一端固定不动，另一端系于滑车上以细线拉紧，指针固定在滑车上。空气湿度的改变引起毛发的伸缩，牵动滑车使指针在固定的金属刻度板上移动，刻度为相对湿度百分数，可在刻度板上读当时的空气湿度。

2. 仪器

毛发湿度表：气湿刻度表的最小分值不大于 1%，测量精度±5%。

3. 测定步骤

（1）打开毛发湿度表盒盖，将毛发湿度计平稳地放置于欲测地点。

（2）如果毛发及其部件上出现雾凇或水滴，应轻敲金属架使其脱落，或在室内使它慢慢干燥后再使用。

（3）经 20min 待指针稳定后读数，读数时视线需垂直刻度面，指针尖端所指读数应精确地读到 0.2mm。

4. 结果计算

毛发湿度表所测得的是在当时气温条件下空气的相对湿度，其绝对温度可按下述公式计算：

$$e = fE$$

式中，e——空气中的水汽压，hPa；

　　　f——相对湿度，%；

　　　E——监测时气温条件下的饱和水汽压，hPa。

（三）氯化锂湿度计法

1. 原理

氯化锂测湿的原理，是通过测量氯化锂饱和溶液的水汽压与环境水汽压平衡时的温度来确定空气露点。

氯化锂温度计的测头在通电流前或开始通电流时，测头温度和周围的空气温度相等。测头上的氯化锂的蒸汽分压力低于空气的蒸汽分压力时氯化锂吸收空气中的水分，成为溶液状态，两电极间的电阻很小，通过电流很大，通电流后，测头逐渐加热，氯化锂溶液中的水汽分压力逐渐升高，水汽析出。当测头温度升至一定值后，氯化锂的水汽分压力测头不再加热，维持在一定温度上。由于空气中水汽分压力的变化，测头有一对应的温度，所以测得测头的温度，即可知空气水汽分压力的大小、水汽分压力是空气露点的函数，因此得出测头的温度，即可知空气的露点温度。知道了露点温度和空气温度后，即可计算出空气的相对湿度。

$$相对湿度 = \frac{露点温度时的饱和水汽分压力}{空气温度时的饱和水汽分压力} \times 100\%$$

2. 仪器

氯化锂露点湿度计：应用现代计算机技术，空气温度和相对湿度可直接在仪器上显示，测定精度不大于±3%，测定范围为12%～100%Rh。

3. 测定步骤

（1）打开电源开关观察电压是否正常。

（2）测量前需进行补偿，用旋钮调满度，将补偿开关置测量位置，即可读数。

（3）通电 10min 后再读值。

（4）氯化锂测头连续工作一定时间后必须清洗。湿敏元件不要随意拆动，并不得在腐蚀性气体（如二氧化硫、氨气、碱性蒸汽等）浓度高的环境中使用。

三、公共场所风速测定方法

(一) 热球式电风速计法

1. 原理

电风速计由测杆探头和测量仪表组成。测杆探头（头部有线形、膜形和球形三种）装有两个串联的热电偶和加热探头的镍铬丝圈。热电偶的冷端连接在碱铜质的支柱上，直接暴露在气流中。当一定大小的电流通过加热圈后，玻璃球被加热温度升高的程度与风速呈负相关，引起探头电流或电压的变化，然后由仪器显示出来（表式）或通过显示器显示出来（数显式）。

2. 仪器

表式热球电风速计或数显式热球电风速计。其最低监测值不应大于 0.05m/s。测量精度在 0.05～2m/s 内，其测量误差不大于测量值的 ±10%。有方向性电风速计测定方向偏差在 5°时，其指示误差不大于被测定值的 ±5%。

3. 测定步骤

（1）表式热球电风速计法。

先轻轻调整电表上的机械调零螺丝，使指针调到零点。"校正开关"置于"断"的位置，将测杆插头插在插座内，将测杆垂直向上放置。

将"校正开关"置于"满度"，调整"满度调节"旋钮，使电表置满刻度位置。

将"校正开关"置于"零位"，调整"精调""细调"旋钮，将电表调到零点位置。

轻轻拉动螺塞，使测杆探头露出，测头上的红点应对准风向，从电表上读出风速的值。

（2）数显式热球电风速计法。打开电源开关，即可直接显示出风速，不需调整。

（3）根据表式或数显式热球电风速计测定的值（指示风速），查校正曲线，得实际风速。

(二) 数字风速表法

1. 原理

采用三杯式风速传感器，通过光电控制，数据处理，再送 $3\frac{1}{2}$（A/D）显示器显示。

2. 仪器

数字风速表的启动风速为 ≤0.7m/s，其测量精度为 ≤±（0.5+0.05）V。

3. 测定步骤

（1）打开电池盖，装上电池，将传感器插头插入插孔。

（2）将传感器垂直拿在手中置于被测环境中，再将电源开关打开，即可读得瞬时风速。

（3）将开关拨到平均挡，2min 后显示的第一次风速不读，再过 2min 后显示的风速即为所测的平均风速。

4. 风速计的校正

（1）校正风速计所需仪器。①风洞；②可调速风机；③标准皮托管；④微压计；⑤气压表；⑥温度计。

（2）校正步骤。①启动风机，待风机稳定后，用皮托管和微压计测量风洞轴心动压和静压。②将欲校正的风速传感器置于风洞轴心位置，观察并记下测得的风速。③计算空气比重：

根据风洞内的静压和温度计算空气比重（r）：

$$r = r_0 \times \frac{273}{273 + T} \times \frac{P_a + P_s \times 0.098\,4}{1\,013.25}$$

式中，r_0——标准状态下空气的比重约等于 1.3；

T—— 风洞内气温，T；

P_a——室内气压，hPa；

P_s——风洞内静压，mmHg。

④风洞风速计算（V_s）：

$$V_s = K\frac{204gP_d}{r} \quad （\text{m/s}）$$

式中，K——皮托管校正系数（标准皮托管 $K=1$）；

g——重力加速度（9.8m/s^2）；

P_d——风洞轴心平均动压值，hPa；

r——空气比重。

⑤计算校正系数（a）：

$$a = \frac{V_s}{V_t}$$

式中，V_s——计算风速，m/s；

V_t——被校正风速计读数，m/s。

改变风机风量在不同风速条件下取得校正系数。将系数记录于风速鉴定表上，在使用时将风速计的读数乘校正系数即得实际风速。

5. 结果计算

实际风速的计算：

$$V_f = a \cdot V_r$$

式中，V_f——实际风速，m/s；

　　　V_r——风速计的读数，m/s；

　　　a——按计算得的风速校正系数。

四、公共场所气压测定方法

1. 原理

根据金属空盒（盒内近于真空）随气压高低的变化而压缩或膨胀的特性测量大气压强。由感应、传递和指标三部分组成。近于真空的弹性金属空盒用弹簧片和它平衡。随之压缩膨胀，通过传递放大，把伸张运动传给指针，就可以直接指示气压值。

2. 仪器

（1）空盒气压表（或精密空盒气压表）。灵敏度为 0.5hPa，精度为 ±2hPa（空盒气压表）、±1.2 hPa（精密空盒气压表）。

（2）高原空盒气压表灵敏度为 0.5hPa，精度为 ±3.3hPa。

（3）空盒气压表的技术要求应符合 ZBY 215—84 规定。

3. 测定步骤

（1）仪器的校准。空盒气压计每隔 3～6 个月应校准一次，校准可用标准水银气压表进行比较，求出空盒气压表的补充订正值。

空盒气压表的读数需经以下三种订正，才能得到准确的气压值。

①刻度订正：是订正仪器制造或装配不够精密造成的误差，刻度订正值可从仪器查到 P_1。

②温度变化对空盒弹性改变造成的误差，由下列公式计算修正值。

$$P_2 = at$$

式中，P_2——温度修正值；

　　　a——温度系效，即当温度改变 1℃时，空盒气压表表示的改变值，可从检定证中查得；

　　　t——空盒气压计附温表上读得的温度。

③补充订正：是订正空盒的残余形变所引起的误差，空盒气压表在定期与标准气压表校准后得到的补充订正值，P_3 由检定证上可查到。

（2）现场测量。打开气压表盒盖后，先读附温，准确到 0.1℃，轻敲盒面（克服空盒气压表内机械摩擦），待指针摆动静止后读数。读数时视线需垂直刻度面，读数指针尖端所示的数值应该准确地读到 0.1hPa。

4. 气压的计算

$$P=P_1+P_2+P_3$$

式中，P_2 是温度修正值。

五、公共场所辐射热测定方法

（一）多功能辐射热计法

1. 原理

利用黑色平面几乎能全部吸收辐射热，而白色平面几乎不吸收辐射热的性质，将其放在一起。在辐射热的照射下，黑色平面温度升高而与白色平面造成温差，在黑白平面之后接以热电偶组成的热电堆。由于温差而使热电偶产生电动势，并通过显示器显示出来，反映辐射热的强度。

2. 仪器

多功能辐射热计的分辨率为 ±0.01cal/（cm^2·min），测量精度在测量范围内，其测量误差不大于 $\pm5\%$，测量范围为 $0\sim10$cal/（cm^2·min）。

3. 测定步骤

（1）辐射热强度测定。将选择开关置于"辐射热"挡，打开辐射测头保护盖将测头对准被测方向，即可直接读出测头所接受到的单向辐射热强度。

（2）定向辐射温度的测量。首先在"辐射热"挡读出辐射强度 E 值，并记下读数；然后将选择开关置于"测头温度"挡，记下此时的测头温度 T_s 值，可用下列公式计算：

$$T_{dmrt} = \left[\frac{E}{\sigma} + (T_s + 273)\right]^{1/4} - 273$$

式中，T_{dmrt}———平均辐射温度，℃；

E———辐射热计读数，cal/（cm^2·min）；

σ———斯蒂芬，波尔茨曼常数 8.121cal/（cm^2·min·K）；

T_s———测头产温度，℃。

4. 结果计算

（1）人体某一部位所受辐射热强度的计算。根据仪器测得温度（T_s），辐射热强度（E），查线算图可得出（T_{dmrt}）。再根据人体表面皮肤温度（T_{sk}）在同一线算图 T_s 处查 T_{sk}，连接 T_{sk} 与 T_{dmrt} 并延长与 E 线相交读出 E 值，此即表示某一部位实际所受到的辐射热量。

如 $T_s=25$℃；$E=1.0$cal/（cm^2·min）；查线算图得 T_{dmrt} 为 103℃，如人体面部

表面皮温为 T_{sk}35℃，则从 E 线上查得 E=0.88cal/（cm^2·min）。

（2）人体所受实际辐射热量的测定。人的外形和黑球有相当的差异，因此用黑球温度计测出的平均辐射温度只是近似地代表人体所接受到的辐射热量。所以在计算人体和环境的热交换时，环境的平均辐射温度应考虑到各个方向上人的面积投影系数的不同，对于坐着的人，可用下列公式计算 MRT。对于站着的人，可用公式计算 MRT。

$$MRT = \frac{1}{2 \times (0.18 + 0.22 + 0.30) \times [0.18(T_{d_1} + T_{d_2})] + 0.30(T_{d_3} + T_{d_4}) + 0.22(T_{d_5} + T_{d_6})}$$

$$MRT = \frac{1}{2 \times (0.18 + 0.23 + 0.35) \times [0.08(T_{d_1} + T_{d_2})] + 0.35(T_{d_3} + T_{d_4}) + 0.23(T_{d_5} + T_{d_6})}$$

式中，MRT——人体所受环境平均辐射温度，℃；

　　　T_{d_1}——人体上面所受的辐射温度，℃；

　　　T_{d_2}——人体下面所受的辐射温度，℃；

　　　T_{d_3}——人体前面所受的辐射温度，℃；

　　　T_{d_4}——人体后面所受的辐射温度，℃；

　　　T_{d_5}——人体左面所受的辐射温度，℃；

　　　T_{d_6}——人体右面所受的辐射温度，℃。

若一个站立的人，在上、下、左、右、前、后测定和计算的结果为 55℃、35℃、85℃、30℃、52℃和45℃，将值代入上述的方程式，即可算出：

$$MRT（站）=52.8℃$$

又如，假设人的外表面平均温度：

$$Te（平均）=32℃$$

按照上述的方法，查出站立的人所受到的单位面积的实际所受辐射热量为：

E（站）=0.20cal/（cm^2·min）或 E（站）=120cal/（m^2·h）。

（二）黑球温度计

1. 原理

环境中的辐射热被表面涂黑的铜球吸收，使铜球内气温升高，用温度计测量铜球内的气温，同时测量空气温度、风速。由于铜球内气温与环境空气温度、风速和环境中辐射热的强度有关，可以根据铜球内的气温、空气温度、风速计算出环境的平均辐射温度。

2. 仪器

（1）黑色铜球。直径 150mm，厚 0.5mm，表面涂无光黑漆或墨汁、上部开孔用带孔软木塞塞紧铜球。

（2）玻璃液体温度计。刻度最小分值不大于 0.2℃。测量精度±0.5℃，温度计的测量范围为 0～200℃。

（3）风速计。

（4）悬挂支架。

3. 测定步骤

（1）所用温度计的校正参见"玻璃液体温度计的校正"。

（2）将玻璃液体温度计插入黑球木塞小孔，悬挂于欲测点的 1m 高处。

（3）15min 后读数，过 3min 后再读 1 次，2 次读数相同即为黑球温度，如第 2 次读数较第 1 次高，应过 3min 后再读 1 次，直到温度恒定为止。

（4）测量同一地点的气温，测量时温度计温包需用热遮蔽，以防辐射热的影响。

（5）按电风速计法或数字风速表法测定监测点的平均风速。

4. 结果计算

自然对流时平均辐射温度的计算公式如下：

$$t_r=[(t_g+273)^4+0.4\times10^8(t_g-t_a)^{5/4}]^{1/4}-273$$

强迫对流时平均辐射温度的计算公式如下：

$$t_r=[(t_g+273)^4+2.5\times10^8\times V^{0.6}(t_g-t_a)]^{1/4}-273$$

式中，t_r——平均辐射温度，℃；

t_g——黑球温度，℃；

t_a——测点气温，℃；

V——测时平均风速，m/s。

5. 注意事项

（1）铜球表面黑色要涂均匀，但不要过分光亮和有反光，故不应使用漆，以防产生反光。

（2）温度计的使用要求见玻璃液体温度计法。

（三）单向热电偶辐射热计法

1. 原理

利用黑色平面几乎能全部吸收辐射热，而白色平面几乎不吸收辐射热的性质，将其放在一起。在辐射热的照射下，黑色平面温度升高而与白色平面造成温差，在黑白平面之后接以热电偶组成的热电堆。由于温差而使热电偶产生电动势，电动势接到连接的电流计上，电流的大小可直接反映辐射的强度。

2. 仪器

单向热辐射计灵敏度：1cal/（cm² · min），不小于 3mV。

3. 测定步骤

（1）仪器校正。单向辐射热计每隔一年就需校准一次。校准需用标准辐射源，在一定的距离，调整标准辐射源强度，分别在 2.093 J/（cm² · min）、4.187

J/（cm² • min）、8.373 J/（cm² • min）、16.747 J/（cm² • min）、33.494 J/（cm² • min）、41.868J/（cm² • min）辐射强度下校正。

（2）现场测定。①打开仪器盒盖，将仪器放于水平位置，调节仪表机械零点螺丝，使指针指零。不能指零时应更换电池。②拨动"调零"开关，旋动"零点调整"旋钮，使指针指零。③根据辐射强度，适当按下"2卡"或"10卡"挡。④将敏感元件插头插入仪表面板插孔，打开前盖板，对准辐射源方向。⑤10min左右，待电表读数稳定后即可读数、记录。⑥测毕盖好盖板、切断电源开关。

4. 仪器量程

测量最小分度：2卡挡为0.05cal/（cm² • min）。

10卡挡为0.25cal/（cm² • min）。

测量范围：0～10 cal/（cm² • min）。

说明：我国能量法定计量单位为焦耳（J），已不用卡（cal），但至今使用的某些辐射热计仍以卡（cal）表示，所以本法仍以卡来介绍。但检测结果应以法定计量单位报告（J）。故应作以下换算：1cal=4.186 8J。

第三节　公共场所采光照明和噪声卫生检测

一、公共场所采光系数测定方法

1. 原理

用直尺精确测量采光口的有效采光面积（含双侧采光）和室内地面面积，求出两者之比。由于采光系数未考虑当地气候、采光口的朝向和前排建筑物的遮光影响，因此它只是一个评价自然采光的概略指标。

2. 仪器和设备

直尺（皮尺、卷尺）：最小刻度为1mm。

3. 测定步骤

（1）精确测量。用直尺逐一测量建筑物内每块玻璃的长、宽（双层窗只测量一层，不要把窗框计算在内）及该室地面的长、宽（包括物品所占面积），将其记录下来。

（2）粗略测量。用直尺逐一测量建筑物内每个窗户的长、宽（包括窗框在内）及该室地面的长、宽（包括物品所占面积），并将其记录下来。

4. 结果计算

（1）精确测量按下列公式计算采光系数。

$$K = \frac{\sum_{i=1}^{n} a_i \, b_i}{A \, B}$$

式中，K——采光系数；

    a_i——第 i 块玻璃的长，m；

    b_i——第 i 块玻璃的宽，m；

    A——室内地面的长，m；

    B——室内地面的宽，m；

    n——室内玻璃总数，块；

    i——取 1，2，3，4，…，n。

（2）粗略测量按下列公式计算采光系数。

$$K = \frac{0.8\sum_{i=1}^{n} a_i \, b_i}{A \, B}$$

式中，K——采光系数；

    a_i——第 i 块窗户的长，m；

    b_i——第 i 块窗户的宽，m；

    A——室内地面的长，m；

    B——室内地面的宽，m；

    0.8——玻璃的面积与窗户面积的比值；

    n——室内窗户总数，个；

    i——取 1，2，3，4，…，n。

二、公共场所照度测定方法

1. 原理

照度计是利用光敏半导体元件的物理光电现象制成的。当外来光线射到硒光电池（光电元件）后，硒光电池即将光能转变为电能，通过电流表示出光的照度值。

2. 仪器和设备

（1）照度计。照度计的性能如下：

量程：使用照度计量程下限不大于 1lux，上限在 5 000lux 以上；

指针式照度计示值误差不超过满量的±8%；

年变化率不超过 5%；

接收器的疲劳特性：照度计示值为满量程的 2/3 户以上，照射 2min 后的指示值，与在此照度下再继续照射 10min 的示值之比相对变化不得超过±3%；

示值的再现性：在恒定照度下照度计的指示值与遮住 30min 后再曝光的指示值相对变化不大于 2%。

（2）照度计每使用两年要经二级计量部门检定一次。

3．测定步骤

（1）测定点的确定。

①整体照明：在无特殊要求的公共场所中，测定面的高度为地面以上 80～90cm。一般大小的房间取 5 个点（每边中点和室中心各 1 个点）。影剧院、商场等大面积场所的测量可用等距离布点法，一般以每 100m² 布 10 个点为宜。

②局部照明：在场所狭小或因特殊需要的局部照明情况下，亦可测量其中有代表性的一点。由于有些情况下是局部照明和整体照明兼用的，所以在测量时，整体照明的灯光是开着还是关闭，要根据实际情况合理选择，并要在测定结果中注明。

（2）照度测定时注意事项。

①测定开始前，白炽灯至少开 5min，气体放电灯至少开 30min。②为了使受光器不产生初始效应，在测量前至少曝光 5min。③受光器上必须洁净无尘。④测定时受光器一律水平放置于测定面上。⑤测定者的位置和服装，不要影响测定结果。

（3）银幕亮度和光通量的测定。

先把特制的规格"九孔板"放在片面（放面孔）外，再把放映灯打开，然后用照度计逐一测定银幕上的九个光照处。测定时照度计的受光器与银幕平行，背向银幕，距银幕 10cm 处测定。

4．结果计算

（1）对于多个测定点的场所用各点的测定值求出平均照度。必要时记录最大值和最小值及其点的位置。而对一个点的测定结果则直接记录。

（2）银幕亮度按下式计算：

$$亮度（nt）=（银幕中心照度×反射系数）/\pi$$

式中，反射系数——一般银幕为 0.75，新幕可采用 0.8；

π——圆周率。

（3）银幕亮度均匀率按下式计算：

$$亮度均匀率=\frac{银幕上九孔板的最低照度}{银幕上九孔板的最高照度}×100\%$$

（4）银幕光通量按下式计算：

$$光通量（lm）=银幕面积（m^2）×幕宽系数×平均照度$$

式中，幕宽系数——普通银幕为 0.730，宽幕为 0.424，遮辐幕为 0.577。

三、公共场所噪声测定方法

1. 定义

（1）A 声级。用 A 计权网络测得的声级，用 L_A 表示，单位 dB。

（2）累积百分声级。在规定的测量 T 时间内，有 $N\%$ 时间的声级超过某一 L_A 值，这个 L_A 值叫做累积百分声级，用 LN 表示，单位为 dB。

（3）等效声级。在某时间内 A 声级的能量平均值，又称等效连续 A 声级，用 L_{Aeq} 表示，单位为 dB。

按定义此量为：

$$L_{Aeq} = 10\lg\left(1/T\int_0^T 10^{0.1L_A}\,dt\right)$$

式中，L_A——t 时刻的瞬时声级；

T——规定的测量时间。

当采样的时间间隔一定时，上式可表示为：

$$L_{Aeq} = 10\lg\left(1/n\sum_{i=1}^n 10^{0.1L_{A_i}}\right)$$

式中，L_{A_i}——第 i 次采样测得的 A 声级；

n——采样总数。

2. 测量条件

（1）测量仪器。测量仪器主要为精密声级计或普通声级计，其性能应符合 GB 3785 的要求。声级计每年应校验 1～2 次。在测量前，要对使用的传声器进行校准，并检查声级计的电池电压是否足够。测量后要求复校一次，测量前后传声器的灵敏度相差应不大于 2dB，否则测量数据无效。

（2）仪器设置。测量时声级计或传声器可以手持，也可以固定在三角架上，使传声器指向被测声源，为了尽可能减少反射影响，要求传声器离地面高 1.2m，与操作者距离 0.5m 左右，距墙面和其他主要反射面不小于 1m。

3. 测量方法

（1）布点要求。较大的公共场所（大于 100m²）距声源（或一侧墙壁）中心画一直线至对侧墙壁中心，在此直线上取均匀分布的三点为监测点；较小的公共场所（小于 100m²）在室中央取一点为监测点。

（2）读数方法。稳态与似稳态噪声用快挡读取指示值或平均值；周期性变化噪声用慢挡读取最大值并同时记录其时间变化特性；脉冲噪声读取峰值和脉冲保持值，无规则变化噪声用慢挡。每隔 5s 读一个瞬时 A 声级，每个测量点要连续读取 100 个数据代表该测点的噪声分布。

（3）测量时间。文化娱乐场所、商场（店），测定营业前 30min，营业后 30min，营业结束前 30min 的噪声 dB（A）。旅店业、图书馆、博物馆、美术馆、展览馆、医院候诊室、公共交通等候室、公共交通工具均在营业后 60min 测定。

4. 数据记录与处理

（1）数据记录。测量数据一般直接由声级计或其他测量仪器读出，读数的方法为：每隔 5s 读一个瞬时 A 声级，每个测量点要连续读取若干个数据值，记录于环境噪声测量数据，读数时还应判断主要噪声来源。

（2）评价值。在公共场所噪声标准中，规定用等效声级 L_{Aeq} 作为评价值；用累积百分声级 L_{10}、L_{50}、L_{90} 作为分析依据。对于公共场所一般性卫生监测，可分别求出各点的 L_{50}，然后进行合成或平均计算作为公共场所噪声的判定依据。

（3）数据处理。

①累积百分声级 L_{10}、L_{50}、L_{90}。累积百分声级 L_n 的计算方法为：将在规定时间内测得的所有瞬时 A 声级数据（例如 100 个数据），按声级的大小顺序排列并编号（由大到小），则第 1 个 L_1 就是最大值。第 10 个值 L_{10} 表示在规定时间内有 10% 的时间的声级超过此声级，它相当于在规定时间内噪声的平均峰值；L_{50} 为第 50 个规定时间内噪声的平均值；L_{90} 为第 90 个数据，表示在规定时间内有 90% 的时间的声级超过此声级，它相当于规定时间内噪声的背景值。

②等效声级 L_{Aeq}

$$等效声级 L_{Aeq} = 10 \lg \left(\sum_{i=1}^{n} 10^{0.1 L_{A_i}} \right) - 10 \lg n$$

式中，n——在规定的时间 T 内采样的总数，$n = T / \Delta t$；

　　　Δt——采样测量的时间间隔，s；

　　　L_{A_i}——第 i 次测量的 A 声级，dB。

由于环境噪声标准中都用 A 声级，故如不加说明，则等效声级就是等效（连续）A 声级，并常简单地用符号 L_{Aeq} 表示。

当 $n = 100$ 时，则等效声级为：

$$L_{Aeq} = 10 \lg \left(\sum_{i=1}^{100} 10^{0.1 L_{A_i}} \right) - 20$$

如果数据 L_{A_i} 遵从正态分布，则等效声级可用下列公式近似计算：

$$L_{Aeq} = L_{50} + (d_2 / 60)$$

式中，d——$L_{10} \sim L_{90}$；

　　　L_{10}、L_{50}、L_{90} 为 4.（3）（1）款中所述的累积统计声级。

5. 结果表示

噪声的测量结果用等效声级 L_{Aeq} 来表示，该点的噪声水平用累积百分声级的

L_n 表示其声级的分布。

第四节　公共场所空气质量卫生检测

本节包括：新风量测定、室内换气率测定，以及一氧化碳、二氧化碳、氨、甲醛、臭氧、可吸入颗粒等内容的卫生监测。

一、公共场所室内新风量测定方法示踪气体法

1. 定义

新风量指在门窗关闭的状态下，单位时间内由空调系统通道、房间的缝隙进入室内的空气总量，单位为 m^3/h。

空气交换率是指单位时间（h）内由室外进入到室内空气的总量与该室内空气总量之比。

示踪气体：在研究空气运动中，一种气体能与空气混合，而且本身不发生任何改变，并在很低的浓度就被能测出的气体总称。

2. 原理

本标准采用示踪气体浓度衰减法。在待测室内通入适量示踪气体，由于室内、外空气交换，示踪气体的浓度呈指数衰减，根据浓度随着时间的变化的值，计算出室内的新风量。

3. 仪器和材料

（1）袖珍或轻便型气体浓度测定仪。

（2）尺、摇摆电扇。

（3）示踪气体。

4. 测定步骤

（1）室内空气总量的测定。

①用尺测量并计算出室内容积 V_1（m^3）。

②用尺测量并计算出室内物品（桌、沙发、柜、床、箱等）总体积 V_2（m^3）。

③计算室内空气容积

$$V = V_1 - V_2$$

式中，V——室内空气容积，m^3；

　　　V_1——室内容积，m^3；

　　　V_2——室内物品总体积，m^3。

（2）测定的准备工作。

①按仪器使用说明校正仪器，校正后待用。

②打开电源，确认电池电压正常。

③归零调整及感应确认，归零工作需要在清净的环境中调整，调整后即可进行采样测定。

（3）采样与测定。

①关闭门窗：在室内通入适量的示踪气体后，将气源移至室外，同时用摇摆扇搅动空气 3～5min，使示踪气体分布均匀，再按对角线或梅花状布点采集空气样品，同时在现场测定并记录。

②计算空气交换率：用平均法或回归方程法。

Ⅰ平均法：当浓度均匀时采样，测定开始时示踪气体的浓度 C_0，15min 或 30min 时再采样，测定最终示踪气体浓度 C_1（时间的浓度），前后浓度自然对数差除以测定时间，即为平均空气交换率。

Ⅱ回归方程法：当浓度均匀时，在 30min 内按一定的时间间隔测量示踪气体浓度，测量频次不少于 5 次。以浓度的自然对数对应的时间作图。用最小二乘法进行回归计算。回归方程式中的斜率即为空气交换率。

5. 结果计算

（1）平均法计算平均空气交换率。

$$A=[\ln C_0-\ln C_1]/T$$

式中，A——平均空气交换率，h^{-1}；

　　　C_0——测量开始时示踪气体浓度，mg/m^3；

　　　C_1——时间为 t 时示踪气体浓度，mg/m^3；

　　　T——测定时间，h。

（2）回归方程法计算空气交换率。

$$\ln C_1=\ln C_0-AT$$
$$（Y=a-bx）$$

式中，C_1——T 时间的示踪气体浓度，mg/m^3；（$\ln C_1$ 相当于 Y）

　　　A——空气交换率，h^{-1}；（相当于 $-b$，即斜率）

　　　C_0——测量开始时示踪气体浓度，mg/m^3；（$\ln C_0$ 相当于截距 a）

　　　C_1——时间为 t 时示踪气体浓度，mg/m^3；

　　　T—— 测定时间，h。

（3）新风量的计算。

$$Q=AV$$

式中，Q——新风量，m^3/h；

　　　A——空气交换率，h^{-1}；

V——室内空气容积，m^3。

注：若示踪气体本底浓度不为 0 时，则公式中的 C_1、C_0 需减本底浓度后再取自然对数进行计算。

表 7-3 示踪气体本底水平及安全性资料

气体名称	毒性水平	环境本底水平/（mg/m³）
一氧化碳（CO）	人吸入 50mg/m³，1h 内无异常	0.125～1.25
二氧化碳（CO₂）	车间最高容许浓度 9 000mg/m³	600
六氟化硫（SF₆）	小鼠吸入 48 000mg/m³，4h 内无异常	低于检出限
一氧化氮（NO）	小鼠吸入 LC₅₀，1 090mg/m³，无异常	0.4
八氟环丁烷（C₄F₈）	大鼠吸入 80%（20%氧），无异常	低于检出限
三氟溴甲烷（CBrF₃）	车间标准 6 100mg/m³	低于检出限

二、公共场所室内换气率测定方法

1. 定义

换气率是指在 1h 内由室外进入室内空气量（m^3）与该室室内空气量（m^3）之百分比。

2. 测定步骤

用示踪气体（SF_6 或 CO_2）测定室内空气的换气率，单位为%。

（1）场所室内空气量测量。

①用直尺测量场所室内长、宽、高，算出室内容积 M_t（单位 m^3）。

②用直尺测量室内物品（桌、沙发、柜、床、箱等）的总体积 M_i（单位 m^3）。

③按下式计算场所室内空气量（单位 m^3）：

$$M = M_t - M_i$$

式中，M——室内空气量，m^3；

M_t——室内容积，m^3；

M_i——室内物体总体积，m^3。

（2）测定 1h 前后室内空气中示踪气体含量。

①关闭门窗在室内均匀地释放示踪气体 SF_6 或 CO_2，室内空气量的计算，每立方米室内空气释放 SF_6 0.5～1.0g 或 CO_2 2～4g，同时用风扇扰动空气使其充分混合。

②用 100mL 玻璃注射器或 100mL 真空采样瓶采集室内空气，按对角线（3 点）或梅花状（5 点）布点采样。采样后人离开室内，经 1h 后仍按前述方法和采样点采集 1h 后样品。

③样品采集后最好立即分析，一般不应超过 3 天。

④样品空气中 SF_6 的分析按本标准的附示进行，CO_2 的分析按"公共场所空气中二氧化碳卫生监测方法"进行。

3．结果计算

（1）1h 内自然进入室内空气量的计算。

①SF_6 法。

$$M_a = 2.302\ 57\ M\ \lg\frac{C_1}{C_2}$$

式中，M_a——1h 内自然渗入室内空气量，m^3/h；

　　　　M——室内空气量，m^3；

　　　　C_1——试验开始时空气中 SF_6 含量，mg/m^3；

　　　　C_2——1h 后空气中 SF_6 含量，mg/m^3。

②CO_2 法。

$$M_a = 2.302\ 57 \cdot M \cdot \lg[\ (C_1 - C_a)\ /\ (C_2 - C_a)\ ]$$

式中，M_a——1h 内自然渗入室内空气量，m^3/h；

　　　　M——室内空气量，m^3；

　　　　C_1——试验开始时空气中 CO_2 含量，%；

　　　　C_2——1h 后空气中 CO_2 含量，%；

　　　　C_a——空气中 CO_2 含量，0.04%。

（2）小时换气率的计算。

$$E = \frac{M_a}{M} \times 100\%$$

式中，E——h 换气率，%；

　　　　M_a——1h 内自然渗入室内空气量，m^3/h；

　　　　M——室内空气量，m^3。

　　　　2.302 57——常用对数（lg）与自然对数（lg）的换算系数。

三、公共场所空气中一氧化碳检验方法

（一）不分光红外线气体分析法

1．原理

一氧化碳对不分光红外线具有选择性的吸收。在一定范围内，吸收值与一氧化碳浓度呈线性关系。根据吸收值确定样品中一氧化碳的浓度。

2．试剂和材料

（1）变色硅胶。于 120℃下干燥 2h。

（2）无水氯化钙。分析纯。

（3）高纯氮气。纯度 99.99%。

（4）霍加拉特氧化剂。

（5）一氧化碳标准气体。贮于铝合金瓶中。

3. 仪器和设备

（1）一氧化碳不分光红外线气体分析仪。

（2）记录仪 0～10mV。

4. 采样

用聚乙烯薄膜采气袋，抽取现场空气冲洗 3～4 次，采气 0.5L 或 1.0L，密封进气口，带回实验室分析。也可以将仪器带到现场间歇进样，或连续测定空气中一氧化碳浓度。

5. 分析步骤

（1）仪器的启动和校准。

①启动和零点校准：仪器接通电源稳定 30～60min 后，用高纯氮气或空气经霍加拉特氧化管和干燥管进入仪器进气口，进行零点校准。

②终点校准：用一氧化碳标准气（如 30×10^{-6}）进入仪器进样口，进行终点刻度校准。

③零点与终点校准重复 2～3 次，使仪器处于正常工作状态。

（2）样品测定。

将空气样品的聚乙烯薄膜采气袋接在装有变色硅胶或无水氯化钙的过滤器和仪器的进气口相连接，样品被自动抽到气室中，表头指出一氧化碳的浓度（$\times 10^{-6}$）。如果仪器带到现场使用，可直接测定现场空气中一氧化碳的浓度。仪器接上记录仪表，可长期监测空气中一氧化碳浓度。

6. 结果计算

一氧化碳体积浓度，可按下列公式换算成标准状态下质量浓度 mg/m^3。

$$mg/m^3 = \frac{10^{-6}}{B} \times 28$$

式中，B——标准状态下的气体摩尔体积。

当 0℃（101kPa）时，$B=22.41$；

当 25℃（101kPa）时，$B=24.46$；

28——一氧化碳分子量。

7. 测量范围、精密度和准确度

（1）测量范围。$0 \sim 30 \times 10^{-6}$；$0 \sim 100 \times 10^{-6}$ 两挡。

（2）检出下限。最低检出浓度为 0.1×10^{-6}。

（3）干扰和排除。环境空气中非待测组分，如甲烷、二氧化碳、水蒸气等能影响测定结果。但是采用串联式红外线检测器，可以大部分消除以上非待测组分的干扰。

（4）重现性小于1%，漂移4h小于4%。

（5）准确度取决于标准气的不确定度（小于2%）和仪器的稳定性误差（小于4%）。

（二）气相色谱法

1. 原理

一氧化碳在色谱柱中与空气的其他成分完全分离后，进入转化炉，在360℃镍触媒催化作用下，与氢气反应，生成甲烷，用氢火焰离子化检测器测定。

$$CO + 3H_2 \xrightarrow[360℃]{Ni催化} CH_4 + H_2O$$

2. 试剂

（1）碳分子筛。TDX—01，60目～80目，作为固定相。

（2）纯空气。不含一氧化碳或一氧化碳含量低于本方法检出下限。

（3）镍触媒。30～40目，当$CO < 180 \, mg/m^3$，$CO_2 < 0.4\%$时，转化率＞95%。

（4）一氧化碳标准气。一氧化碳含量$10 \times 10^{-6} \sim 40 \times 10^{-6}$（铝合金钢瓶装）以氮气为本底气。

3. 仪器与设备

4. 采样

用橡胶二连球，将现场空气打入采样袋内，使之胀满后放掉。如此反复四次，最后一次打满后，密封进样口，并写上标签，注明采样地点和时间等。

5. 分析步骤

（1）色谱分析条件。由于色谱分析条件常因实验条件不同而有差异，所以应根据所用气相色谱仪的型号和性能，制定能分析一氧化碳的最佳的色谱分析条件。

（2）绘制标准曲线和测定校正因子。在做样品分析时的相同条件下，绘制标准曲线或测定校正因子。

① 配制标准气。在5支100mL注射器中，用纯空气将已知浓度的一氧化碳标准气体，稀释成$0.4 \times 10^{-6} \sim 40 \times 10^{-6}$（0.5～50mg/m³）范围的4个浓度点的气体。另取纯空气作为零浓度气体。

② 绘制标准曲线。每个浓度的标准气体，分别通过色谱仪的六通进样阀，量取1mL进样，得到各个浓度的色谱峰和保留时间。每个浓度做三次，测量色谱峰高的平均值。以峰高作纵坐标，浓度为横坐标，绘制标准曲线，并计算回归

线的斜率，以斜率倒数 Bg（10^{-6}/mm）作样品测定的计算因子。

③ 测定校正因子。用单点校正法求校正因子。取与样品空气中含一氧化碳浓度相接近的标准气体。测量色谱峰的平均峰高（cm）和保留时间。用下列公式计算校正因子（f）：

$$f = C_0/h_0$$

式中，f——校正因子，10^{-6}/mm；

　　C_0——标准气体浓度，10^{-6}；

　　h_0——平均峰高，mm。

（3）样品分析。通过色谱仪六通进样阀，进样品空气 1mL，按 6.（2）②项操作，以保留时间定性，测量一氧化碳的峰高。每个样品作三次分析，求峰高的平均值。并记录分析时的气温和大气压力。高浓度样品，应用清洁空气稀释至小于 $40×10^{-6}$（50 mg/m³），再分析。

6. 结果计算

（1）用标准曲线法查标准曲线定量，或用下式计算空气中一氧化碳浓度。

$$C = h×Bg$$

式中，C——样品空气中一氧化碳浓度，10^{-6}；

　　h——样品峰高的平均值，mm；

　　Bg——由 6.（2）②项得到的计算因子，10^{-6}/mm。

（2）用校正因子按下式计算浓度。

$$C = h×f$$

式中，C——样品空气中一氧化碳浓度，10^{-6}；

　　h——样品峰高的平均值，mm；

　　f——由 6.（2）②项得到的校正因子，10^{-6}/mm。

（3）一氧化碳体积浓度可按下列公式换算成标准状态下的质量浓度（mg/m³）。

$$mg/m^3 = 10^{-6}/B×28$$

7. 测量范围、精密度和准确度

（1）测定范围。进样 1mL 时，测定浓度范围是 0.50～50.0mg/m³。

（2）检出下限。进样 1mL 时，最低检出浓度为 0.50mg/m³。

（3）干扰和排除。由于采用了气相色谱分离技术，空气、甲烷、二氧化碳及其他有机物均不干扰测定。

（4）重现性。一氧化碳浓度在 6mg/m³ 时，10 次进样分析，变异系数为 2%。

（5）回收率。一氧化碳浓度在 3～25mg/m³ 时，回收率为 94%～104%。

四、公共场所空气中二氧化碳检验方法

（一）不分光红外线气体分析法

1. 原理

二氧化碳对红外线具有选择性的吸收。在一定范围内，吸收值与二氧化碳浓度呈线性关系。根据吸收值确定样品中二氧化碳的浓度。

2. 采样

用塑料铝箔复合薄膜采气袋，投抽取现场空气冲洗 3～4 次，采气 0.5L 或 1.0L，密封进气口，带回实验室分析。也可以将仪器带到现场间歇进样，或连续测定空气中二氧化碳浓度。

3. 分析步骤

（1）二氧化碳分析仪的启动和校准。

（2）样品测定。将内装空气样品的塑料铝箔复合薄膜采气袋接在装有变色硅胶或无水氯化钙的过滤器和仪器的进气口相连接，样品被自动抽到气室中，表头指出二氧化碳的浓度（%）。

如果将仪器带到现场，可间歇进样测定。仪器接上记录仪表，可长期监测空气中二氧化碳浓度。

4. 结果计算

仪器的刻度指示经过标准气体校准过的，样品中二氧化碳的浓度，由表头直接读出。

5. 测量范围、精密度和准确度

（1）测量范围。0～0.5%；0～1.5%两挡。

（2）检出下限。最低检出浓度为 0.01%。

（3）干扰和排除。环境空气中非待测组分，如甲烷、一氧化碳、水蒸气等能影响测定结果。由于在透过红外线的窗口，安装了红外线滤光片，它的波长为 426μm，二氧化碳对该波长有强烈的吸收；而一氧化碳和甲烷等气体不吸收。因此，一氧化碳和甲烷的干扰可以忽略不计。但水蒸气对测定二氧化碳有干扰，它可以使气室反射率下降，从而使仪器灵敏度降低，影响测定结果的准确性。因此，必须使空气样品经干燥后，再进入仪器。

（4）重现性小于 2%，飘移小时小于 6%。

（5）准确度取决于标准气的不确定度（小于 2%）和仪器的稳定性误差（小于 6%）。

(二) 气相色谱法

1. 原理

二氧化碳在色谱柱中与空气的其他成分完全分离后，进入热导检测器的工作臂，使该臂电阻值的变化与参与臂电阻值变化不相等，惠斯登电桥失去平衡而产生信号输出。在线性范围内，信号大小与进入检测器的二氧化碳浓度成正比。从而进行定性与定量测定。

2. 试剂

（1）二氧化碳标准气。浓度 1%（铝合金钢瓶装），以氮气作本底气。

（2）高分子多孔聚合物。GDX—102，60～80 目，作色谱固定相。

（3）纯氮气。纯度 99.99%。

3. 仪器与设备

（1）气相色谱仪。配备有热导检测器的气相色谱仪。

（2）注射器。2mL、5mL、10mL、20mL、50mL、100mL；体积误差＜±1%。

（3）塑料铝箔复合使采样袋容积　400～600mL。

（4）色谱柱。长 3m，内径 4mm 的不锈钢管，内填充 GDX—102 高分子多孔聚合物，柱管两端填充玻璃棉。新装的色谱柱在使用前，应在柱温 180℃，通氮气 70mL/min 条件下，老化 12h，直至基线稳定为止。

4. 采样

用橡胶二连球将现场空气打入塑铝复合膜采气袋，使之胀满后放掉。如此反复四次，最后一次打满后，密封进样口，写上标签，注明采样地点和时间等。

5. 分析步骤

（1）色谱分析条件。由于色谱分析条件常因实验条件不同而有差异，所以应根据所用气相色谱仪的型号和性能，制定能分析二氧化碳的最佳的色谱分析条件。

（2）绘制标准曲线和测定校正因子。在作样品分析时的相同条件下，绘制标准曲线或测定校正因子。

①配制标准气。在 5 支 100mL 注射器内，分别注入 1%二氧化碳标准气体，2mL、4mL、8mL、16mL、32mL，再用纯氮气稀释至 100mL，即得浓度为 0.02%、0.04%、0.08%、0.16%和 0.32%的气体。另取纯氮气作为零浓度气体。

②绘制标准曲线。每个浓度的标准气体，分别通过色谱仪的六通进样阀，量取 3mL 进样，得到各个浓度的色谱峰和保留时间。每个浓度做 3 次，测量色谱峰高的平均值。以一氧化碳的浓度（%）对平均峰高（mm）绘制标准曲线，并计算回归线的斜率，以斜率的倒数 Be（%/mm）作样品测定的计算因子。

③测定校正因子。用单点校正法求校正因子。取与样品空气中含一氧化碳浓度相接近的标准气体。按 5.（2）②项操作，测量色谱峰的平均峰高（mm）和保留时间。用下列公式计算校正因子。

$$f = C_0 / h_0$$

式中，f——校正因子，10^{-6}/mm；

C_0——标准气体浓度，10^{-6}；

h_0——平均峰高，mm。

（3）样品分析。通过色谱仪六通进样阀进样品空气 3mL，按 5.（2）②项操作。以保留时间定性，测量二氧化碳的峰高。每个样品作 3 次分析，求峰高的平均值。并记录分析时的气温和大气压力。高浓度样品用纯氮气稀释至小于 0.3% 再分析。

6．结果计算

（1）用标准曲线法查标准曲线定量，或用下列公式计算浓度。

$$C = h \times Bg$$

式中，C——样品空气中二氧化碳浓度，10^{-6}；

h——样品峰高的平均值，mm；

Bg——由 5.（2）②项得到的计算因子，mm。

（2）用校正因子按下式计算浓度。

$$C = h \times f$$

式中，C——样品的空气中二氧化碳浓度，10^{-6}；

h——样品峰高的平均值，mm；

f——由 5.（2）③项得到的校正因子，10^{-6}/mm。

7．测量范围、精密度和准确度

（1）测量范围。进样 3mL 时，测定浓度范围是 0.02%～0.6%。

（2）检出下限。进样 3mL 时，最低检出浓度为 0.014%。

（3）干扰和排除。由于采用了气相色谱分离技术，空气、甲烷、氨、水和二氧化碳等均不干扰测定。

（4）重现性。二氧化碳浓度在 0.1%～0.2%时，重复测定的变异系数为 5%～3%。

（5）回收率。二氧化碳浓度在 0.02%～0.4%时，回收率为 95%～105%，平均回收率为 99%。

五、公共场所空气中氨检验方法——靛酚蓝分光光度法

（一）原理

空气中氨吸收在稀硫酸中，在亚硝基铁氰化钠及次氯酸存在下，与水杨酸生成蓝绿色的靛酚蓝染料，根据着色深浅，比色定量。

（二）试剂和材料

本法所用的试剂均为分析纯，水为无氨蒸馏水。

（1）吸收液 $[C(H_2SO_4)=0.005mol/L]$。量取 2.8mL 硫酸加入水中，并稀释至 1L。临用时再稀释 10 倍。

（2）水杨酸溶液（50g/L）。称取 10.0g 水杨酸和 10.0g 柠檬酸钠，加水 50mL，再加 55mL 氢氧化钠溶液（2mol/L），用水稀释至 200mL。此试剂稍有黄色，室温下可稳定 1 个月。

（3）亚硝基铁氰化钠溶液（10g/L）。称取 1.0g 亚硝基铁氰化钠，溶于 100mL 水中。贮于冰箱中可稳定 1 个月。

（4）次氯酸钠溶液（0.05mol/L）。取 1mL 次氯酸钠试剂原液，用碘量法标定其浓度。然后用氢氧化钠溶液稀释成 0.05mol/L 的溶液。贮于冰箱中可保存 2 个月。

（5）氨标准溶液。

①标准贮备液：称取 0.314 2g 经 105℃干燥 1h 的氯化铵，用少量水溶解，移入 100mL 容量瓶中，用吸收液稀释至刻度。此液 1.00mL 含 1.00mg 氨。

②标准工作液：临用时，将标准贮备液用吸收液稀释成 1.00mL 含 1.00μg 氨。

（三）仪器、设备

（1）大型气泡吸收管。有 10mL 刻度线，出气口内径为 1mm，与管底距离应为 3～5mm。

（2）空气采样器。流量范围 0～2L/min，流量稳定。使用前后，用皂膜流量计校准采样系统的流量，误差应小于±5%。

（3）具塞比色管。10mL。

（4）分光光度计。可测波长为 697.5nm，狭缝小于 20nm。

（四）采样

用一个内装 10mL 吸收液的大型气泡吸收管，以 0.5L/min 流量，采气 5L，及时记录采样点的温度及大气压力。采样后，样品在室温下保存，于 24h 内分析。

（五）分析步骤

（1）标准曲线的绘制。

取 10mL 具塞比色管 7 支，按表 7-4 制备标准系列管。

表 7-4　氨标准系列

管号	0	1	2	3	4	5	6
标准工作液/mL	0	0.50	1.00	3.00	5.00	7.00	10.00
吸收液/mL	10.00	9.50	9.00	7.00	5.00	3.00	0
氨含量/μg	0	0.50	1.00	3.00	5.00	7.00	10.00

在各管中加入 0.50mL 水杨酸溶液，再加入 0.10mL 亚硝基铁氰化钠溶液和 0.10mL 次氯酸钠溶液，混匀，室温下放置 1h。用 1cm 比色皿，于波长 697.5nm 处，以水作参比，测定各管溶液的吸光度。以氨含量（μg）作横坐标，吸光度为纵坐标，绘制标准曲线，并用最小二乘法计算校准曲线的斜率、截距及回归方程。

$$Y=bX+a$$

式中，Y——标准溶液的吸光度；

　　　X——氨含量，μg；

　　　a——回归方程式的截距；

　　　b——回归方程式斜率，吸光度/μg。

标准曲线斜率 b 应为 0.081±0.003 吸光度/μg 氨。以斜率的倒数作为样品测定时的计算因子（Bs）。

（2）样品测定。将样品溶液转入具塞比色管中，用少量的水洗吸收管，合并，使总体积为 10mL。再按制备标准曲线的操作步骤测定样品的吸光度。在每批样品测定的同时，用 10mL 未采样的吸收液作试剂空白测定。如果样品溶液吸光度超过标准曲线范围，则可用试剂空白稀释样品显色液后再分析。计算样品浓度时，要考虑样品溶液的稀释倍数。

（六）结果计算

（1）将采样体积按下列公式换算成标准状态下的采样体积。

$$V_0=V_t\times[T_0/（273+t）]\times（P/P_0）$$

式中，V_0——标准状态下的采样体积，L；

　　　V_t——采样体积，由采样流量乘以采样时间而得，L；

　　　T_0——标准状态下的绝对温度，273K；

　　　P_0——标准状态下的大气压力，101.3kPa；

　　　P——采样时的大气压力，kPa；

　　　t——采样时的空气温度，℃。

（2）空气中氨浓度按下列公式计算。

$$C（NH_3）=[（A-A_0）Bs]/V_0$$

式中，C——空气中氨浓度，mg/m^3；

      A——样品溶液的吸光度；

      A_0——空白溶液的吸光度；

      Bs——计算因子，μg/吸光度；

      V_0——标准状态下的采样体积，L。

（七）测定范围、精密度和准确度

（1）测定范围。测定范围为 10mL 样品溶液中含 0.5～10μg 氨。按本法规定的条件采样 10min，样品可测浓度范围为 0.01～2mg/m³。

（2）灵敏度。10mL 吸收液中含有 1μg 的氨应有 0.081±0.003 吸光度。

（3）检测下限。检测下限为 0.5μg/10mL，若采样体积为 5L 时，最低检出浓度为 0.01mg/m³。

（4）干扰和排除。对已知的各种干扰物，本法已采取有效措施进行排除，常见的钙、镁、铁、锰、铝等多种阳离子已被柠檬酸络合；2μg 以上的苯胺有干扰，H_2S 允许量为 30μg。

（5）方法的精密度。当样品中氨含量为 1.0μg/10mL、5.0μg/10mL、10.0μg/10mL，其变异系数分别为 3.1%、2.9%、1.0%，平均相对偏差为 2.5%。

（6）方法的准确度。样品溶液加入 1.0μg/10mL、3.0μg/10mL、5.0μg/10mL、7.0μg/10mL 氨时，其回收率为 95%～109%，平均回收率为 100.0%。

六、公共场所空气中甲醛检验方法——酚试剂分光光度法

（一）原理

空气中的甲醛与酚试剂反应生放嗪，嗪在酸性溶液中被高铁离子氧化形成蓝绿色化合物。根据颜色深浅，出色定量。

（二）试剂

（1）吸收液原液。

（2）吸收液。

（3）1%硫酸铁铵溶液。称量 1.0g 硫酸铁铵用 0.1mol/L 盐酸溶解，并稀释至 100mL。

（4）碘溶液[$C（1/2I_2）$=0.100 0mol/L]。

（5）1mol/L 氢氧化钠溶液。称量 40g 氢氧化钠，溶于水中，并稀释至 1 000mL。

（6）0.5mol/L 硫酸溶液。取 28mL 浓硫酸缓慢加入水中，冷却后，稀释至 1 000mL。

（7）硫代硫酸钠标准溶液[0.100 0mol/L]。可用从试剂商店购买的标准试剂。

（8）0.5%淀粉溶液。将 0.5g 可溶性淀粉，用少量水调成糊状后，再加入 100mL 沸水，并煎沸 2～3min 至溶液透明。冷却后，加入 0.1g 水杨酸或 0.4g 氯化锌保存。

（9）甲醛标准贮备溶液。取 2.8mL 含量为 36%～38%甲醛溶液，放入 1L 容量瓶中，加水稀释至刻度。此溶液 1mL 相当于 1mg 甲醛。其准确浓度用下述碘量法标定。

甲醛标准贮备溶液的标定：精确量取 20mL 待标定甲醛标准贮备溶液，置于 250mL 碘量瓶中。加入 20mL[$C(1/2I_2)$=0.100 0mol/L]碘溶液和 15mL 1mol/L 的氢氧化钠液，放置 15min，加入 0.5mol/L 硫酸溶液，再放置 15min，用 0.100 0mol/L 硫代硫酸钠溶液滴定，至溶液呈现淡黄色时，加入 1mL 0.5%淀粉溶液继续滴定至恰使蓝色褪去为止，记录所用硫代硫酸钠溶液体积 V_2（mL）。同时用水作试剂空白滴定，记录空白滴定所用硫化硫酸钠标溶液的体积 V_1（mL）。甲醛溶液的浓度用下列公式计算：

$$甲醛溶液浓度（mg/mL）=\frac{(V_1-V_2)\times N\times 15}{20}$$

式中，V_1——试剂空白消耗[C（硫代硫酸钠）=0.100 0mol/L]硫代硫酸钠溶液的体积，mL；

$\quad\quad\quad V_2$——甲醛标准贮备溶液消耗[C（硫代硫酸钠）=0.100 0mol/L]硫代硫酸钠溶液的体积，mL；

$\quad\quad\quad N$——硫代硫酸钠溶液的准确当量浓度；

$\quad\quad\quad 15$——甲醛的当量；

$\quad\quad\quad 20$——所取甲醛标准贮备溶液的体积，mL。

二次平行滴定，误差应小于 0.05mL，否则重新标定。

（10）甲醛标准溶液。临用时，将甲醛标准贮备溶液用水稀释成 1mL 含 10μg 甲醛，立即再取此溶液 10mL，加入 100mL 容量瓶中，加入 5mL 吸收原液，用水定容至 100mL，此液 1mL 含 1μg 甲醛，放置 30min 后，用于配制标准色列管。此标准溶液可稳定 24h。

（三）仪器和设备

（1）大型气泡吸收管。出气口内径为 1mm，出气口至管底距离等于或小于 5mm。

（2）恒流采样器。流量范围 0～1L/min。流量稳定可调，恒流误差小于 2%，采样前和采样后应用皂沫流量计校准采样系列流量，误差小于 5%。

（3）具塞比色管。10mL。

（4）分光光度计。在 630nm 测定吸光度。

（四）采样

用一个内装 5mL 吸收液的大型气泡吸收管，以 0.5L/min 流量，采气 10L。并记录采样点的温度和大气压力。采样后样品在室温下应在 24h 内分析。

（五）分析步骤

（1）标准曲线的绘制。

取 10mL 具塞比色管，用甲醛标准溶液按表 7-5 制备标准系列。

表 7-5　甲醛标准系列

管号	0	1	2	3	4	5	6	7	8
标准溶液/mL	0	0.10	0.2	0.4	0.6	0.8	1.00	1.50	2.00
吸收液/mL	5.0	4.90	4.8	4.6	4.4	4.2	4.0	3.5	3.0
甲醛含量/μg	0	0.1	0.2	0.4	0.6	0.8	1.0	1.5	2.0

各管中，加入 0.4mL，1%硫酸铁铵溶液，摇匀，放置 15min。用 1cm 比色皿，在波长 630μm 下，以水作参比，测定各管溶液的吸光度。以甲醛含量为横坐标，吸光度为纵坐标，绘制曲线，并计算回归线斜率，以斜率倒数作为样品测定的计算因子 Bg（μg/吸光度）。

（2）样品测定。采样后，将样品溶液全部转入比色管中，用少量吸收液洗吸收管，合并使总体积为 5mL。按绘制标准曲线的操作步骤测定吸光度（A）；在每批样品测定的同时，用 5mL 未采样的吸收液作试剂空白，测定试剂空白的吸光度（A_0）。

（六）结果计算

（1）将采样体积按下列公式换算成标准状态下采样体积。

$$V_0 = V_t \frac{T_0}{273 + T} \times \frac{P}{P_0}$$

式中，V_0——标准状态下的采样体积，L；

V_t——采样体积，L=采样流量（L/min）×采样时间（min）；

T ——采样点的气温，℃；

T_0 ——标准状态下的绝对温度 273K；

P—— 采样点的大气压力，kPa；

P_0——标准状态下的大气压力，101kPa。

（2）空气中甲醛浓度按下式计算。

$$C = \frac{(A - A_0)Bg}{V_0}$$

式中，C——空气中甲醛，mg/m³；

A——样品溶液的吸光度；

A_0——空白溶液的吸光度；

Bg——由 6.（1）项得到的计算因子，μg/吸光度；

V_0——换算成标准状态下的采样体积，L。

7. 测量范围、干扰和排除

（1）测量范围。用 5mL 样品溶液，本法测定范围为 0.1～1.5μg；采样体积为 10L 时，可测浓度范围 0.01～0.15 mg/m³。

（2）灵敏度。本法灵敏度为 2.8μg/吸光度。

（3）检出下限。本法检出 0.056μg 甲醛。

（4）干扰及排除。10μg 酚、2μg 醛以及二氯化氮对本法无干扰。二氧化硫共存时，使测定结果偏低。因此对二氧化硫干扰不可忽视，可将气样先通过硫酸锰滤纸过滤器，予以排除。

（5）再现性。当甲醛含量为 0.1μg/5mL、0.6μg/5mL、1.5μg/5mL 时，重复测定的变异系数为 5%、5%、3%。

（6）回收率。当甲醛含量 0.4～1.0μg/5mL 时，样品加标准的回收率为 93%～101%。

七、公共场所空气中臭氧检验方法

1. 原理

空气中的臭氧使吸收液中蓝色的靛蓝二磺酸钠褪色，生成靛红二磺酸钠。根据颜色减弱的程度比色定量。

2. 仪器

（1）多孔玻板吸收管。普通型，内装 9mL 吸收液，在流量 0.3L/min 时，玻板阻力应为 4～5kPa，气泡分散均匀。

（2）空气采样器。流量范围 0.2～10L/min，流量稳定。使用时，用皂膜流量计校准采样系统在采样前和采样后的流量，误差应小于 5%。

（3）具塞比色管。10mL。

（4）恒温水浴。

（5）水银温度计。精度为±0.5℃。

（6）分光光度计。用 20mm 比色皿，在波长 610nm 处测吸光度。

3. 采样

用硅橡胶管连接两个内装 9.00mL 吸收液的多孔玻板吸收管，配有黑色避光套，以 0.3L/min 流量采气 5～20L。当第一支管中的吸收液颜色明显减退时立即停止采样。如不褪色，采气最少应不小于 20L。采样后的样品 20℃以下暗处存放至少可稳定 1 周。记录采样时的温度和大气压力。

4. **分析步骤——绘制标准曲线**

取 10mL 具塞比色管 6 支，按下表制备标准色列管。

表 7-6　臭氧标准系列

	1	2	3	4	5	6
IDS 标准溶液	10.00	8.00	6.00	4.00	2.00	0
磷酸盐缓冲溶液/mL	0	2.00	4.00	6.00	8.00	10.00
臭氧含量/（μg/mL）	0	0.2	0.4	0.6	0.8	1.00

（1）各管摇匀，用 20mm 比色皿，以水作参比，在波长 610nm 下测定吸光度。以标准系列中零浓度与各标准管吸光度之差为纵坐标，臭氧含量（μg）为横坐标，绘制标准曲线，并计算回归线的斜率。以斜率的倒数作为样品测定的计算因子 Bg（μg/mL）。

（2）样品测定。采样后，将前后两支吸收管中的样品分别移入比色管中，用少量水洗吸收管，使总体积分别为 10mL。测定样品吸光度。

同时另取未采样的吸收液，作试剂空白测定。

5. **结果计算**

$$C=[（A_0-A_1）+（A_0-A_2）]\times Bg/V_0$$

式中，C——空气中臭氧浓度，mg/m^3；

　　　A_0——试剂空白溶液的吸光度；

　　　A_1——第一支样品管溶液的吸光度；

　　　A_2——第二支样品管溶液的吸光度；

　　　Bg——用标准溶液绘制标准曲线得到的计算因子，μg/mL；

　　　V_0——换算成标准状况下的采样体积，L。

6. **精密度、准确度和测定范围**

（1）当臭氧含量 2～10μg/10mL 范围内。5 个实验室的平均相对标准偏差为 4.7%；平均回收率为 95%～108%。

（2）本法检出限为 0.18μg/10mL。测定范围 0.18～10μg/mL 臭氧，采样体积为 20L 时，可测浓度范围为 0.009～0.500mg/m³。方法灵敏度 10mL 溶液含 1.0μg 臭氧产生 0.832 吸光度。

八、室内空气中可吸入颗粒物的测定方法撞击式称重法

1. 原理

利用二段可吸入颗粒物采样器（$D50=10\mu m$，$\delta g=1.5$），以 131/min 的流量分别将粒径≥10μm 的颗粒采集在冲击板的玻璃纤维滤纸上，粒径≤10μm 的颗粒采集在预先恒重的玻璃纤维滤纸上，取下再称量其重量，以采样标准体积除以粒径 10μm 颗粒物的量，即得出可吸入颗粒物的浓度。检测下限为 0.05mg。

2. 仪器

（1）可吸入颗粒物采样器。$D50 \leqslant$ （10±1）μm，几何标准差 $\delta g=1.5 \pm 0.1$。

（2）天平。1/100 00 或 1/100 000。

（3）皂膜流量计。

（4）秒表。

（5）玻璃纤维滤纸。直径 50mm；外周直径 53mm，内周直径 40mm 2 种。

（6）干燥器。

（7）镊子。

3. 流量计校准

用皂膜量计校准采样器的流量计，按图将流量计、皂膜计及抽气泵连接进行校准，记录皂膜计两刻度线间的体积（mL）及通过的时间，体积按下列公式换算成标准状况下的体积（V_3），以流量计的格数对流量作图。

$$V_s = V_m[（P_b - P_v）T_s]/ P_s T_m$$

式中，V_m——皂膜两刻度线间的体积，mL；

$\quad\quad P_b$——大气压，kPa；

$\quad\quad P_v$——皂膜计内水蒸气压，kPa；

$\quad\quad P_s$——标准状态下压力，kPa；

$\quad\quad T_s$——标准状态下温度，℃；

$\quad\quad T_m$——皂膜计温度，K（273+室温）。

4. 采样

将校准过流量的采样器入口取下，旋开采样头，将已恒重过的 ϕ 50mm 的滤纸安放于冲击环下，同时于冲击环上放置环形滤纸，再将采样头旋紧，装上采样头入口，放于室内有代表性的位置。打开开关旋钮计时，将流量调至 13L/min，采样 24h，记录室内温度、压力及采样时间，注意随时调节流量，使保持 13L/min。

5. 分析步骤

取下采完样的滤纸，带回实验室，在与采样前相同的环境下放置 24h，称量至恒重（mg），以此重量减去空白滤纸重得出可吸入颗粒的重量 W（mg）。将滤纸保存好，以备成分分析用。

6. 计算

$$C = \frac{W}{V_0}$$

采样体积 V_s=流量（13L/min）×时间，min；

式中，C——可吸入颗粒物浓度，mg/m³；

W——颗粒物的重量，mg；

V_0——V_s 换算成标准状况下的体积，m³。

7. 注意事项

（1）采样前，必须先将流量计进行校准。采样时准确保持 13L/min 流量。

（2）称量空白及采样的滤纸时，环境及操作步骤必须相同。

（3）采样时必须将采样器部件旋紧，以免样品空气从旁侧进入采样器，造成错误的结果。

8. 关于选择"公共场所可吸入颗粒物监测仪器"的说明

全国卫生标准技术委员会环境卫生标准专业委员会认为：称重法仍为公共场所监测可吸入颗粒物的第一方法，凡任何可吸入颗粒物测定仪能满足下列条件，均可用于现场测定。

（1）测定精密度<10%（多天测定，每天不得小于 6 次）。

（2）总准确度 OSA，≤25%（测定对数不得少于 6 对）。

$$OSA = |b| + |MCV|$$

式中，b——称重法与仪器法配对测定结果差值之相对误差算术平均值；

MCV——仪器法测定相对标准差之几何平均值。

（3）测量范围：优于 0.01～10 mg/m³。

（4）异地测量时，仪器不需 K 值校正或虽然需进行 K 值校正，但仪器上附有正确适于异地测量的 K 值表，无须用户进行称量法校正。

第五节　游泳场所水质的卫生检测

一、游泳场所水温度测定方法

（一）仪器

水银温度计具 1℃分度，经过精确温度计校正。

热变电阻温度计用于测定深层或表层游泳水。

（二）方法

将温度计直接浸入游泳水中，经过 3～5min，待读数恒定后测定。同时测定空气温度。若水温不能直接测时，可在水样瓶中进行，水样瓶至少要有 1L 体积的水，测定前将水样瓶浸入水中 1～2min，待瓶温与水温相同后，再予测定。测定时应避开直射热源或日光。

深水温度可用热变电阻温度计测定。具体步骤按仪器说明书进行。

二、游泳水中尿素测定方法

通常采用二乙酰一肟分光光度法。

1. 原理

尿素与二乙酰一肟及安替比林反应呈现黄色，在波长 460nm 处有最大吸收峰。

2. 仪器

①25mL 棕色具塞比色管；②水浴；③分光光度计。

3. 试剂

（1）2%二乙酰一肟溶液。称取 0.2g 二乙酰一肟溶于 10%乙酸中，并稀释至 100mL，保存于棕色瓶备用。

（2）2%安替比林溶液。称取 0.2g 安替比林，溶于 1+1 硫酸中并用混酸稀释至 100mL，棕色瓶中保存（注：硫酸浓度大于 1+1 时，显色缓慢且操作不便）。

（3）尿素标准溶液。准确称取 0.100 0g 尿素于小烧杯中，加少量纯水溶解后转入 1 000mL 容量瓶中，加 0.1mL 氯仿并用纯水定容，此液每 mL 含 0.1mg 尿素。冷藏保存。

（4）尿素标准使用溶液。准确吸取尿素标准储备溶液 10.00mL 于 100mL 容量瓶中，用纯水定容，此液每毫升含 0.01mg 尿素。

4. 分析步骤

（1）吸取水样 10mL（尿素含量在 0.001～0.015mg）于 25mL 棕色具塞试管中，

另取棕色具塞试管加入尿素标准使用液 0 mL、0.1 mL、0.3 mL、0.5 mL、0.7 mL、0.9 mL、1.1 mL、1.3 mL、1.5mL，并用纯水稀释至 25mL（注：显色后溶液遇光褪色，故需用标色法）。

（2）于上述各管加入 1.0mL 二乙酰一肟溶液，混均。再加安替比林溶液 2.0mL，混匀。

（3）将上述试管在沸水浴中加热 50min。取出并在流动的自来水中冷却 2min。立即以纯水为对照，在 460nm 处，用 1cm 比色皿，测定各管吸光值（加热 45～55min，呈最深色，若再延长时间吸光值下降）。

（4）以浓度对照吸光值，制备标准曲线。以水样吸光值从曲线上查出尿素含量。

5. 计算

$$C = \frac{M}{V} \times 1\,000$$

式中，C——水样中尿素浓度，mg/L；

M——从曲线上查得的尿素含量，μg；

V——水样体积，mL。

三、海滨游泳水中透明度测定方法

（一）原理

清洁的海水是透明的，当海水中含有悬浮和胶体的化合物时，透明度便大大降低。水的透明度与混浊度成反比；水中悬浮物含量越大，则透明度越小。通常透明度用铅字法测定。

（二）仪器

（1）透明度测定器。

（2）标准铅字符号。采用标准视力表第 3 排符号（小数记法 0.3，标准距 100cm）。

（三）方法

（1）透明度测定器安放在光线充足的房间内，但不要有阳光直射，一般距有直射日光的窗户约 1m 较为适宜。

（2）将铅字印刷符号放于测定器下面，印刷符号距筒底玻片 4cm。

（3）将水样充分摇匀后，立即倒入筒内至 30cm 处，用眼睛垂直向下看，如不能看清印刷符号，则慢慢放出水样至刚能辨认出符号为止，记录此时的水柱高度（cm）。

（4）计算。透明度即以水柱的高度 cm 数表示。高度超过 30cm 的均作透明论。

第八章

旅店业卫生

旅店是人们出行和旅行的临时住所。旅店的主要用途不仅限于旅客食宿，而常作为会议、办公、教育、购物、娱乐以及保健的场所。现今，国际国内交流活动越来越多，大型交流活动也更加便利。如我国今年正在上海举办的世博会，吸引了来自世界上 100 多个国家和地区参展交流。这些活动无一例外地需要相应的旅店业提供保障。

当前旅店业远远不能满足人们的各种需求，存在着大量的卫生问题，可能对旅客健康带来不良的影响。因此，对旅店业制定相应的卫生标准，提出卫生学要求是十分必要的，也是旅店业卫生必须做到制度化和常规化的。

第一节　旅店业概述

旅店是人们因各种理由外出和旅行的临时住所。旅店业是为适应各类旅行需要而出现的一种服务性行业，早期主要是以解决旅客住宿和饮食需要为主要目的；旅店业以多种经营形式为特点，成为满足住宿、会议、办公，或者集教育、培训、购物、娱乐、健身保健等为一体的综合性的公共场所。

一、旅店业的特点

旅店业的特点是接待客人多，人员流动性大，旅客中年龄、性别、职业、民族各异，生活习惯、健康状况不同，因此旅店业的服务质量、卫生水平也必须适应不同层次的旅客需要。

旅店业的卫生和旅客的身心健康有着密切的关系，搞好旅店业的卫生是保护广大旅客身心健康的重要措施。旅客来到旅馆住宿不仅仅是为了解决休息、睡眠的生理需要，还有多层次、多方面的心理需求，因此现代旅店所提供的服务已远远超出了住宿的范畴。不论旅客的要求有何区别，但都具备最基本的心理要求：

（1）方便。宾馆、旅馆的位置、交通、服务设施等；

（2）安全。指人身、财物不受损失；

（3）清洁。指宾馆、旅馆的环境、设施、用具和食品等保持清洁卫生，使人体生理上不受任何损害。美国康奈尔大学旅馆管理学院在对 3 万名旅客的调查中获悉，其中 60%的人把清洁列为第一需求；

（4）尊重。指旅客受到尊敬；

（5）安静。指无嘈杂噪声的舒适环境；

（6）公平。指价格公平合理。

二、旅店业的分类

（一）我国旅店业的分类

我国卫生部批准的《旅店业卫生标准（GB 9663—88）》将旅店按《旅馆业建筑设计规范》的建筑等级分为 4 类：

三星级以上旅馆（宾馆、饭店、酒店）；四、五、六星级旅店和招待所；地下室旅店；车马店（汽车、马车店）。

（二）国外旅店业的分类

根据旅客的需求、爱好和经济负担能力，目前世界各国的宾馆类型主要有 6 种：

（1）城市宾馆。特点是高层建筑，房间集中，公用和服务层的面积比较大，使旅客有足够公共活动场所。

（2）带宾馆的综合建筑。这些宾馆建筑都与国际会议和贸易有关，有一个或一个以上的综合服务厅，用于开会、跳舞或者宴会。

（3）汽车宾馆（高速公路服务区）。一般位于高速公路旁，附有停车场，可供司机和旅客租用。这种宾馆工程简单，设计多采用标准规范，如有基本相同的单层或双层建筑的场所，但要保证有公用设施。

（4）公寓式宾馆。由一群低层建筑围建于主要设施旁，有分散的、集中的房间可供旅客私人使用；有的采用季节出租，或者长期租用。

（5）节假日村庄（又称度假村）。这种旅馆可为顾客提供娱乐、运动需求。通常地，几个单元为一住所，每单元住所内有起居室、卧室、浴室和厨房；在设计上与自然风景相协调，保持当地村庄的特色。

（6）带客房的洗浴中心。这种宾馆并不把住宿作为主要目的，而是以洗浴为主，以留宿为辅，将它列入洗浴行业的内容进行阐述。

（三）某些国家根据旅馆的特点分类

（1）有的国家根据旅馆的特点，分为保健旅馆、温泉旅馆、体育旅馆、迎宾馆。

（2）有的国家根据旅客逗留的情况分为家庭旅馆、旅客旅馆。

此外，根据交通工具使用情况可分为：铁路车站旅馆、机场旅馆、汽车旅馆、海滨旅馆等。

三、旅店业的级别

为了促进旅店业的发展，保护旅客的利益，使各旅店间有所区别，国际上曾先后对宾馆、饭店、旅店的等级做过一些规定。到目前为止，通行的旅游饭店共分为五等，即一星、二星、三星、四星、五星级。

一星特点：设备简单，具备食、宿两个最基本的功能，能满足客人简单的旅行需要，提供最基本的服务，不少项目采用自我服务的办法。它属于经济等级，符合经济能力较差旅客的需要。

二星特点：设备一般，除具备客房、餐厅等基本设施外，还有小卖部、邮电、理发等简单综合服务设施。服务质量较好，满足中下等旅客的要求。

三星特点：设备齐全，不仅提供食宿，还有会议室、休息厅、酒吧间、咖啡厅、宴会厅、美容室、舞厅等多种综合服务设施，服务质量较高，收费标准也高，能满足较富裕的旅客的需要。当今，这种宾馆、饭店在国际上最受欢迎，数量较多。

四星特点：设备豪华，服务设施完善，服务项目多，服务质量优良，室内讲求环境艺术，客人不仅得到高级的物质享受，而且得到精神享受。这是一种豪华级饭店，收费标准一般较高，主要满足经济地位较高的上层旅客的需要。

五星特点：是旅游饭店的最高等级，设备十分豪华、完善，服务质量要求很高。它是社交、会议、教育、购物、娱乐、消遣、保健等设施齐全的一个活动中心。管理现代化、科学化。收费标准很高，主要满足上层人士和政府高级官员及富商的要求。

宾馆、旅店的等级并不是一成不变的，考核的标准主要根据两个条件，一是设备，二是服务，二者缺一不可。宾馆、旅店的规模大小并不重要。

四、星级旅店业配备物品

客房客用品是客房中配备的，与旅客生活、安全密切相关的各种日用品和提供用品。日用品的基本特征有 3 种：一次性、一客一用或一天一换。

（一）一、二星级饭店的配备要求

毛巾、浴巾、地巾每房一条；软垫每床一只；床上用品：床单、枕芯、枕套、毛毯、床罩、备用薄棉被（或备用毛毯）。注：视地区而定。衬垫，卫生用品：

香皂、浴液、洗发液、牙刷、牙膏、漱口杯、浴帽、卫生纸、卫生袋、拖鞋、污物桶、梳子、浴帘、洗衣袋；文具用品：文具夹（架）、信封、信纸、便笺、圆珠笔等。

服务提示用品：服务指南、电话使用说明、住宿须知每房各 1 份，电视节目表、价目表、宾客意见表、防火指南每房各 1 份，提示牌、挂牌，应分别有"请勿打扰"、"请打扫房间"、"请勿在床上吸烟"的说明或标识，洗衣单二星级每房备 2 份。

饮品、饮具：茶叶，每房备袋装茶 4 小袋，也可用容器盛装；茶杯（热水杯）每房 2 只，暖水瓶每房不少于 1 个，凉水瓶、凉水杯，每房可备 1 套；视地区而定。

其他：衣架每房不少于 8 个；烟灰缸，每房 2 只；火柴每房 2 盒。擦鞋用具以擦鞋纸为主，每房 2 份；纸篓每房 1 只，放于卧室内，针线包每房 1 套。

（二）三星级饭店的配备要求

毛巾、浴巾每房 2 条，面巾每房 2 条，地巾每房 1 条，方巾每房 2 条；软垫每床 1 只；床上用品：床单每床不少于 2 条，枕芯每床 2 个，枕套每床 2 只，毛毯每床 1 条，床罩每床 1 条，备用薄棉被（或备用毛毯）每床备 1 条。注：视地区而定。衬垫每床 1 条。

卫生用品：香皂每房不少于 2 块，每块净重不低于 25g，其中至少 1 块不低于 35g，浴液、洗发液、护发素每房 2 套，每件净重不低于 25g，牙刷每房 2 把；牙膏每房 2 支，每支净重不低于 8g；漱口杯每房 2 只；浴帽每房 2 只；卫生纸、卫生袋、拖鞋每房 2 双。污物桶每房 1 只，放于卫生间内；梳子每房 2 把；浴帘防滑垫（若已采取其他防滑措施可不备）、洗衣袋、面巾纸、文具用品：文具夹（架）、信封、明信片、信纸、便笺、传真纸、圆珠笔、铅笔、便笺夹；服务提示用品：服务指南、电话使用说明、住宿须知、送餐菜单，电视节目表、价目表、宾客意见表、防火指南，提示牌、挂牌应分别有"请勿打扰"、"请打扫房间"、"请勿在床上吸烟"、"送餐服务"的说明或标识，洗衣单、酒水单。饮品、饮具：茶叶、茶杯（热水杯）、暖水瓶、凉水瓶、凉水杯、小酒吧、酒杯。其他：衣架、烟灰缸、火柴、擦鞋用具、纸篓、针线包、杯垫、礼品袋、标贴、晚安卡。

（三）四、五星级饭店的配备要求

在三星级基础上增加了：浴衣、软垫、衬垫。卫生用品：增加了护发素、润肤露、浴帽、面巾纸、剃须刀可配备须膏、指甲锉、棉花球、棉签、浴盐（泡沫剂、苏打盐）五星级可配备。

文具用品：增加了传真纸；服务提示用品：增加了送餐菜单、电视节目表、价目表、宾客意见表、防火指南。

第二节　旅店业基本卫生要求

一、旅店的地址选择

一般应选在交通方便，环境安静，有给、排水系统，远离工厂或大量污染区的地段，大型宾馆还要考虑有足够的面积作为绿化园地和停车场地。

二、旅店的平面和房间配置

旅店客房的朝向能影响室内采光和微小气候，所以必须重视客房的朝向，尽量选择正南朝向或南偏东 15°左右，避免面西朝向。旅店内部必须设有前厅（方厅）、服务台、不同等级的客房、卫生间、公共厕所、洗漱间、淋浴间、游艺室、会议室、土特产及纪念品商店（或小卖部）、餐厅、酒吧、厨房、洗衣房、干燥室、消毒室、仓库、值班室、办公室等。

除标准较高的客房设有专门卫生间设备外，每层楼必须备有公共卫生间。盥洗室每 8～15 人设一龙头，淋浴室每 20～40 人设一龙头。男厕所每 15～35 人设大、小便器各一个，女厕所每 10～25 人设便器一个。卫生间地坪应略低于客房，并应选择耐水易洗刷材料，卫生间应有自然通风管口或机械通风装置。辅助出入口（如对外餐厅、茶座、会议室等）应与在店常住旅客出入口分开，避免在本店旅客与去餐厅用餐的顾客混杂。主要出入口位置要明显面向主要街路，旅店门厅出入口只为住宿的旅客提供方便。

消毒间是所有旅店必备的房间，适于旅客用具的洗刷和消毒。一般要求在每个楼配置一个，条件不具备的也可整个旅店设一个清洗消毒间。主要有消毒池、消毒柜、保洁柜和消毒管理制度。要求有专职或者兼职的消毒员负责这项工作。

客房是顾客活动最基本的活动场所，根据不同等级的客房，床位占地面积应在 3～7m²，客房内净高以 2.7～3.2m 为宜。旅店业应选择透气性能良好，导热和传声性能低，不吸湿、不含放射性物质，不得对人体产生危害的建筑装饰材料，客房内墙壁装修不宜贴满塑料壁纸，以保持其一定的自然换气能力。

三、客房的通风、采光和照明

（1）通风。旅店的通风是清除室内污染物，改善微小气候和空气卫生质量的主要措施。在旅店业中有四类房间需要通风：客房、卫生间、公共用房（门厅、接待室、客厅、餐厅等）和技术用房（厨房、洗衣房、库房等）。一般采用自然通风、机械通风、空调系统（空调设备里的过滤器要定期清洗，保证室内空气新鲜，进风口一定要在室外）。

（2）采光和照明。旅店业应有良好的采光和照明，自然采光的卫生要求是光线充足，分布均匀，防止室内过热和炫目，采光系数一般为 1/8～1/5 为宜，客房内的照度应不低于 30lux（勒克司），走廊不低于 10lux（勒克司）。

四、旅店业上下水的设置

一般的旅店用水是由城市自来水管网供给，自备水源的选择和水质的质量应完全符合我国生活饮用水的卫生标准（GB 5749—85），旅店业必须设有备用贮水池，贮水容量至少可供使用 24h。贮水池的建筑材料和防水措施（水的加压和提升供水及管网配置），均应符合生活饮用水卫生标准；旅店业的排水设施必须通畅，保证环境整洁。

五、旅店业垃圾的收集和处置

旅店业的各种垃圾、废弃物必须做到及时清运，日产日清，中小型旅店业应由专人集中收集，作为城市垃圾的一部分由城市垃圾管理部门统一运输处理。较大的旅店和远离市区的旅店应有独立的垃圾处理系统。一般以焚烧处理为宜，做到日产日清。

六、地下室旅店

必须保证机械通风、除湿设施的正常运转，应用防水建筑材料，设置导水设施，安装除湿机。保证微小气候和空气质量符合卫生要求。地下室旅店不得生火取暖、做饭，防止空气污染和一氧化碳中毒。

七、旅店的附属设施

锅炉、通风机、制冷机等房间的消烟、除尘、消音、防震设施。旅店业应保证消烟、除尘、消音、防震设施的正常运行。

八、旅店业生活用品

（1）卧具的颜色要与房间的色调相协调，床面柔软并具备弹性，被子要柔软并具备良好的保温性能。被套、枕套（巾）、床单等床上用品必须保证一客一换一消毒，常住旅客每周一换一消毒。床上用品应洁净、无污迹，叠得整齐，四角清楚呈直线，星级宾馆还应执行星级宾馆有关床上用品更换规定。

（2）茶具必须做到一客一日一消毒，清洁的茶具必须表面光洁，无油渍，无水渍，无异味，其细菌数必须达到标准。

（3）公用拖鞋必须做到一客一日一消毒。干燥后使用，提倡用一次性拖鞋。

（4）旅店业不得设置公共使用的毛巾、梳子、头刷、剪刀等公用物品。客房内浴盆、脸盆、脚盆、浴巾、睡衣必须保证一客一消毒，脸盆和脚盆应有明显标志。清洁的脸（脚）盆。拖鞋的表面应光洁无污垢、无油渍，并不得检出致病菌。

（5）床上用品的数量应为床位数的3～5倍。

（6）旅客废弃的衣物应进行登记并监督处理。

九、旅店业从业人员体验和卫生许可证复核

旅店业的从业人员每年进行一次身体检查及卫生知识培训，"卫生许可证"每两年复核一次。

十、建立健全卫生管理制度

应当有健全的卫生管理制度，张贴卫生宣传标语，有除"四害"的设施、设备。

十一、旅店内附属设施

旅店内附属设施，包括：理发店、娱乐场所、浴室，这些设施应执行相应的卫生标准。

第三节 旅客易患的疾病

旅店业旅客容易患的疾病有以下几种：传染性非典型肺炎、旅游者腹泻、时差综合征候群、军团病、建筑物病、煤气中毒、过冷征候群以及脚气、性病和肝炎等。脚气、性病和肝炎将在后面的章节阐述，在此不再叙述。

一、传染性非典型肺炎

传染性非典型肺炎是新发现的传染病，首次发现流行于 2003 年春季。该病是由 SARS 冠状病毒（SARS-COV）引起的一种具有明显传染性，可累及多个脏器系统的特殊肺炎。世界卫生组织（WHO）将其命名为严重急性呼吸窘迫综合征（ARDS）。

（一）病原体、传染源和传播途径

1. 病原体

SARS 冠状病毒对温度和有机溶剂敏感，随温度升高抵抗力下降，37℃可存活 4d，56℃加热 90min，75℃加热 30min 能够灭活病毒。紫外线照射 60min 可杀死毒，乙醚 4℃条件下作用 24h 可完全灭活病毒，75%乙醇作用 5min 可使病毒失去活力，含氯的消毒剂作用 5min 可以灭活病毒。

2. 传染源

现有资料表明，SARS 患者是最主要传染源。极少数患者在刚出现症状时即具有传染性，一般情况下传染性随病程而逐渐增强，在发病的第二周最具传播力。通常认为症状明显的患者传染性较强，特别是持续高热、频繁咳嗽、出现 ARDS 时传染性较强。退热后传染性迅速下降，尚未发现潜伏期患者以及治愈出院者有传染他人的证据。

3. 传播途径

近距离呼吸道飞沫传播，即通过与患者近距离接触，直接吸入患者咳出的含有病毒颗粒的飞沫，是 SARS 经空气传播的主要方式，是 SARS 传播最重要的途径。气溶胶传播是经空气传播的另一种方式，被高度怀疑为严重流行疫区的医院和个别社区暴发的主要传播途径。

（二）临床表现

SARS 病人临床主要表现为发热、乏力、头痛、肌肉关节酸痛等全身症状和干咳、胸闷、呼吸困难等呼吸道症状为主要表现，部分病例可有腹泻等消化道症状；胸部 X 线检查可见肺部炎性浸润影，实验室检查外周血白细胞计数正常或降低；抗菌药物治疗无效是其重要特征。重症病例表现明显的呼吸困难，并可迅速发展成为 ARDS。

（三）易感人群和流行特征

1. 易感人群

一般认为人群普遍易感，但儿童感染率较低，原因尚不清楚，SARS 症状期病人的密切接触者是 SARS 的高危人群。

2. 流行特征

迄今为止，唯一的一次流行发生在冬春季节，呈现全球流行的态势，病例主要分布于亚洲、欧洲、美洲等地区。患者以青壮年为主，根据中国内地 5 327 例资料统计，主要发病年龄在 20～60 岁，占总发病数的 85%，其中 20～29 岁病例所占比例最高，达 30%，15 岁以下青少年病例所占比例较低，9 岁以下儿童病例比例更低。男女性别间发病无显著差异，人群职业分布虽然有医务人员明显高发的特点，但这是由于当时病例最初收治于非定点医院后，缺乏有效防护手段，造成医院内感染所致。

（四）预防措施

1. 病人及 SARS 疑似患者管理

早发现、早报告、早隔离、早治疗是控制 SARS 发生发展的主要原则。

2. 密切接触者管理

对症状期密切接触者均应实施医学观察，一般采取家庭观察；必要时实施集中医学观察，但要注意避免交叉感染，对可疑的发热患者，应立即让其住院隔离治疗。

3. 动物传染源（宿主）的管理

曾有人认为病毒来源于果子狸，但该病原体的动物宿主尚不明确，需要流行病学进一步研究。应加强对动物宿主的监测，一旦发现可疑动物宿主，应立即向当地政府主管部门报告，以采取相应的管理措施，避免或减少与其接触机会。

4. 切断传播途径

一是加强院内感染控制，选择符合条件的医院和病房收治 SARS 患者。二是做好个人防护，个人防护用品包括防护口罩、手套、防护服、护目镜或面罩、鞋套等。一般接触者应戴由 12 层以上纱布制成的口罩，有条件的或在 SARS 感染区应戴 N95 口罩，在对危重患者进行抢救、插管、口腔护理等近距离接触的情况下，医护人员还应戴护目镜或面罩。

5. 疫源地消毒与处理

疫点或疫区的处理应遵循"早、准、严、实"的原则，措施要早，针对性要准，措施要严格，落到实处。对疫点应严格进行消毒。疫区的处理要在疫点处理原则基础上，突出疫情监测工作的重要性，加强流动人口的管理，防止疫情的传入、传出。

6. 加强健康教育

加强健康教育，加强检疫和公共场所管理，多部门协作，共同做好 SARS 防治工作。

7. 其他预防措施

目前尚无有效的疫苗或药物预防方法。

二、旅游者腹泻

旅客到卫生状况较差的地区时易患腹泻，多系旅客原居留地未见到的病原体所感染，常见的病原体有致病性大肠杆菌，临床表现以腹泻为主，重症者兼有全身不适。重视饮食卫生即可预防。旅游者腹泻多见于卫生状况很差的国家和地区，表现为旅客在旅游中出现腹泻，故称为旅游者腹泻。2002 年 9 月 3 日，西班牙国家流行病中心得到报告，在从一个叫 Punta Cana 的地方旅游后的人员中出现了大量胃肠炎病例。在到多米尼加医院就医的几个患者粪便中通过显微镜观察到内阿米巴囊虫。于是，西班牙的流行病中心与多米尼加卫生部门联合对此进行了流行病学调查。他们在病例曾经住宿过的一家旅店所提供的冰块和饮食中检测到大肠杆菌，而来自该度假地供水系统的水消耗量是与该疾病唯一相关的因素。可见对度假村的水源进行经常性的监测，提高食品操作的卫生标准无论是对于预防食源性还是水源型旅游疾病发生都是重要的环节。食品制作者必须接受必要的卫生培训，这是具有强制性的规定。

（一）病因学

多数学者认为旅游者感染了本国、本地见不到的病原体，也有的原因不明。病原体有产生肠毒素的大肠菌、沙门菌、痢疾菌、肠炎弧菌、贾第虫、痢疾阿米巴及肠病毒等，其中以大肠菌最为多见。当地人不发病，旅游者发病，可能和肠黏膜分泌 IgA 能力有关。从而影响了肠黏膜防护病原体的能力。

（二）流行特征

在出境旅游者中常有 1/4～1/2 的人出现此症。该病在世界各地皆有发生，其中以到达热带、亚热带和不发达地区的游客为高。

（三）临床表现

旅游者到达异地异国后，大多数于 3～14d 发病。表现症状以腹泻为主，亦可见恶心、呕吐、发热、腹痛、肌肉痛。腹泻多属轻度，但亦可见频繁的黏液样便。轻者经 1～8d 可以自愈。感染沙门菌、痢疾杆菌则病情较重。

（四）预防

旅游者刚到异地，由于长途跋涉，机体生物节律紊乱，身体疲倦，机体抵抗力下降。因此，应严格注意起居饮食卫生。如不喝不卫生的水和不吃不干净的冰；不吃凉拌菜和加热不充分的贝类、肉类食物，最好饮用煮沸后或消毒后的水。

如果到高山上旅游饮开水不便时，最好自带矿泉水或者少许漂白粉液或碘酒液，在饮水前 30min 按每升水加入 2～3 滴 5%漂白粉液或 5～10 滴 2%碘酒液充分混合后饮用。买私人出售的开水，最好还是消毒后再用。瓶装碳酸饮料一般是安全的。在旅游点买瓶装饮料时应查看出厂商标，从外观上检查瓶贴是否完整，瓶表面是否清洁等，液体是否透明无杂质。禁止饮用无商标的饮料。不要在餐馆里食用放在室温下保存的易腐食物和熟食，也不要在小摊上吃用手抓的小零食。水果要洗净去皮后再吃，青菜生吃时应当用漂白粉液消毒。

旅游时宜随身携带抗生素类和磺胺类药物备用，但要警惕药物的副作用，谨慎使用。

（五）治疗

为了纠正腹泻失水，可使用葡萄糖盐水。腹泻若是由志贺氏菌、贾第虫或阿米巴原虫引起的，需采取相应治疗。若因异地饮水硬度偏高，而出现一时性腹泻，症状较轻，不需要治疗很快会适应。

三、时差综合征候群

旅行者乘机横跨 5 个以上的时区后，可遇到昼夜逆转或晨昏异时的现象。此时身体外时钟和内时钟的生物节律出现差异而导致喷气征候群或时区疲劳，统称为时差综合征候群。

（一）临床表现

睡眠不良（入睡困难、早醒）、胃肠失调（食欲不佳、胃部不适、呕吐）、疲劳，并伴有脑力活动如判断、思考能力低下、头痛、头沉、视力下降等症候。

（二）预防

到异地如有昼夜颠倒情况时，采取以下预防措施：①选择到达当地时间要合适，最好在当地休息日的前一天到达；②最好在当地午前到达，白天虽有困意，亦应坚持不睡，争取晚上熟睡；③食欲不佳时可空腹一顿，有食欲亦不要进食，应尽量安排使进食与当地进食时间一致；④游览景点宜在到达当地第 3 天以后进行；⑤回国时，最好午前归来。当日最好不做任何社交活动，等待第 2 天完全休息以后再进行。

另外，乘机到国外参加体育比赛时，到达当地 3 日内机体处于节律紊乱状态，须经过大约 1 周时间的调整，所以比赛最好于到达当地 7 日以后开始。

四、军团病

1976 年 7 月 21～24 日，在美国宾夕法尼亚州费城 Bellevue-Stratford 旅社召开了宾州地区美国军团（American legion，美退伍军人组织之一）代表第 58 次年会，与会人员连同家属等共约 4 400 人。从 7 月 22 日至 8 月 3 日参加此会议部分人员暴发一种主要症状为发热、咳嗽及肺部炎症的疾病共 149 人，连同当时在同一旅社参加其他会议发生同样疾病的 33 人，共计发病 182 人，住院 147 人（81%），死亡 29 人（16%）。此病发生后，美国政府与人民十分关注，由美国"疾病控制中心"（CDC）牵头，对此病的流行病学及病原学等进行了系统详细的调查研究，并称此病为"军团病"（legionnaires'disease），现正式称为"军团菌病"，通常称军团病。

军团病多发生于使用空调的旅店、洗浴中心等场所，其病原体孳生于空调器冷却塔或冷却器内，借助水雾进入房间，经呼吸道感染、潜伏期较长，主要症状为：恶寒、高热、干咳，后出现带血黏痰，其主要预防措施是冷却系统之清洁和防止水雾进入送风系统。

（一）病原体

军团菌为革兰氏阴性杆菌，长 2～4μm，宽 0.3～0.4μm，在培养基表面生长后也可现 8～20μm 长丝状菌体。军团菌为微需氧菌，无芽胞，有菌毛，大部分菌种有鞭毛可活动。军团菌外膜中的蛋白质是种特异抗原，脂多糖部分是血清型特异抗原。军团菌初培养时需要 L-半胱氨酸及可以利用铁离子，因此在无此种营养物的培养基中未能生长，但在自来水中却可以存活并在一定条件下生长繁殖。

（二）临床症状

此病潜伏期一般为 2～10 日，最短 36h，个别长达 19 日，前驱症状为发热、不适、肌痛、头痛等，一天后出现寒战、高热、咳嗽、胸痛，一周内出现实质性肺炎症状，有啰音，咳嗽从干咳到多痰，但少见脓痰。病理表现为急性纤维性脓性肺炎，呈肺疱、细支气管炎症。X 线胸片可见斑片状阴影、间质性浸润或者局域性实变，常发展成广泛的实质变化。大部分患者持续几日弛张热后逐渐退烧，死亡率 15%～20%。病死者半数有休克，年老者病死率高。

（三）治疗

除对症治疗外，红霉素、利福平是首选药物，β 内酰胺类抗生素治疗无效。

（四）流行病学

军团病在 1976 年暴发流行后，开始受到人们关注。通过血清学测试、调查，认为此病在 1976 年前曾流行过，如 1968 年在美国 Pontaic 地区发生的一次称为 Pontaic 热的暴发性疾病，后经保存的血清标本证明即是一种轻型的军团病。1976 年以后在世界各地都有此病的报道，有的暴发流行，有的散在发病。1981 年 6 月南京某医院曾收治一例 23 岁患肺炎的士兵，当初诊断为大叶性肺炎和肺结核，用相应药物治疗皆无效且病情加重，后改用红霉素和利福平治愈。该患者的 5 份血清经美国疾病控制中心用间接免疫荧光法多价抗原测定，抗体滴度达 1∶256，推断为军团病，这是我国报告的第一例病例。随后我国一些省市也有集体暴发或散在军团病例报道。

本病暴发常发生于有空调的旅馆或医院。往往因空调系统或淋浴水等污染本菌所致。军团病全年均可发生，夏秋季节为高峰，这也可能与使用空调有关。大多数发生在 7 月、8 月、9 月。一般儿童与 20 岁以下青年发病较少，老年与免疫功能抑制患者发病较多，男多于女。

（五）预防措施

对冷却塔水、游泳池水等应用含氯制剂消毒，对可能受污染的装置进行清洗和消毒。在疫区还应注意防止引起尘土飞扬的因素。病例发生时，应进行流行病学调查，针对其流行原因采取相应的措施。较严重病人最好按呼吸道传染病隔离。

五、湿化器热

多因居住于采用空调加湿的房间，一般发生于写字楼中，与工作环境相关。但也见于旅行者中。

（一）临床表现

发生于有湿化空调的建筑物中，其主要表现为发热、肌肉痛、关节疼痛、头痛、嗜睡，很像感冒，但恢复很快。上班工作数小时后出现症状，常在夜间加重，并持续 24～48h。但连续在引起症状的建筑物中工作，症状也可消失。此病可影响工作和旅游活动，但不发生持久性的肺损害。一些研究表明，如果空调系统中有湿化器，发生于约 3%的室内工作者，如果湿化器被微生物严重污染，其发病率更高，症状也更明显。许多微生物可经供水或进入的空气污染湿化系统，在许多湿化系统中可发现各种阿米巴、细菌和霉菌。还不清楚本病是一种对微生物的变态反应或是由细菌内毒素所致。用抗生素处理湿化系统，可能使情况更加复杂化，其效果难以肯定，并可能引起耐药菌株产生。

急性症状与感冒无异，只能根据病期、周期性和与工作的关系才能鉴别。尚无证据表明湿化器热是一种感染，这点与军团病不同。

（二）预防措施

湿化器热确诊后，应从病人所在的建筑物中寻找病因。最可能的原因是湿化器污染，适当保养湿化器或者改为蒸汽湿化系统可获改善。改变所面对建筑物的方向或更换房间，有时可减轻症状。

六、煤气中毒

小型旅店业由于冬天用采暖炉取暖，常常引起旅客的煤气中毒事件发生。一氧化碳为无色、无臭、无刺激性的气体，是生产和生活中接触量多的一种有害气体。生活中多因冬季取暖通风不良，生产中多因事故发生急性中毒。

（一）中毒原因

1. **工业生产中接触的一氧化碳**

①冶金工业中炼钢、炼铁、炼焦法提取金属镍以及锻造和铸造；②化学工业中合成氨、甲醛、甲醇、光气、丙酮及草酸；③各种加热炉如制砖、制证、石灰、水泥和陶瓷焙烧等，炉门逸出气含一氧化碳可达 30%～32%；④矿山开采放炮、炮烟中含一氧化碳 30%～60%；⑤内燃机排出气含一氧化碳 3%～7%。

2. 煤气发生炉一氧化碳含量较高

煤气发生炉一氧化碳含量占 20%～30%。一氧化碳进入人体后与血红蛋白结合成碳氧血红蛋白。因此，一氧化碳中毒妨碍氧的输送和传递，使人体组织细胞缺氧。

（二）临床表现

主要表现在中枢神经和心血管系统，中毒症状和程度不仅与环境中一氧化碳浓度、接触时间有关，而且与机体的健康状况和耐受力有关。

1. 轻度中毒

出现剧烈头痛、头昏、四肢乏力、恶心呕吐或有轻度意识障碍。血中碳氧血红蛋白在 10%～30%，脱离现场呼吸新鲜空气或适当治疗，症状可迅速消失。

2. 中度中毒

除上述症状外，还可表现多汗、烦躁、步态不稳、意识障碍至中度昏迷。面部口唇可呈樱桃红色，血中碳氧血红蛋白在 30%～50%。一般昏迷时间不长，脱离现场经及时治疗可恢复，无明显并发症及后遗症。

3. 重度中毒

意识障碍达深度昏迷或者呈去除大脑皮层状态，或意识障碍并有下列任何一项表现者：①脑水肿；②休克或严重心肌损害；③肺水肿；④呼吸衰竭；⑤上消化道出血；⑥脑局部损害如锥体系或者锥体外系损害。

（三）治疗方法

1. 一般治疗

立即脱离中毒现场，到空气新鲜处，轻度中毒可很快恢复，中度及重度中毒，应尽快采取急救措施。

2. 氧气疗法

氧气疗法是急救的主要措施，给氧时应注意保持呼吸道通畅。有条件最好采取高压氧仓治疗。

3. 应急抢救

呼吸停止者立即施行人工呼吸，有呼吸衰竭者使用呼吸兴奋剂如洛贝林、可拉明。

4. 防治脑水肿。

5. 中毒严重者有条件可输血换血。

6. 对症处理

防治感染、水电解质紊乱等。

（四）预防

冬季生活取暖必须安装烟筒，并随时检查有无漏气，保证旅客身体健康。

七、过冷征候群

夏季空调房间气温过低时，会出现空调过冷症，主要临床表现为：易患感冒、易疲劳、头痛、腹痛、神经痛，有时亦可招致风湿症与心脏病。女性易出现月经失调等生理性障碍。

第四节　旅店业卫生管理

要保持旅店业的卫生质量，主要依靠以下两方面：一是卫生监督部门根据《公共场所卫生管理条例》对其实施卫生监督，二是经营者自身进行卫生管理。前者是被动的，后者是主动的，二者相辅相成。

一、卫生监督

1. 预防性卫生监督

新建和改（扩）建旅店选址、设计审查及竣工验收应有卫生监督部门参与。其主要依据是《旅店业卫生标准》、《旅馆建筑设计规范》和《旅游旅馆设计暂行标准》中有关卫生学内容。

2. 经常性卫生监督

除了包括办理卫生许可证、从业人员健康检查、从业人员卫生知识培训和现场监督监测等内容外，还应该包括以下内容：

（1）旅店的店容、店貌和周围环境。

（2）卫生制度以及落实情况。

（3）床单上用品应一客一换，长住旅客的床上用品至少一周一换。星级宾馆还应执行星级宾馆有关床上用品更换规定。清洁的卧具应达到卫生标准的规定。

（4）公用茶具应每日清洗消毒。

（5）客房内卫生间的洗漱池、浴盆和抽水马桶清洗、消毒情况。

（6）无卫生间的客房，每个床位应配备有不同标记的脸盆和脚盆各 1 个。脸盆、脚盆和拖鞋应做到一客一换。

（7）公共卫生间（盥洗间和厕所）应该每日清扫、消毒，做到并保持无积水、无积粪、无蚊蝇、无异味。

（8）旅店防蚊、蝇、蟑螂和防鼠害的设施，并经常检查设施使用情况，发现问题应及时改进。

（9）自备水源与二次供水水质应符合《生活饮用水卫生标准》（GB 5749）

规定。二次供水蓄水池应有卫生防护措施，蓄水池容器内的涂料应符合输水管材卫生要求，做到定期清洗消毒。

（10）旅客废弃的衣物应进行登记，统一销毁。

（11）旅店内附设的理发店、娱乐场所、浴室等应执行相应的卫生标准。

（12）地下室旅店的空气质量、噪声、照度和卫生要求等执行《人防工程平时使用环境卫生标准》的规定。

二、自身卫生管理

卫生工作应纳入经营者的议事日程，既要有完善的组织，又要有明确的岗位责任。同时还必须经常进行检查考核，使其成为优质服务的主要内容，事实证明，卫生质量的提高将产生明显的经营效益。

第九章

理发美容业卫生

第一节　理发美容业概述

一、基本概念

（一）理发美容业概念

理发美容业包括从事理发、美容服务的厅、店、室，是随着社会经济发展，对仪表需求而逐渐发展起来的一类公共场所行业。理发与美容有清洁头发、颜面颈部皮肤和美化容颜的作用，与人们生活的关系非常密切，因而理发美容场所是人们日常生活中一类不可缺少的公共场所。

（二）美容概念及种类

美容，也称美容术，是指使用的技术和仪器使人在视觉上更达满意的一类行为。狭义的美容范围扩展到整个人体美，凡是一切增进人体美的方法均被看做美容。目前，美容界将美容分为两部分：生活美容和医学美容。

1. 生活美容

生活美容，狭义的生活美容主要是指以生活美容化妆和服饰来修饰人体，以达到美化容貌的目的。广义的生活美容，除了狭义生活美容的内容，还包括广泛的保健美容。通常人们将商业性的美容院划入生活美容范围，而现代的美容院不仅仅是化妆与修饰，还包括皮肤、形体护理等内容。

2. 医学美容

医学美容是指以手术、药物、理化等医疗手段，纠正影响形体与容貌美的身体缺陷，增进人体美的健全美容学分支，同时也是现代医学的组成部分。其研究对象是人的形体美，以及维护、修复和塑造形体美的一切医学技艺、设施及其基础理论。

二、理发美容店的种类

目前，理发美容店分为理发店、美容院和理发美容店三类。理发店指的是专门从事修剪头发、烫发和染发行业的店面；美容院指的是专门从事美容行业的店面；理发美容店是既从事理发行业，也从事美容行业的店面。理发店服务于人群只限于对顾客头发的操作；美容院是对脸、头、颈项部皮肤进行美容，有的还对腹部、女性的胸部进行美容；理发美容店则兼顾理发与美容功能。

三、理发美容店卫生问题

理发美容店中有许多与卫生有关的问题，在众多的、来自四面八方的顾客中，其中有些可能患有传染病，或携带病原体。理发用具公共使用；理发员在作业时与顾客密切接触；理发美容过程中要使用多种化学药剂和清洁剂等，如果理发美容从业人员不懂得本行业的卫生知识，或者不认真执行有关卫生规定，就可能对顾客和从业人员造成伤害，甚至可引起某些传染病在大范围内传播与流行，影响广大群众的正常工作、生活和身体健康。

第二节　理发美容业卫生要求

一、建筑卫生要求

（一）理发、美容店的地址选择

在一个城市里，理发、美容店的设置要做到布局合理，地址应选择在交通方便，人群密集或靠近居民区的地段，服务半径以 1～1.5km 为宜。

（二）理发、美容店的平面配置

我国的理发、美容店一般可分为一级（正特、副特级）、二级（甲、乙级）、三级（丙、丁级），服务对象和服务内容也常常因级别的不同而有所差异。不同级别的理发、美容店在平面设计上有所不同。一、二级的理发美容店设置等候室、理发室、美容室、消毒室以及工作人员更衣室、休息室、仓库和锅炉房等。大型的理发美容店，应分设男部和女部。男、女部和各功能室之间要合理安排，尽量减少人员穿插以及各室之间的交叉污染。

理发美容店要设置单独的等候室，供顾客休息之用。操作室是主要工作地点，要有足够的自然采光和人工照明，室内空气新鲜，要有足够的使用面积。操作室的面积应依据座椅的数量和顾客流量而定。

（三）微小气候

由于理发美容店内各功能房间分割较多，人员流动频繁，特别是因毛发碎屑和洗涤剂、染发剂的挥发，往往造成室内空气污浊，悬浮性颗粒物增加，一氧化碳、二氧化碳、氨等气体成分增多。因此，做好室内空气通风是保持良好微小气候和空气卫生质量的重要措施，室内风速必须保持在 0.1～0.3m/s 之间。微小气候的其他指标应控制在一定范围内，以免影响从业人员和顾客的健康。一级理发美容店室内温度，冬季为 18～22℃，夏季 26～28℃，相对湿度 40%～60%。二级理发美容店室内温度，冬季（采暖地区）不低于 16℃，夏季不超过 30℃，相对湿度 30%～80%。三级理发美容店室内温度，冬季（采暖地区）不低于 14℃，夏季不超过 32℃，相对湿度 30%～80%。

（四）采光与照明

光线充足、室内明亮是对理发美容店的基本卫生要求之一。除需要充足的自然采光外，也要有必要的人工照明相配合。根据理发美容工作的需要，操作室内混合照度应不低于150lx，人工照度应不低于100lx。

（五）用水

理发美容店的用水必须符合生活饮用水的卫生标准，并设置完善的下水系统。在使用中，必须保证做到使用上、下流水冲头、洗面和洗手。一切用水和供水的设备都要符合卫生要求。

各级理发美容店的建筑设计，要遵循有关卫生标准和要求，使各项指标符合标准规定（表9-1）。

表9-1　理发美容店建筑设计卫生要求

项目	一级	二级	三级
每张座椅占地面积/m²	不低于6	不低于5	不低于3.5
等候室面积/m²	不低于总面积的10%	不低于总面积的10%	不低于总面积的5%
混合照度/lx	不低于250	不低于150	不低于150
人工照度/lx	不低于150	不低于100	不低于100
洗头水龙头数量/个	1个/3座	1个/3座	1个/4座
消洗室面积/m²	不低于8	不低于6	不低于4

二、理发美容物品的卫生要求

理发、美容行业常用的物品有围巾、毛巾、理发工具、剃须工具、化妆用品、染、烫发用品等，应达到如下卫生要求。

（一）大、小围巾

为便于经常清洗和消毒处理，围巾配备要充足，应按理发、美容座椅数的 3 倍量储备。小围巾直接接触顾客，做到一客一用一消毒，大围巾也应每日一换洗。

（二）毛巾

洗头擦脸用毛巾应按座椅数的 10 倍量配备，使用前必须通过蒸汽消毒，并做到一客一用一消毒，染、烫发时应备有专用毛巾、围巾。

（三）理发工具

理发工具（剪刀、推子、剃须刀、胡刷等）要做到用前消毒，荡刀布必须做到擦拭消毒或紫外线消毒。

对有皮肤病（头癣等）的人员，要使用专门理发工具，使用后应彻底消毒。一次性使用的剃须工具（剃须刀、胡刷）为理发行业的卫生和防止疾病传播提供了条件，这些产品必须符合卫生质量标准。

（四）使用的化妆品

理发、美容用洗发、染发剂、烫发剂以及其他化妆品应符合《化妆品卫生规范》要求。不得使用无生产企业卫生许可证、特殊用途、进口化妆品无卫生部门批件的产品。

（五）从业人员工作服

从业人员工作时要着装整齐，配备工作服每人不得少于两套，采用白色工作服、帽子、口罩，并保持日常清洁。

（六）消毒人员及物品

理发、美容行业要有经过消毒专业知识培训的消毒人员，有明确的各类理发用具及室内环境的消毒规程。必须有专用的消毒设备，如蒸汽消毒设备、臭氧紫外线消毒设备等，并准备足够的化学消毒剂如酒精、石炭酸、碘伏、煤酚皂溶液、过氧乙酸、氯化消毒液等。使用设备运转正常并能达到消毒效果。

常用的理发美容工具有：推子、发剪、剃刀、发梳、电吹风机、胡刷等。由于各种理发美容工具的用途及制造工具的材料性质不同，消毒方法也不尽相同。

1. 剃刀、发剪、推子等工具的消毒

浸泡消毒法，是将要消毒的物品浸泡在消毒液中，持续一定的时间，达到消毒的目的。在浸泡之前，应将理发工具冲洗拭干。浸泡时，要使工具全部淹没在消毒液中，并要将浸泡容器的盖子盖好，以防消毒液挥发而降低消毒效果。消毒液使用一定时期后应予更换，重新配制。

①用含新洁尔灭 1‰和 0.5%亚硝酸钠的溶液浸泡。浸泡液中的亚硝酸钠起防止金属理发工具生锈的作用，但浓度不能过高。新配制的浸泡液，一般可连续使用 2 周至 2 个月。

②用含 0.5%杜灭芬和 0.5%亚硝酸钠的溶液浸泡。

③用 3%来苏儿水溶液浸泡。来苏儿又称煤酚皂溶液，对皮肤有刺激和腐蚀作用。理发工具在浸泡消毒后，应用医用酒精或消毒的饮用水清除工具表面残留的来苏儿。对于头部皮肤病患者或传染病患者使用的理发工具，浸泡时间应延长，一般持续时间为 2h。

擦拭消毒方法，是用棉签或棉球蘸消毒液，在需消毒的物品表面反复擦拭进行消毒。应用于理发工具擦拭消毒液种类很多，如 75%酒精、4%甲醛、0.5%消毒净、5%石炭酸溶液等，其都有一定的消毒效果。擦拭消毒法操作简单易行，可以应用于污染较轻的理发美容工具的消毒。

2．毛巾、围裙的消毒

毛巾、围裙等棉布类物品可使用湿热消毒和化学药剂浸泡消毒。

湿热消毒法。①煮沸消毒。通常可用煮锅，或者也可用煮沸消毒器进行消毒。煮沸消毒的杀菌能力很强，一般地，水沸腾后再煮 10min，即可达到消毒的目的。一次消毒毛巾、围裙等不宜过多，以少于消毒容器容量的 3/4 为宜。②流通蒸汽消毒。流通蒸汽消毒又称为常压蒸汽消毒。顾客数量较少，设备条件较差的理发美容店，可采用蒸笼；顾客数量多的则可使用流通蒸汽消毒器。

浸泡消毒。①用 0.04%过氧乙酸溶液浸泡。②0.1%～0.2%次氯酸钠溶液为含氯消毒剂，是一种有较强灭菌作用的消毒剂。

用上述两种浸泡液消毒浸泡的时间一般为 15min，受结核杆菌、肝炎病毒等污染的毛巾和围裙应浸泡 1h 以上。

3．胡刷、梳子的消毒

梳子多为塑料、胶木类化工产品，胡刷是用动物毛或人造纤维制成，胡刷的柄为木质或塑料。因采用湿热消毒，可能受损。故常用化学药品消毒。①用 3%来苏儿浸泡 20min，消毒后用清水冲净胡刷、梳子上残留的来苏儿。②用 0.5%～2%碘溶液浸泡 30min。③用 75%酒精溶液浸泡 30min，一般情况下，对细菌、真菌和病毒都有较好的杀灭效果，但对肝炎病毒效果不好。

4．其他用品消毒

在理发美容店内，理发池（槽、盆）、放置理发工具的桌（板）面、盛装修脸、刮胡清洁洗涤液的容器和荡刀皮带等也已被污染。这些物品的消毒，可使用以下药液喷洒、浸泡、擦拭。浸泡时，用 1%～5%漂白粉液或 0.3%～2%次氯酸钙溶液，作用时间 15～60min，4%甲醛溶液或 1%～5%来苏儿溶液，作用时间 30～60min。消毒后，即用清洁水洗净，去除物品表面的消毒液。

（七）垃圾处理

理发时，大量头发、发屑掉落在地面和发椅上，对其造成生物性污染。这是理发店特有的、与其他公共场所不同的特点。理发美容店应配备足够的清扫工具，做到随时清扫毛发，特别要改变在室内抖动围巾的不良习惯。对毛发废弃物应设置专用的收集容器，定时处理；清倒后应对容器每日进行消毒处理。

三、对理发师、美容师的卫生要求

理发师和美容师必须精通理发、美容的技艺，掌握必要的卫生知识，具有良好的职业道德，同时还需具备下列卫生要求：

（一）身体健康

《公共场所卫生管理条例》规定："公共场所直接为顾客服务的人员，持有'健康合格证'方能从事本职工作。患有痢疾、伤寒、病毒性肝炎、活动期肺结核、化脓性或者渗出性皮肤病以及其他有碍公共卫生疾病的人员，治愈前不得从事直接为顾客服务的工作"。美容院、理发店新上岗的从业人员要先进行身体健康检查，其余从业人员要按规定进行定期健康检查。

（二）个人卫生习惯良好

理发、美容师在操作中必须身着清洁工作服；颜面工作时，须佩戴清洁口罩；经常剪短指甲。必须改变那种认为"理发师指甲长，便于洗头、搔痒"的陋习。在理发和美容作业前后，应洗净手指，必要时还需做手的消毒处理。经常保持个人卫生，做到仪容整洁，不得使顾客产生不快感。

第三节　顾客易患的疾病

一、理发美容用具污染与传染性疾病

在理发美容过程中，要使用多种公共用具，如理发推子、理发梳子、剃刀、发剪、荡刀皮带、毛巾、胡刷、脸盆、洗发槽及围裙等。用这些用具为顾客服务时，如果顾客或理发员患有某些传染病，或者携带某些病原体，各种用具都可能受到污染。理发美容服务后，若对用具不进行消毒或消毒不彻底，用具上的病原体可能传染其他顾客和从业人员。理发或美容过程中虽然没有明显的皮肤划伤，但很可能破坏了表皮细胞层，与不洁理发美容用具接触后可能导致感染。

（一）乙型肝炎

一般地，受污染的食物是甲、戊型肝炎的主要传播途径，乙型和丙型肝炎主要经血液途径和母婴途径传播，而自公共场所经公共用具传播很少提及。但山东省某市有人对五所条件较好的理发厅（店）正在使用的理发用具进行 HBsAg（乙

型肝炎表面抗原）污染调查。结果表明，海绵擦、荡刀皮带、剃刀、剪、梳、围裙、毛巾及座椅扶手均检出了 HBsAg。其中海绵擦 HBsAg 检出率为 9.5%，荡刀皮带为 8.1%，剃刀为 7.4%。

日本曾采用追踪调查的方法，发现有些肝炎患者是通过理发用具传染。由此可见，理发美容用具也可能是传播乙型肝炎的途径，应引起重视。

病毒性肝炎目前还缺乏可靠的特效治疗方法，治疗原则以足够的休息、营养为主，辅以适当药物，避免饮酒、过度劳累和损害肝脏药物。如有可疑经公共场所传播导致病例发生，应做到：

1. 控制传染源

首先，从事饮食、托幼、保育、自来水、公共服务等工作的肝炎患者和病毒携带者，应暂时调离原工作。其次，观察接触者，接触甲型肝炎患者的儿童应检疫 45d。密切接触戊型、急性乙型、丙型肝炎者亦应进行医学观察，检疫期限目前尚无定论。

2. 切断传播途径

推行健康教育制度。普及肝炎预防常识，搞好三管（水、饮食、粪便），即管理好水源保护，饮水消毒；食品卫生，食具消毒，个人卫生；粪便处理，这是切断甲、戊型肝炎传播途径的主要措施。

乙、丙型肝炎的控制重点在于防止通过血液和体液的传播。具体措施包括：医疗器械、理发工具、病人用具应实行"一人一用一消毒制"；对带脓、血分泌物及其污染物品必须严格消毒处理；漱洗用具专用；接触病人后用肥皂水和流动水洗手。

（二）真菌疾病

真菌病是因感染真菌而发生的疾病。真菌侵犯表皮、毛发以及指（趾）甲等部位，称为癣病。理发用具传播的真菌病，最多见的是头癣。

理发用具的真菌污染问题比较严重。湖南省某市卫生防疫站 1986 年报道，对城区十二家理发店待用的理发用具进行检查，在 48 件用具中，真菌检出率为 68.8%。其中，剃刀和梳子的阳性率分别为 100% 与 85.0%。江西省对三个县的四家理发店进行卫生调查，抽检推子、梳子各 39 件，检出皮肤致病性真菌的有 7 件，检出率为 8.97%，真菌分类有絮状皮肤癣菌、石膏样小孢子菌和红色皮肤癣菌。

1. 病因
由真菌引起。

2. 临床表现
根据致病真菌和临床表现的不同，头癣分为黄癣、白癣和黑点癣三种。黄癣形成以毛发为中心碟形状黄痂，痂的基底紧紧粘在毛囊口周围，中间有毛发贯穿。剥去痂皮，其下为红色稍凹陷的糜烂面。患病区头发颜色发暗、无光泽，但容易折断。白癣为灰白色、鳞屑状瘢痕，呈圆形或椭圆形，头发距头皮 2～4mm 部位易折断，外围为白色菌鞘，这是因为真菌孢子寄生于发外而形成。黑点癣比较少见，头发损害类似白癣，但损害小而数目多，常伴有不同程度炎症反应。由于毛发根部充满成串孢子，病发往往露出头皮即行折断，其残留一端留在毛囊口，呈黑点状，或留有 1～2mm 的发根。

3. 预防和治疗

目前头癣的治疗以综合治疗为主。各项措施需配合进行，给予抗真菌药物（口服或搽药），洗头、剃头和对患者使用的毛巾、帽子、床单进行煮沸消毒，以免再感染。

（三）**球菌性皮肤病**

通过理发用具传播的球菌性皮肤病，主要有疖、脓疱疮、急性或慢性毛囊炎以及毛囊周围炎等。一般是因感染金黄色葡萄球菌而发生，也可由葡萄球菌、链球菌混合感染所引起。

1. 病因

金黄色葡萄球菌、链球菌或两者混合感染。

2. 临床表现

脓疱疮的初发损害为红斑及水疱，迅速变为脓疱，呈粟粒至黄豆大小，疱壁较薄，周围有红晕，初丰满紧张，以后可松弛，疱上部为清澈液体，下部为混浊性脓液，呈现袋状坠积。水疱破裂后露出糜烂面，干燥后上覆黄色或者灰黄色痂。可因自我传播向周围蔓延，也可融合成片，自觉瘙痒。严重者可并发败血症，由链球菌感染者还可并发急性肾炎。

毛囊炎和疖是由于金黄色葡萄球菌侵犯毛囊及毛囊周围的化脓性炎症。反复出现多数疖者称疖病。毛囊炎表现粟粒大小的炎性丘疹，逐渐形成脓疱，中心有毛囊贯穿，周围有炎性红晕，大多分批发生，互不融合。一旦脓疱破溃，将排出少量脓血，形成黄痂；一般不留瘢痕，但容易复发。疖初起为圆锥形毛囊性炎症丘疹或结节，基底部有明显的炎性浸润。数日后结节中央坏死变软，顶部出现黄白色脓栓，除去脓栓，可排出血性脓液，出现组织坏死，以后炎症逐渐消退，结疤而愈。

3. 预防和治疗

脓疱疮的治疗以全身疗法和局部疗法结合为原则，如有全身症状，给予抗生素，局部以杀菌、消炎、收敛、干燥为原则。毛囊炎和疖的治疗以全身疗法和局部疗法结合为原则，另外注意皮肤卫生，防止外伤。

（四）沙眼

1. 病因

沙眼（粒性结膜炎，埃及眼炎）是一种由沙眼衣原体引起的迁延性结膜炎症。

2. 临床表现

早期表现为结膜炎症，症状有眼充血、刺激感和分泌物增多。在本病后期，结膜和角膜出现瘢痕，使睫毛内倒，视力下降。

3. 预防和治疗

红霉素或其他抗生素，如四环素、强力霉素进行治疗。

二、室内空气污染物

理发美容店（厅、室）内空气污染物，主要有二氧化碳、一氧化碳、甲醛和病原微生物等。

（一）二氧化碳、一氧化碳

主要来自人的呼出气、吸烟、生火取暖。江苏省某市调查了五家较大的理发店，室内二氧化碳浓度全部超过 0.1%。内厅二氧化碳浓度波动在 1.09%～1.80%，外厅为 0.78%～1.14%，内厅高于外厅。

（二）甲醛

主要来自化妆品、墙壁装饰或建筑材料、室内化纤物品和塑料制品等化妆品中的甲醛，大多作为防腐剂加入产品中。氨主要来自冷烫剂，氨水是冷烫剂的成分之一。在室温下，冷烫剂或者某些其他化妆品均可挥发甲醛和氨，污染室内空气。

（三）病原微生物

理发美容店空气中的病原微生物主要来自带菌、带毒者的呼出气体、皮肤、各种被污染的用具以及人的活动所扬起的尘埃。

三、理发美容使用的化妆品引起皮肤损害

理发美容用的化妆品对健康的损害主要表现在对皮肤损害，引起皮炎。

（一）美容护肤、护发品的使用

美容护肤、护发品的种类繁多，一般可分为油、粉、霜、乳四类。应根据顾客的皮肤情况使用美容护肤、护发品等化妆品，对皮脂腺分泌旺盛、表皮油光者，即油性皮肤人群，宜使用珍珠霜或者粉剂；而皮脂腺分泌能力降低，皮肤干燥的人，可采用含油多的冷霜和乳化剂。由此可见，受污染的化妆品容易发生变质，使用这样的化妆品容易引起细菌感染。理发美容店内的化妆品使用后应立即将瓶盖盖好，以防污染。

（二）烫、染发剂

烫发主要有电烫和冷烫两种方式，现在比较常用的是冷烫。冷烫主要使用冷烫剂。电烫具有干燥、收敛作用；皮肤干燥、头屑较多、毛发脆的人不宜采用电烫。火钳夹烫发损坏头发很严重，应禁止使用。

1. 冷烫剂

冷烫剂是碱性化学药剂，pH 为 9～10，其配方至今尚未统一，主要成分为碳酸氢铵、氢氧化钡、硫脲、氯乙酸、氨水等。具有刺激气味，易被空气氧化，能与铁发生反应，有一定的腐蚀性、致敏性。有头癣、头皮化脓性感染或头皮外伤者，不宜使用冷烫剂；皮肤过敏的人和孕妇也不宜使用。

接触冷烫剂后因受刺激而可能出现流泪、眼睛发干、咽部干燥等反应。烫发药水溅到皮肤上则发红、发痒，搔抓后起白色小疱，小疱被抓破后即流水，继而脱皮。沾有烫发药水的手，遇热后毛细血管扩张，疼痛加剧，长期接触可能出现湿疹样改变，指甲上翻、松脆、指尖变形等。理发员在进行冷烫操作时，必须戴上口罩和橡胶手套，工作完后用冷肥皂水冲洗双手。若冷烫药水溅到皮肤上，出现发红、发痒时，可在冲洗后涂抹地塞咪松油膏；有条件者，采用冰水浸泡，效果更佳。

2. 染发剂

染发剂是一种毒性较大、腐蚀性较强且具有氧化作用的化学药剂。多数染发剂的主要成分为对苯二胺，而邻苯二胺、间苯二胺均为对苯二胺生产的副产物，也用作染发剂的原料，三者均有毒性，但邻苯二胺对人体的毒性最大。有人对 11 个厂家生产的 12 种品牌的染发剂进行了检验分析，其中 9 种品牌为对苯二胺类染发剂，对苯二胺含量范围为 31.5～538mg/g，邻苯二胺低于 0.5mg/g。间苯二胺产品为非对苯二胺染发剂，其中有 2 种含铅或者铜。

染发使用的染发剂必须符合国家有关化妆品的卫生标准和要求，进货要进行登记，以备查证，理发美容店不得擅自配制染发剂。对顾客进行染发前，要认真询问顾客的疾病史及有关情况，对于过敏体质或有肝、肾疾病，头、面、颈部皮肤疾患或损伤者，均不应染发，孕妇也不宜染发。在染发时应严格按要求操作，防止发生意外事故。理发员在进行操作时应戴橡胶手套，防止手部污染和受损，对苯二胺在空气中，很容易被氧化，盛装染发剂的瓶盖打开后，应及时盖好盖子，应避光保存。

对苯二胺是一种过敏性变应原，有报道使用者因污染皮肤而致咽喉部血管神经水肿，病情持续发展，可引起肾衰竭而死亡。染发剂组分中二硝基对苯二胺、4-硝基邻苯二胺能够损害动物细胞染色体。

染发剂、烫发剂和其他美容化妆品，一般都明确规定了保存期限，逾期可能变质或受污染，对人体造成危害。所以，不能使用超过保存期的各种化妆品。

第四节　理发美容业卫生管理

一、理发美容业的卫生管理

（一）理发美容业自身的卫生管理

1. 配备卫生管理人员和建立卫生责任制度

理发美容店应该配备专职或兼职的卫生管理人员，建立岗位责任制度，把卫生纳入整个服务工作的考核内容中。职工人数多由专职和兼职卫生人员组成卫生管理队伍（小组或委员会），采取积极措施全面落实岗位责任制中各项卫生工作，使理发美容店达到《卫生标准》规定的卫生要求。

2. 从业人员要掌握一定的卫生知识和技能

理发美容师必须掌握并执行好国家有关的卫生法规、规章和各项卫生标准。各理发美容店要结合本单位情况列出卫生工作要点，落实到每个从业人员工作中，并组织他们进行学习和督促其自学和执行，使其掌握必要的卫生操作技能和常用的消毒方法。理发美容店管理人员要经常开展的卫生工作评比或检查，经考核合格方可从事本职工作。

3. 开展对顾客的卫生宣传教育

理发美容店在管理好自己的同时，要求顾客协助和监督本单位从业人员执行好有关的各项卫生制度和规则。要向顾客介绍本单位遵守的主要卫生制度和规则，向顾客进行卫生宣传教育工作。不仅要求作一般的解释性宣传工作，而且应采用各种直观的宣传教育材料（图片、视频等）生动活泼地讲清道理，使顾客深知不遵守时有什么危害，怎样才是正确、科学和有效的做法，要求顾客如何来配合和监督从业人员来关心单位的卫生工作（如设意见簿等）。

（二）卫生机构的卫生管理

1. 从业人员的培训及定期体检

卫生机构通过办班，对公共卫生场所从业人员进行培训，指导从业人员掌握和执行好有关卫生标准和条例，熟悉有关卫生操作技术和预防措施，并定期考核，考核合格者发"上岗证"。对从业人员的健康状况进行体检，合格者方可上岗。

2. 发放"卫生许可证"

理发美容店在经营前必须到所在地卫生监督机构领取或者上网下载"公共场所卫生许可证申请表"，填表后经卫生监督机构审查、监测，合格后由当地卫生行政部门核发"公共场所卫生许可证"，获得卫生许可证的单位方可营业。

3. 向公众进行健康教育

理发美容店是人员流动性大的场所，也是向公众进行健康教育十分重要的场所。卫生机构可与有关部门合作采用标语、口头宣传、大屏幕电视、电影放映等各种形式进行卫生宣传教育。

二、公共场所的卫生监督

公共场所卫生监督的方式有预防性卫生监督与经常性卫生监督两类。卫生监督机构根据需要设立公共场所卫生监督员，执行卫生监督机构交给的任务。公共场所卫生监督员由同级人民政府任命并发给证书。卫生监督的内容还包括研究和提出本地区公共场所卫生问题，对发现的卫生问题进行技术指导或咨询，并督促其限期改进，同时开展卫生宣传教育及培训。

（一）开展预防性卫生监督

预防性卫生监督是指对理发、美容店的选址、设计、竣工验收等实行卫生监督。

（二）经常性卫生监督

（1）对各项卫生要求的监督。包括对理发美容店空气质量、小气候、水质、采光照明、理发设备及用具的消毒效果进行监测和监督。

（2）对各项制度执行情况的监督。包括对卫生管理制度、对理发美容师卫生知识培训和考核制度的检查。

（3）对各类从业人员的卫生监督。对理发美容师健康检查的情况，对有病者调离工作的情况以及对理发美容师执行卫生工作的情况等进行监督检查。

（三）组织卫生宣传教育及培训

联合有关部门对理发美容师和顾客进行卫生宣传教育，并对理发美容师进行培训，组织同行业各单位间开展相互观摩和评比，对好的经验进行表彰和推广。

理发美容基本操作包括：推、剪、洗、烫、吹、理（梳理、整理发型）、刮（脸）、刮（胡）、抹（涂抹油、蜡、粉、霜、乳等化妆美容品）。整个理发美容过程都是在围绕头、脸乃至鼻孔、眼睑、耳廓和嘴唇进行作业。

1. 理发

（1）洗发。洗发要采用温热流水冲洗，不应用脸盆盛水洗发。脸盆公共使用，容易受污染，传播疾病，并且头发、头皮污物和头屑在盆水中不易洗净。使用洗发水清洁头发时，要冲洗干净，并要注意防止洗发水流入外耳道和眼内；尤其是幼儿，洗涤剂进入外耳道和眼内，产生刺激和感染，可引起外耳道炎与眼结膜炎。

（2）削脸。有些理发员在削脸时，用剃刀刀尖在两眼的内眦轻轻一刮，以使顾客获得舒适感。削脸时，可将伸出鼻孔外的鼻毛剪短，但不应用发剪或剃刀进入鼻孔内剪、刮鼻毛，以防传播呼吸道疾病。而且，鼻毛有阻挡病原微生物和异物进入人体的生理功能，故去除鼻孔内的鼻毛对健康有害。

（3）刮胡须。在准备刮胡时，有些理发员常用一条热毛巾盖在顾客的嘴上。这种做法有湿润皮肤、扩张皮肤毛细血管的作用，易于刮除胡须。用胡刷抹擦洗涤剂时，要细致、轻柔，防止胡刷接触嘴唇以及洗涤剂流入口腔内。削脸、刮胡须过程中，注意力要集中，动作要轻柔，要注意周围人员的活动情况，防止发生意外损伤。

（4）电吹风。使用电吹风时，应使吹风机口与头部皮肤保持一定的距离，并不断移动吹风部位，以免头皮烫伤和损坏头发。

2. 挖耳、修眉、穿耳垂

有少数理发美容店经营挖耳、修眉和穿耳垂等服务项目。

（1）挖耳。挖耳是清除外耳道中的盯聍或异物，属医疗业务范围，不是理发美容店的专业工作。理发美容业不应开设挖耳服务项目，遇有要求挖耳的顾客，可劝其去医院请医生处理。

（2）修眉。修眉是一种美容作业，顾客多为女性。应向广大群众宣传，拔除眉毛可能造成的危害，不要采取有损于身体健康的美容方式。一旦有要求拔眉的顾客，可建议其去有关专业机构实施，一般美容店不宜承办此项业务。

（3）穿耳垂。穿耳垂属美容作业，是为了在耳垂上佩戴耳环等装饰品，用穿刺针贯通耳垂。此系破坏性操作，穿刺针、耳垂皮肤消毒不严，或者不按照无菌操作处理，易致感染。因此，不具备消毒条件的美容店，不能开展穿耳垂的服务。

第十章

公共洗浴业卫生

第一节　公共洗浴业概述

洗浴是保持身体清洁所必需的，它不但可以清除身体表面的污垢，同时还可以维护皮肤的正常生理状态，引起皮肤血管扩张，有利于血液循环；促进皮肤分泌腺的正常生理功能，增强新陈代谢，消除疲劳。经常洗澡可以保持身体清洁、舒适、提高皮肤对外界环境有害因素的抵抗力，从而达到增强体质、预防疾病及健美等目的。

一、公共洗浴业的概念

公共洗浴业是指专供为公众提供沐浴，去除身体污垢，保持身体清洁的公共场所。

公共洗浴业在欧美始于 12 世纪，我国则始于清代，俗称澡堂子。现今公共洗浴业已经从以清洁为目的转变为保健和休闲。

二、公共洗浴业

主要包括大众浴池、洗浴中心、单位澡堂、温泉城、宾馆标准客房卫生间及无卫生间客房公共洗澡间等。此外，沐浴的类型我国浴池除设有池浴、淋浴外还有搓背、修脚等业务。大众浴池包括：池浴、盆浴、淋浴；洗浴中心包括：池浴、盆浴、淋浴、蒸汽浴（桑拿浴）、矿泉浴、冲浪浴，还设有休息、住宿、就餐为一体综合性公共场所。近十年，公共洗浴业所能提供的服务方式和享受的人群均较以往丰富。如在美国，2002—2004 年间公共和私人用热浴盆、涡旋浴缸和 SPA 等大约有 500 万个。其中 SPA 的广泛使用和不适当维护成为休养性水疾病（recreational water illnesses，RWIs）的主要原因，这类疾病的病原体有假单胞杆菌、军团杆菌和分枝杆菌属。在美国，地方环境卫生监察员会定期检查公共 SPA，以确定其对于当地政府和国家卫生法规的遵守情况。常规检查期间，会收集有关 SPA 水质的化学、过滤和再循环数据，以及控制和操作的资料。这些资料经汇总后可以为决策者提供依据，也可反馈给 SPA 操作者以提醒其保证为公众提供高质量的用水。

（一）池浴

池浴是一种较普及的传统洗浴方式，也是大众浴池、机关、工厂澡堂普遍使用的方式。通常，男部以池浴最为普遍。池浴的特点是池水易污染，但由于公众有浸泡洗浴的习惯，因此，池浴仍是一种普遍洗浴方式。很多人在同一池中洗浴，很难保持池水清洁，大量的污垢、细菌、虫卵、分泌物等进入池中，极易使水质变脏、变混浊。一般池水只能每日更换一次。随着洗浴人数的增多，池水的浊度也相应增高。在这种水中洗浴，不但达不到清洁身体的目的，反而污染体表，有可能传播各种疾病。池浴是一种不合理、不卫生的洗浴方式，应逐步取消。目前，不能全面取消的情况下，应设淋浴，池浴后再淋浴。

（二）盆浴

盆浴对于儿童、老人和体弱者是一种较为方便、舒适的洗浴方式。宾馆标准客房往往采用这种方式，外加淋浴。从卫生角度来看并不理想。因盆浴水量有限，浴盆内水质易受自身污染，不消毒的浴盆也有被致病微生物污染的可能，盆浴的卫生状况取决于浴盆的卫生管理和消毒工作质量。因此，盆浴要加强卫生管理措施，加强消毒工作，每次用后清洗消毒，否则较容易传播疾病。

（三）淋浴

淋浴是一种既卫生又经济的良好洗浴方式。其优点是由于冲洗用水始终保持流动状态，入浴者可根据需要调节水温，污水从地面流走，所以，用淋浴洗澡不会引起介水传染病发生。另外，淋浴用水量较少，节省洗澡时间，设备也简单，安装费用低，是一种值得提倡的洗浴方式，常常与其他方式并存。

（四）蒸汽浴（桑拿浴）

蒸汽浴（桑拿浴）是一种健身型的洗浴方式。目前，在我国大、中城市已经广泛采用，它已成为洗浴中心的最基本设施。它是使沐浴者全身暴露于气温大于50℃的充满蒸汽的密闭室内，利用湿热蒸汽来调节人们的植物神经，能够造成人体蓄积的乳酸排出体外，还能舒张血管，增进血液流通、改善血液循环、促进新陈代谢等。它不仅具有消除疲劳、增强体质之功能，同时还可减肥，对某些疾病有一定的辅助治疗作用。但是管理不善也会出现安全问题，由于桑拿浴的温度高，管理人员要严格控制洗浴者的洗浴时间，并经常观察淋浴者情况，以免发生意外。在就浴人数多时，要打开气窗，防止室内二氧化碳浓度过高。严禁患有心脏病、肾病、糖尿病、高血压、低血压者入浴，年老体弱者应慎重就浴，一旦使用，极有可能出现意外。

（五）其他浴

1. 芳香浴

芳香浴也属于药浴的范围。在洗浴水中加一些香料，使人洗浴后保持一定时间的香味，例如中药的香包。

2. 矿泉浴

矿泉浴即在池水中投放一定量的含硫矿物质，成为人工矿泉水浴，它具有一定的保健作用。在池水中投放香料和矿物质等化学物质，一定要慎重，因为浴水的水温较高，一般在 40~50℃之间，容易发生理化性质的改变，特别要防止与消毒药物发生化学反应，对人体造成危害。

3. 涡流浴（冲浪浴）

20 世纪 70 年代初起源于北美。这种浴池是通过在浴池中增设水动力设备，加压喷流使池水搅动而形成涡流，因水压变化可使入浴者因水压的作用产生舒适感。这种沐浴由于水流湍急，使池底污染物浮起，加上水温较高，浴者毛囊孔扩张，有利致病微生物侵入，毛囊炎是涡流浴者最常见疾病。

4. 温泉浴

我国地域辽阔，矿泉分布很广，依其水温可分为冷泉（在 25℃以下）和温泉（在 25℃以上）。依其所含的矿物盐成分可分为：碳酸泉、碱泉、食盐泉、苦味泉（硫酸盐泉）、铁泉、明矾泉、含硫泉、酸性泉和放射性能泉等。各种温泉对某些疾病有一定的治疗作用和对身体起到一定的保健作用，有些具有消毒和抑菌作用，但其水温较高，又有利于细菌的生长和繁殖，应重视水质的消毒。

随着经济的发展和人们对生活追求的提高，代之而兴起的是多功能的集洁身与娱乐于一体的综合性场所，除各种洗浴设施外，还设有健身房、按摩室、美容厅、酒吧、咖啡屋、歌舞厅等，形成一种高层次的享受。

第二节　公共洗浴业卫生要求

一、卫生要求

（1）公共浴室一般为独立建筑，应设置在居民集中区，交通方便，布局合理，便于居民使用。服务半径在城市以 1.0~1.5km 为宜。该地有上下水。

（2）总平面设计为男部、女部，以淋浴为主。

（3）公共浴池应设有更衣室、浴室、厕所和消毒等房间。更衣室（包括兼作休息室）必须有保暖、换气设备，地面要防渗、防滑，耐碱，易于清洗和消毒。

（4）浴室要设气窗，保持良好通风，气窗面积为地面面积的 5%。

（5）浴室地面坡度不小于 2%，屋顶应有一定弧度。

（6）新建、改建、扩建的浴室内不得设池浴。

（7）目前尚不能取消的池浴，在池浴间内必须设置淋浴喷头，池浴内的喷头数按更衣室床位数的 1/5 设置。相邻淋浴喷头的间距不小于 0.9m。

（8）池浴每晚要彻底清洗，经过消毒后再换水，池水每日至少要补充 2 次新水，每日补充量不小于池水总量的 20%。

（9）盆浴间须设淋浴喷头，顾客用毕的浴盆应清洗消毒。

（10）公共茶具应做到一客一洗一消毒，拖鞋和修脚工具每客用后应消毒。茶具、毛巾和拖鞋消毒应执行 GB 9663—1996 中的规定。

①池水消毒。每次每吨水投次氯酸钠 50mL，每隔 2h 投一次，使余氯保持在 0.4～0.8mg/L。为保证池水浊度符合卫生标准，每次需投放硫酸铜 15～20g，一天投放三次。

②拖鞋消毒。用 3%漂白粉溶液浸泡 5～20min，然后用清水冲洗一遍即可。

③修脚工具消毒。修脚工具要求采用紫外线消毒。

（11）浴室内不设公用脸巾、浴巾。

（12）更衣室（包括兼作休息室）所用垫巾应及时更换，保持清洁整齐。

（13）浴室内及其卫生间应及时清扫、消毒，做到无积水，无异味。

（14）应设有禁止患性病和各种传染性皮肤病（如疥疮、化脓性皮肤病、广泛性皮肤霉菌病等）的顾客就浴的明显标志。

（15）有顾客住宿的公共浴室，住宿用床应符合旅店卫生标准中有关规定。公共浴室附设的理发店、美容店应执行 GB 9666—1996《理发店、美容店卫生标准》规定。

（16）公共浴池用水水质应符合《生活饮用水水质卫生标准》。

二、公共浴池卫生标准

公共浴池卫生标准，如表 10-1。

表 10-1　公共浴池卫生标准

项目	更衣室	浴室（淋、池、盆浴）	桑拿浴
室温/℃	25	30～50	60～80
二氧化碳/%	≤0.15	≤0.10	—
一氧化碳/（mg/m³）	≤10	—	—
照度/lx	≥50	≥30	≥30
水温/℃	—	40～50	—
浴室水浊度/度	—	≤30	

第三节　顾客易患的疾病

公共浴池为居民提供清洁身体公共场所，但因多人共用，其污染也较严重，尤其是池浴更为突出。如果公共浴室的卫生条件较差，由于汗渍、细菌、虫孵、机体分泌物等均可进入池内，会使池水浊度增高（>700 度以上）。在浴池水中还可检出淋球菌、滴虫、寄生虫卵、金黄色葡萄球菌、溶血性链球菌和各类真菌，是公共场所中传播疾病的一大危险隐患，将会影响人体健康，可造成皮肤病、性病、肠道传染病和寄生虫病等疾病的传播。

一、心脑血管疾病患者洗澡意外

（一）病因及临床表现

对有心脑血管疾病的人员，特别是高龄患者，在浴室内很容易发生意外。

（1）有心脑血管疾病的人员自身的血压调节机能大幅衰退，无法适应入浴前、入浴中和入浴后的温差变化。在温度较低的更衣间里，入浴者的毛细血管急剧收缩，会使血压突然升高，使那些血压本身较高的老人，未入浴池便发生脑血管破裂。

（2）入浴后，浴室内温度高、空气不流通、蒸汽弥漫，老年人皮肤感觉迟钝，若不慎使皮肤与裸露的热水管接触，或调节冷热水不得当而被热水烫伤；随着泡热水澡时间延长，全身毛细血管扩张，大量血液扩张了体表的血管，心、脑等重要器官的血液相对减少，血压会迅速下降，导致头晕、心慌等症状。当水温增加，人的交感神经受到刺激，反使血压复升，血压的突升突降，会使患有高血压、动脉硬化、冠心病等疾患的老年人，极易发生脑出血、中风和心肌梗死。且脱水较多，可发生虚脱，突然出现头晕眼花、恶心、呕吐、大汗不止等症状，严重者会晕倒在浴池内，即俗称"晕堂"，桑拿浴更为多见。由于地面光滑，老年人不易保持身体平衡，站立不稳滑倒导致皮肉受损，甚至骨折。

（二）预防

浴水的水温不能过高，一般以 37℃ 最为适宜，浴室不要完全封闭，洗浴时间特别是热水池内浸泡时间不宜过长，不要在过饱时或饥饿时洗澡，洗浴时不要穿鞋底花纹已磨平的拖鞋，行走时要小心。有严重冠心病或高血压病的老年人，洗澡前服药进行预防，入浴时带上救心丸、硝酸甘油之类的急救药，以便及时抢救。如果出现"晕堂"症状，应尽快走出浴盆立即蹲、坐或躺下，如有条件，洗浴时最好有家人陪同。

二、皮肤病

与公共浴池关系较为密切的皮肤病主要是皮癣。皮癣是由真菌感染而引起的浅部皮肤病。大部分足癣患者是在浴室中受到感染的，缺乏系统周密的消毒是造成浴室中皮癣传播的主要原因。特别是目前足疗业在我国兴盛，足浴盆如果不能保证一人一用一消毒，则引起足癣甚至体癣的真菌很容易传播。

（一）甲癣

1. 病因

甲癣又名灰指（趾）甲，多由手癣或者足癣传染而来，主要由红色毛癣菌引起，其次为絮状表皮癣菌和石膏样小孢子菌等。

2. 临床表现

甲癣可发生在一个或多个指（趾）甲，由直接接触或间接接触而传染此病。患甲逐渐变厚、变色、易脆、甲下出现干酪样堆积物，患甲可变为白灰状物质并与甲床分离。有时可继发甲沟炎，使局部红肿化脓、疼痛，严重者妨碍手指的精细活动。甲下碎屑镜检或者培养真菌可确诊此病。

3. 预防和治疗

可先用小刀尽量刮去病甲，再外涂抗真菌药，如 30%冰醋酸或咪唑类及丙烯胺类霜剂或溶液。严重的甲真菌病常需内服抗真菌药灰黄霉素、酮康唑等。预防本病主要应注意浴室地面、浴盆、脸盆、拖鞋、毛巾及浴巾的清洁和消毒，不与患者共用。

（二）足癣

1. 病因

足癣又名脚气，是由来自于患者、病畜和土壤中的红色毛癣菌、絮状表皮癣菌及石膏样小孢子菌等真菌所引起的皮肤病。多因共用脚盆、拖鞋和浴巾而传染，赤足行于浴室潮湿地面、游泳池淋浴室地面或互穿鞋袜等均可受到传染。

2. 临床表现

主要有水疱型、角化过度型和浸渍糜烂型三种。水疱型在趾间、足底、足侧发生针头至绿豆大的深在性水疱，疱壁发亮，较厚，不易破裂。水疱融合成多房性水疱，撕去疱壁可露出蜂窝状或鲜红色的糜烂面，可继发细菌感染，水疱自行干燥后形成白色点状或环形鳞屑，有不同程度的炎症或瘙痒。角化过度型较多见，为片状红斑，伴角质弥漫性变厚、粗糙、脱屑，表面覆有鳞屑，边缘尚清楚，中心纹理较显著，在足跟部形成较深的裂隙和鳞屑，疼痛出血。可向足背发展，形成有鳞屑的斑片，大多干燥无汗。浸渍糜烂型趾间皮肤浸渍发白，基底湿润潮红，糜烂渗液。足的病变常发生在第 3、4 趾和第 4、5 趾间，局部皮肤浸渍发白，呈腐皮状，揭开腐皮见鲜红色的糜烂面甚至裂隙，伴渗液，继发细菌感染、化脓，形成溃疡。有时发出恶臭，瘙痒难忍。可因搔抓引起淋巴管炎、蜂窝织炎或丹毒，足部疼痛难忍，影响下肢活动。

3. 预防和治疗

一般使用咪唑类溶液或霜剂，也可用水杨酸制剂等。对单用外用药物效果不好者，可口服抗真菌药物。在治疗同时应采取预防措施，注意个人卫生，勤换袜子，不与其他人共用浴具，以免交叉感染，家庭中其他成员的手足癣要同时治疗。

（三）疥疮

1. 病因

疥疮是由疥螨（又称疥虫）寄生在人的皮肤内所引起的，是一种很常见的寄生虫性皮肤病。主要传播途径是直接接触患者，其次是间接接触传染。如使用患者用过的且没有经过消毒处理的毛巾、被褥、衣服或用具等均可被传染而致病。

2. 临床表现

疥疮好发生在皮肤薄的地方，如指缝及其两侧、腕部、肘窝、腋窝、乳房下、脐周围、腰部、下腹部、阴部、股内侧、外生殖器、臀部等处。患处的特征为皮损且多为对称性。皮损为小丘疹、水疱或隧道。在阴囊、阴茎、龟头等处发生豌豆大小的结节，为疥螨引起的异物反应，自觉剧痒，尤以夜间为甚，可继发感染而发生脓疱疮、甲沟炎、毛囊炎、疖、蜂窝织炎、淋巴结炎甚至发展为肾炎等。对有感觉神经病变或严重体残的患者，因瘙痒无反应或不能搔抓皮肤，容易发生结痂性疥疮，表现为大量鳞屑、结痂、红皮病或疣状斑块。患者身上有数百个疥螨，传染性极强。此病传染性极大，有时一人有病，全家受累。

3. 预防和治疗

对疥疮的治疗可用 10%硫黄软膏，先用热水和肥皂洗澡，然后涂药，连涂 4d，涂药期间不洗澡、不更衣以保持疗效。也可用 25%苯甲酸苄酯乳剂、1% γ-666 霜。对阴囊等处的疥疮结节，在应用上述药物治疗后可外用糖皮质激素霜剂，或结节内注射醋酸可的松混悬液，也可用液氮冷冻治疗。预防应注意个人卫生，保持皮肤清洁。洗澡时最好采用淋浴，如用浴盆，则应先用热肥皂水将浴盆洗刷干净，然后再洗澡。浴池工作人员发现自己有可疑症状时，应及早去医院就诊。确诊为疥疮者应停止工作并积极治疗。

（四）体癣及股癣

1. 体癣

体癣又名线癣或者圆癣，是由红色毛癣菌、各种小孢子菌、发癣菌引起的，我国以红色毛癣菌引起的居多。传染源为患者及病畜和患者的手足癣自身传播而发生。一般经直接或间接接触患者或病畜的病损处或被污染的物品而感染。病变常发生在四肢露出部位。开始为针头到绿豆大小丘疹、水疱或者丘疱疹，从中心向外发展，中心炎症减轻，边缘由散在的丘疹、水疱、丘疱疹、痂或者鳞屑连接成环状隆起，形成红斑，中心部平坦呈正常色或黄褐色，呈圆形、椭圆形或多环状。瘙痒明显，搔抓后可引起局部湿疹样改变，易继发细菌性感染，愈后留下色素沉着。从边缘皮屑中可检出霉菌而确诊。

2. 股癣

最常见的皮肤癣菌病，致病菌大多为红色毛癣菌，其次为絮状表皮癣菌等。发病多与温暖潮湿、肥胖与局部潮湿多汗有关。股癣好发于股阴部、臀部。初为丘疱疹，逐渐增多扩大，在上股部、腹股沟处形成弧形损害。由于皱褶两侧皮肤相互接触，常为鲜红色水肿性红斑，可沿腹股沟处播散。在红斑的上缘常不清楚，皱褶以下部位损害呈半圆形，边缘炎症显著。可扩展至股阴囊皱褶、肛周、臀间沟以及臀部。重者可蔓延至会阴及趾骨上部。由于奇痒不断搔抓，可引起渗出液和结痂，甚至红肿化脓，反复搔抓使皮肤呈苔藓样变，一般双侧发病，也可单侧发病。

体癣及股癣治疗原则。外用抗真菌药剂为主，包括：水杨酸苯甲酸酊、复方雷琐辛涂剂等，全身泛发性体癣在外用药同时可内服伊曲康唑。应同时治疗手足癣、甲癣，避免和其他患者、有癣的动物接触，对贴身衣物应消毒，保持淋浴间的地面、座椅及更衣室的清洁，消毒。

三、性传播疾病

性传播疾病（STD）主要是通过和患有这类疾病的人性交或接触而感染和传播，是我国法定传染病。性交是本病的主要传播途径，被病原体污染的衣裤、毛巾、床上用品等也可构成间接传播，切断传播途径是预防的关键。

（一）梅毒

1. 病因

梅毒是由梅毒螺旋体引起的，属于厌氧菌。绝大多数是直接通过性交传染，其次接吻、哺乳和输血等也可感染此病。接触病人的疮口、皮疹或衣物也可传播此病。

2. 临床表现

分为三期：一期梅毒主要表现在阴部，男性龟头或女性阴唇部出现绿豆大暗红色硬结（硬性下疳），淋巴结肿大。硬下疳开始潮红、浸润，继而出现硬结破溃、糜烂，最后形成溃疡。此期传染性极大。接吻传染的硬性下疳多发生在口唇周围。二期梅毒除引起皮肤及黏膜破损外，也可侵犯骨骼及神经系统；皮肤出现豆大至指甲大红色或暗红色斑疹（梅毒性蔷薇疹）。三期梅毒发生在感染后 3～4

年，此时血液中病原体逐渐死灭，有的潜在于体内某个器官，具有破坏性，能缓慢发展，在皮肤出现结节性梅毒疹、树胶肿。此外，梅毒螺旋体侵犯心脏可引起梅毒性心脏病，侵犯神经系统可发生脊髓痨或麻痹性痴呆。

3. 治疗

梅毒的治疗要及时，常用的药物有：青霉素制剂、汞软膏、铋剂、碘剂等。

（二）淋病

1. 病因

淋病是性病中最常见的一种传染病，由淋病双球菌（淋球菌）引起的。该细菌的特点是：怕干燥，最适宜在潮湿，温度在 35℃、2.5%～5% 的 CO_2 环境中生长。细菌可以直接附着在完整无损的黏膜上生长繁殖，使人发病。好发部位是男、女性的尿道、黏膜及女性的阴道和子宫。淋病的传播主要是通过性交直接传染，占淋病患者的 95%。其次是间接传染，在公共场所接触了带菌的浴盆、座椅、垫巾等用具而感染。因间接接触被传染者，约占传染人数的 5%。

2. 类型及临床表现

（1）急性淋菌性尿道炎。初起为尿道口红肿，自觉排尿时有刺痛或者灼痛感，也可有尿道口痒感。有稀薄黏液物从尿道口排出，数天后变成脓样或者脓血样分泌物，并有尿道刺激症状能污染内裤，严重者阴茎疼痛性勃起、弓状弯曲。全身可有发冷、发热、食欲不振和倦怠。包皮过长，继发出现龟头炎、包皮炎，严重的合并症是后尿道炎，此时有尿频、尿急、尿痛、血尿等症状，并有下腹部、会阴部不适或疼痛。

（2）慢性淋菌性尿道炎。晨起常有稀薄浆状分泌物自尿道口溢出，排尿仍有痛感、微痒或者不适感，有时出现终末血尿。易并发前列腺炎、精囊炎、附睾炎、淋菌性咽炎；还可出现阴茎水肿，尿道周围脓肿或瘘管，尿道狭窄，尿流变细、排尿无力、滴尿等症状，严重者可发生尿失禁。

（3）女性淋病。因解剖关系其症状较轻，首先发生淋病性尿道炎，以急性多见。感染后 3～4d，可出现尿痛、烧灼感。淋菌侵及阴道黏膜时，使阴道发炎、红肿。子宫口糜烂，黏液分泌物增多。常见的有：淋菌性子宫颈炎、子宫内膜炎、淋菌性附件炎、急性输卵管炎、前庭大腺炎、盆腔炎等。多数感染者无症状，有症状的女性常为阴道分泌物异常或增多，不正常的经期出血、腰痛、中下腹的疼痛和触痛；轻度尿频、尿急、尿痛，并可累及子宫、输卵管及盆腔，还可继发输卵管、卵巢囊肿，输卵管狭窄、增厚、粘连、堵塞可致不孕或宫外孕。

淋球菌可进入血液引起败血症，侵犯关节引起淋菌性关节炎、淋菌性腱鞘炎、淋菌性心内膜炎、淋菌性脑膜炎、淋菌性肝炎。

3. 预防和治疗

对该病的预防主要是加强浴池等公共场所的卫生管理，严格执行卫生清扫及公共浴池、浴盆及其他浴具的清洁消毒制度。养成良好的卫生习惯，病人在治愈前不要结婚，以免传染给对方，发现有可疑症状，应及时就诊治疗。如果确诊为淋病者，已婚者双方要同时治疗。

（三）滴虫性阴道炎

1. 病因

病原体为阴道毛滴虫，滴虫阴道炎患者和无症状的带虫者是该病的传染源。滴虫不仅产生在阴道中，也可以侵及尿道和尿道旁腺，甚至侵及膀胱和肾盂。传播途径可直接和间接传播。直接传播主要是通过性生活传播，滴虫可寄生在男性尿道和前列腺中，性交时能带入阴道使女性发病。间接传播主要通过公共浴池、浴盆、浴巾、垫布、游泳池、厕所的坐式马桶、衣物等途径传播。滴虫离开人体后，在池水、浴盆、浴巾等用具中能生存较长时间，当含有滴虫的阴道分泌物沾染浴池水、浴盆、浴缸和其他浴具时，在短时间内可以继续感染其他健康的入浴者。

2. 临床表现

常见的症状有外阴瘙痒，阴道分泌物增多，呈黄色泡沫状，稀薄而有臭味；有时为乳白色或淡黄色稀薄液体，严重者可呈大量脓性分泌物；有外阴部刺激症状，如瘙痒、灼热、疼痛、性交痛等。可引起尿道炎和前列腺炎，患者有尿频、尿急、尿痛等症状，有时可见血尿。滴虫能吞噬精子，又能阻碍乳酸生成，还有大量分泌物存在，因此能妨碍精子存活，病情较重者可发生不孕。由于滴虫能消耗阴道内的糖原，改变阴道内的酸碱度，破坏防御机制，导致菌群失调，易并发细菌性阴道炎。

3. 预防和治疗

对阴道滴虫病患者要及时用抗生素治疗。对该病的预防应养成良好的卫生习惯，内衣经常洗换，保持清洁。严格公共浴池的卫生管理制度，加强公共浴池的消毒。

（四）尖锐湿疣

1. 病因

尖锐湿疣是由人乳头瘤病毒引起的皮肤黏膜良性赘生物，又称性病疣。主要通过性接触传染，少数通过公共浴池等间接接触传染。

2. 临床表现

本病潜伏期较长，为 1~8 个月。好发部位为外生殖器及肛门附近的皮肤黏膜湿润区，多在摩擦部位出现红色小丘疹，初起为小而柔软淡红色顶端稍尖的赘生物，阴部由于白带或分泌物的刺激皮疹增多，逐渐相互融合形成不同形态，表面凹凸不平，湿润柔软呈乳头状、草莓状、菜花状或者鸡冠状，根部多半有蒂，易发生糜烂、渗液，期间有脓性分泌物淤积，有恶臭。由于分泌物的浸渍、疣体表面呈白色、暗红色或红色，易出血。位于干燥部位的尖锐湿疣较小，呈扁平状。大多数患者无任何自觉症状，仅少部分有瘙痒、灼痛、白带增多。

3. 预防和治疗

可外用足叶草毒素酊，也可采用二氧化碳激光治疗、激光冷冻及手术治疗。预防主要是加强公共浴池中公共物品的消毒。

性病通过公共浴室传播的可能性虽小，但亦不容忽视。在公共浴池中控制性病的传播，尤其是借助公用物品为媒介的传播至关重要。由于性病的病原体在外界的抵抗能力较弱，对公共浴池内浴盆、毛巾等公共用品采取严格的消毒和其他卫生措施是预防此类疾病传播的关键环节之一。

第四节　公共浴池业卫生管理

为保证公共浴池卫生质量，确保公众健康，应对公共浴池进行预防性和经常性监督管理，进行卫生检测。

一、卫生许可证、预防性健康体检和卫生知识培训合格证

浴池行业必须申请卫生许可证，对不符合办证条件、不具备基础卫生设施的坚决不予办证，不准其开业经营。对符合卫生条件的，须办理卫生许可证后方可经营。"卫生许可证"每两年复核一次。杜绝无证经营，给广大消费者提供一个安全卫生的洗浴条件。从业人员上岗前必须进行健康体检，同时进行卫生知识培训，合格者准予上岗。直接为顾客服务的从业人员要每年进行健康检查一次，卫生知识每两年培训一次。

二、建立卫生管理制度

健全的卫生制度是浴池处于良好卫生状况的保障。一个良好的浴池应具备健全的岗位责任制度、行之有效的公用物品消毒制度、室内外环境卫生清扫制度和奖惩分明的卫生检查制度。配备专职或兼职的卫生管理人员，主管部门对所属经营单位的卫生状况要经常进行检查，卫生监督机构应按照规定经常对洗浴单位进行检查，确保洗浴业各项卫生制度落到实处，维持公共洗浴业良好的卫生状况，减少传染性疾病传播。

三、从业人员的卫生管理

有健全的卫生制度，还必须有忠于职守、身体健康和懂得卫生知识的从业人员来执行。洗浴行业直接为顾客服务人员，必须取得预防性健康体检和卫生知识培训合格证后方可上岗，每年进行一次健康检查。加强对浴池从业人员卫生法规和相关卫生知识的宣传和培训，充分利用广播、电视、板报、宣传材料、观看录像、举办学习班等大众化的宣传媒介，坚持培训合格，持证上岗制度。

四、消毒管理

（一）浴池业卫生应将公用物品的消毒放在首位

浴池业制定严格的消毒制度，设置专用的消毒间、消毒设备、消毒物品、消毒容器和消毒器材。消毒间是保证浴室卫生必不可少的房间，必须有上下水设施、三联水池、消毒柜、保洁柜等。对公用物品如茶具、拖鞋、浴巾、脚盆、存衣柜、洗浴座椅等应坚持"一客一用一消毒"的制度。配备足够数量的公用物品，以保证能得到充分洗涤和消毒，做到合理周转，避免顾客交叉使用未经彻底消毒的公用物品、用具。公用搓澡巾成为交叉感染根源，应严禁使用公用搓澡巾。提倡自备洗浴用具和提供一次性用具。

（二）加强消毒工作，配备专职和兼职消毒员

为使消毒工作落实得更好，应建立消毒卫生管理制度，做好消毒用品、用具的登记记录。加强消毒知识的培训，使掌握消毒知识的专职或兼职人员进行本单位消毒工作。在消毒方式或药剂选择上以消灭真菌为主。从业人员要掌握消毒剂配制比例和消毒时间，确保公共用品达到消毒效果，防止疾病的传播。

（三）做好浴池池水的消毒，减少疾病传播

浴池水的污染状况可能引起疾病传播，因此开展行之有效的消毒措施是必要的。对目前现存池浴必须增加机械过滤设备，每天换水两次，或彻底换水一次并进行清洗消毒。目前多采用氯制剂消毒，但有效氯含量极不稳定，影响消毒效果的因素很多，投氯量不易确定。增加机械加氯设备，研究浴池水的有效消毒法是目前亟待解决的重要课题。

为了保证池水水质不严重恶化，应采取循环换水措施，部分改善水质。可将浴池中的脏水不断小量排放，又通过水管不断补进新鲜的清洁水。也可将池中使用过的脏水不断抽出进行净化和消毒处理，方可排放。浴室的污水处理可以加入高浓度的漂白粉，经混合澄清 6～12h 后，除去其中的漂浮物和沉降物，排入下水道；但不应将浴室污水直接排入附近有居民使用的地面水和浴场。

　　当今社会浴池业发展迅速，各地的高档浴池越来越普遍，如桑拿浴、芬兰浴、冲浪浴、脉冲浴等，但其卫生问题不容忽视，应加强对桑拿浴、芬兰浴等新型浴池的卫生管理，研究沐浴新方式，如冲浪浴增加池水循环过滤、加药消毒的处理设施，明确水质净化消毒的有效方法和管理要求，将是今后一段时间的工作重点。

第十一章

文化娱乐场所卫生

文化娱乐场所系指人们进行文化艺术交流和娱乐活动的场所。这类场所很多，主要包括展览馆、博物馆、美术馆、图书馆、文化馆（宫）、档案馆、影剧院、录像厅（室）、游戏厅（室）、舞厅、音乐厅、茶座、酒吧、咖啡厅等。

第一节　文化娱乐场所概述

一、文化娱乐场所的概念和种类

文化娱乐场所具体分为文化交流场所和娱乐场所。文化交流场所是人们进行文化、艺术交流和经济贸易活动的高层次公共场所，它主要有：展览馆、博物馆、美术馆、图书馆、文化馆，简称"五馆"。娱乐场所是指人们进行艺术欣赏、娱乐活动的场所。它主要有：影剧院、录像厅（室）、游戏厅（室）、舞厅、音乐厅、茶座、酒吧、咖啡厅等。

二、文化娱乐场所的特点

文化娱乐场所种类繁多，各自功能不同，规模不等，有各自的特点，但其共同的卫生特点是：

（1）人群聚集，人与人之间接触频繁，环境易被严重污染。

（2）文化娱乐场所由单一形式转变为综合形式，其污染相应地由简单转变为复杂。

（3）物质基础不一致，发展规模程度不同，造成文化娱乐场所基础设施不同，卫生管理要求不一致。

（4）一些农村文化娱乐场所与城市相比设施简陋，从业人员卫生素质低，卫生条件差。

三、文化娱乐场所主要卫生问题

（一）呼吸道传染病的传播

由于文化娱乐场所人群高度密集，观众构成复杂，光顾者中传染病患者、健康带菌（毒）者与健康人群混杂。因此极易通过空气和接触传播传染病，特别是呼吸道传染病。

（二）空气质量和微小气候容易恶化

由于人的活动、呼吸、咳嗽以及舞台放烟雾等可造成空气中二氧化碳、空气细菌、可吸入颗粒物等含量明显增高，又由于众多的人群对空气的加湿作用，释放热量，导致文化娱乐场所内微小气候发生改变。尤其是通风换气设施不完善，管理不严或设备运转不正常时，空气质量、微小气候往往达不到卫生要求，影响场内的舒适度。

（三）建筑及装饰材料产生污染

文化娱乐场所在装潢过程中，大量使用装饰材料和黏合剂，使装修后的室内环境在一定时间内释放出较多的甲醛、氯乙烷、铅等对人体有害的化学物质，污染场所内的空气。有些场所使用不合格的建筑材料，释放氡、氨等有害化学物质，导致场所内空气长时间受到污染且难以消除，成为人体健康的潜在危害。

（四）公共设施及公共用具清扫及消毒不及时造成污染

文化娱乐场所内公共设施如厕所多在室内，蹲位过少，清扫不及时易产生异味。公共用品如茶具、眼镜等消毒不彻底，易引起传染病的传播。软饮料包装、果皮是影响文化娱乐场所环境卫生的主要因素。

（五）经营单位对卫生工作认识不足

经营单位管理人员卫生意识淡薄，从业人员卫生知识水平相对偏低，素质较差，一些场所未能形成适合文化娱乐场所自身特点的科学高效的卫生管理组织和模式。

（六）图书馆卫生质量低下

由于读者滞留时间较长，人群相对密集、书刊阅读卡、公共用品被多人接触、读者工作人员频繁走动及不正确的清扫、翻书本等，使得室内空气中悬浮颗粒物含量较高，空气质量易恶化。此外，书库中尘螨、真菌、铅等污染及使用防霉剂、灭螨灵等杀虫剂、复印机产生的臭氧污染也会造成空气恶化。

（七）影剧院、录像厅、观众厅内照明和通风问题

照明灯布局不合理，光线明暗变化过快等，会对观众视觉产生不良影响。对于放映连场和循环场电影的影剧院，场次间隔时间及通风换气等方面执行不力，会导致空气污染程度加重，易发生头昏、头痛等症状。

（八）歌舞厅、游艺厅内高噪声及光线分布不均的问题

歌舞厅、游艺厅突出的卫生问题是高噪声及灯光光线分布不均匀。噪声的来源主要有三个方面：其一来源于乐队或音响（如迪斯科、霹雳舞曲等）；其二是娱乐人群的运动、自我表现的喧嚣声；其三来自各种机电设备的震动与摩擦声。这三者构成高噪声的特殊环境。歌舞厅内为追求华丽的色彩、欢快的气氛和刺激，其灯光光线分布极不均匀，特别是高速旋转、变换强烈的刺激性光线，往往造成眩目，使视力疲劳和精神紧张。

此外，歌舞厅的餐饮服务业也是一个主要的卫生问题。大多歌舞厅由单一的服务形式逐渐转换为增加餐饮的综合服务，例如饮食、冷热饮、果盘、小食品以及其他一些形式的服务，从而带来了食品加工制作、餐具、饮具污染等卫生问题。

第二节　文化娱乐场所卫生要求

文化娱乐场所是面向公众开放，以文化传播和交流为目的的公共场所，这类场所一般都具有多功能的大型固定建筑形式，建有明亮宽敞的大厅、展厅、陈列室或艺术创作环境。室内人群密集，停留时间长。由于文化娱乐场所种类多，规模大小与使用功能各不相同。因此，卫生要求也不相同，各有所侧重。

一、博物馆、展览馆、美术馆

（一）地址选择的卫生要求

博物馆、展览馆、美术馆等文化场所是城市中心大型建筑，地址和总平面布局应列入城市建设总体规划，选址应符合城市建设总体规划要求。同时，基地选择应符合下列要求：

（1）交通便利、城市公用设施比较完备，具有适当的发展余地；

（2）不应选在有害气体和烟尘影响较大的区域内，远离易燃易爆、噪声和散发有毒有害气体的污染源。

（3）场地干燥，排水通畅，通风良好。

（二）平面布局的卫生要求

（1）因地制宜，全面规划，一次或分期建设。

（2）大中型馆应单独建造。小型馆若与其他建筑合建，必须满足环境和使用功能要求，并自成一区，单独设置出入口。

（3）馆区内宜合理布置观众活动、休息场地。

（4）馆区内不应建造职工生活用房，若职工生活用房毗邻馆区建筑布置，必

须加以分隔，并各设直通外部道路的出入口。

（5）馆区内应功能分区明确，室外场地和道路布置应便于观众活动、集散和藏品装卸运送。

（6）陈列室和藏品库房若邻近车流量集中的城市主要干道布置，沿街一侧的外墙不宜开窗；必须设窗时，应采取防噪声、防污染等措施。

（7）除当地规划部门有专门规定外，新建场馆的基地覆盖率不宜大于40%。

（8）应根据建筑规模或者日平均观众流量，设置自行车和机动车停放场地。

（9）总体布局应把博物馆、展览馆、美术馆等文化场所的主体建筑包括展览厅和陈列室等布置在朝向良好、空气清新、环境优美、清洁安静的最佳位置。展品储藏室、展具存放室、美工室、业务办公室、行政办公室、观众休息室，以及厕所、卫生间、吸烟室、通风间、锅炉房等，应本着方便使用，避免相交叉和功能混杂的原则，适当配置。

（三）建筑设计卫生要求

博物馆、展览馆、美术馆等场馆，由藏品库区、陈列区、技术及办公用房、观众服务设施等部分组成。观众服务设施应包括售票处、存物处、纪念品出售处、食品小卖部、休息处、厕所等。技术及办公用房应由鉴定编目室、摄影室、熏蒸室、实验室、修复室、文物复制室、研究阅览室、行政管理办公室及其库房等部分组成。

陈列室不宜布置在4层或4层以上。大、中型馆内2层或2层以上的陈列室宜设置货客两用电梯；陈列室和藏品库房内不应设给排水管道，在其直接上层不应设置饮水点、厕所等有可能积水的用房。

藏品库区应由藏品库房、缓冲间、藏品暂存库房、鉴赏室、保管装具储藏室、管理办公室等部分组成。藏品暂存库房、鉴赏室、储藏室、办公室等用房应设在藏品库房的总门之外。

陈列区应由陈列室、美术制作室、陈列装具储藏室、进厅、观众休息处、报告厅、接待室、管理办公室、警卫值班室、厕所等部分组成。陈列室应布置在陈列区内通行便捷的部分，并远离工程机房。陈列室之间的空间组织应保证陈列的系统性、顺序性、灵活性和参观的可选择性。展厅、陈列室是观众主要停留场所，应宽敞，其规模应根据展出设计容纳观众人数确定，一般人均占地面积不得小于 $1.5m^2$，人均占有空间应为 $8{\sim}10m^3$。除工艺、空间、视距等有特殊要求外，室内净高应为 $3.5{\sim}5m$。

展品、文物及各种实物都要求有通风、干燥的保存环境，以防霉变。因此，展厅、陈列室、展品文物储藏室等应注意通风防湿，要有通风，除湿机械设施。大于 $300m^2$ 的展厅，陈列室总风量每小时为 $50m^3$，相对湿度为 $30\%{\sim}80\%$。

观众欣赏美术作品，参观各种文物和实物图片等都作用于视觉器官。要求室内明亮，光线均匀柔和而不眩目。除特殊要求采用全部人工照明外，普通展厅、陈列室应根据展品的特征和陈列设计的要求确定天然采光与人工照明的合理分布和组合，展厅、陈列室的自然采光的系数应以 1∶5～1∶7 为宜。

博物馆、展览馆、美术馆等文化场所是需要高度安静的环境，应采用吸声材料装饰房间的内表面，通过吸声材料对声能的吸收来减弱反射声，达到降低室内噪声的目的。吸声材料应选用多孔材料。

卫生设施要根据需要，分别设置公共和专用厕所，大中型馆内展厅、陈列室的每层楼面应配置男女厕所各一间，便具依使用人数设置，男厕所按每 60 人设置一蹲位，每 30 人设小便池一个；女厕所按每 30 人设一蹲位。

（四）卫生标准及卫生要求

博物馆、展览馆、美术馆的卫生质量受很多环境因素影响，如馆内噪声、照度、微小气候及二氧化碳、可吸入颗粒物和微生物等。这些因素中的任何一种不符合卫生要求，都可能对人体产生不良的影响，甚至造成严重后果。根据国家《图书馆、博物馆、美术馆、展览馆卫生标准》（GB 9669—1996），其主要卫生标准和要求有：

1. 采光照明

光线是人的生产生活中不可缺少的必要条件。根据参观要求，厅内自然采光系数不少于 1/6，人工照明应达到光线均匀和不眩目。国家卫生标准规定，博物馆、美术馆、展览馆内台面照度不得小于 100lx。

2. 噪声

文化场所最大特点就是要求外界环境及室内环境都必须安静。对产生机械噪声的地方都要采取防振、隔声、消声措施，减少和消除噪声的污染。国家卫生标准规定，博物馆、美术馆的噪声不得超过 50dB（A），展览馆的噪声不得超过 60dB（A）。

3. 微小气候

微小气候是由于本身的维护结构作用形成的与室外不同的室内小气候。主要包括气温、气湿和气流。它能影响人体的热平衡过程，因此，微小气候与人体健康关系极为密切。

（1）气温。气温对人体的热平衡调节有着主导性作用。当室内气温低于 30℃时，大多数观众感到舒适；气温达到 32℃时，60%的人感觉热；气温高达 36℃时，80%的人大汗淋漓，衣衫湿透，少部分人可出现头晕、烦躁，甚至出现中暑；当室内温度太低时，可使观众机体的代谢功能降低，机体抵抗力下降，易引起上呼吸道炎症。国家卫生标准规定，有空调装置的文化场所温度为 18～28℃，无空调装置的采暖地区冬季室温不低于 16℃。

（2）气湿。气湿对人体的热平衡也起着重要作用。文化场所内的空气湿度必须符合人体生理机能的需要。国家卫生标准规定，设有中央空调的博物馆、美术馆内相对湿度应在 45%～65%，展览馆内相对湿度应在 40%～80%。

（3）风速（气流）。文化场所内风速适宜对保证室内空气质量有重大意义。此外，适宜的风速有促进对流和蒸发的作用，并能增加机体的散热量，对皮肤具有良好的刺激作用。国家卫生标准规定，博物馆、展览馆、美术馆内风速不得小于 0.5m/s。

4. 空气质量

博物馆、展览馆、美术馆等这类文化场所空气中常见的污染物有：二氧化碳、甲醛、可吸入颗粒物、致病微生物等。

（1）二氧化碳。馆内二氧化碳含量高，说明馆内空气质量低劣，观众可感觉到不良气味或出现全身不适，有时甚至可能出现二氧化碳中毒。

国家卫生标准规定，博物馆、美术馆二氧化碳含量不得超过 0.10%，展览馆二氧化碳含量不得超过 0.15%。

（2）甲醛。馆内甲醛主要来自于场馆装修时使用的建筑装饰材料和涂料、黏合剂等。散发甲醛的建筑装饰材料主要有纤维板、胶合板、塑料、化纤织品、涂料、油漆、黏合剂，甲醛影响人体健康，甚至可使人死亡。国家卫生标准规定，博物馆、美术馆、展览馆内甲醛含量不得超过 0.12mg/m³。

（3）可吸入颗粒物。可吸入颗粒物一般指颗粒直径小于 10μm 以下的，可含有各种致病菌、病毒、尘螨、致癌物质等有毒有害物质的微小颗粒。因此，可吸入颗粒物对人体具有近期或远期的致病效应。国家卫生标准规定，博物馆、美术馆内可吸入颗粒物不得超过 0.15mg/m³，展览馆内可吸收颗粒物不得超过 0.25mg/m³。

（4）微生物。馆内空气中微生物含量高低也是评价空气质量的一个重要指标，馆内空气中的微生物，主要来源于馆外空气污染和顾客本身，这些微生物种类繁多，数量较大，其中含有致病性和非致病性微生物。国家卫生标准规定，采用撞击法测定，博物馆、美术馆内空气细菌数不得超过 2 500CFU/m³，展览馆内空气细菌数不得超过 7 000CFU/m³；采用沉降法测定，博物馆、美术馆内空气细菌数不得超过 30 个/皿，展览馆内空气细菌数不得超过 75 个/皿。

5. 其他卫生要求

（1）使用面积超过 300m² 的博物馆、美术馆和展览馆均应有机械通风装置。

（2）馆内采用湿式清扫，及时清除垃圾，污物，保持馆内整洁。

（3）馆内禁止吸烟。

（4）馆内卫生间应有单独的通风排气设施，做到无异味。

（5）博物馆、美术馆、展览馆作其他公共场所使用时，应符合相应的公共场所卫生标准。

二、图书馆

（一）地址选择的卫生要求

图书馆同博物馆、展览馆、美术馆等文化场所一样是城市中的大型建筑，地址和总平面布局应列入城市建设总体规划，选址应符合城市建设总体规划要求。具体要求有：

（1）大型图书馆的选址应符合城市总体规划，最好设在文教区。中、小型图书馆不宜选在城市的繁华闹市区。交通方便，距交通主干线 100m 以上，防止交通噪声干扰。

（2）选择城市常年主导风向上风侧，远离污染源特别是易燃易爆的仓库和产生噪声及散发有毒有害的废水、废气、废渣的工业企业。

（3）在地势选择方面，环境安静是图书馆的重要条件，地势稍高保证场地干燥，便于通风、排水，日照良好；应结合城市远景规划，留有发展余地。

（二）平面布局卫生要求与建筑设计卫生

图书馆的总体平面布局应功能分区明确，人流和书流分开，道路布置应便于图书运送、装卸和消防疏散。根据图书馆的性质、规模和职能，配备藏书、借书、阅览、内部业务技术设备，行政和辅助各种用房，各种用房布局应与管理方式和服务手段相适应，以书库为中心，合理安排编、借、阅之间的运行路线，使读者和工作人员以及书刊运送便捷通畅，互不干扰。

1. 书库

分为基本书库、辅助书库和阅览室藏书。基本书库和辅助书库及阅览室应保持便捷的联系。书库的平面布局和书架排列应有利于采光、通风和缩短提书距离。书库内书架的连续排列挡数要适宜，常用书库的书架两端有走道时，开架设 6 挡，闭架设 8 挡，非常用书库可设 10 挡。书架一端有走道时，开架设 3 挡，闭架设 4 挡，非常用书库设 5 挡，书架排列各部通道宽度，主通道净宽，开架 1.5m，闭架 1.2m，非常用书库各部通道净宽以 1m 为宜。次通道净宽，常用书库开架 1m，闭架 0.75m，非常用书库 0.60m，挡头靠墙走道净宽，常用书库开架，闭架及非常用书库均以 0.60m 为宜。行道净宽，常用书库开架应为 1m，闭架 0.8m，非常用书库为 0.6m。单面书架与墙之间的通道宽不应小于 0.8m。

2. 阅览室

各类图书馆应依其性质、任务，分别设置普通、专业、教师、学生、儿童阅览室和各类特种书籍阅览室。各种阅览室应根据工作需要，设置出纳台和工作间，工作间的面积不应小于 10m²，并和出纳台相通。普通阅览室应邻近读者入口，以便于闭馆期间单独开放。如不设辅助书库时，应与出纳台有便捷联系。专业阅览室及研究室可按学科门类设置，集体研究室每座占地面积不应小于 4 m²，最小房间面积不应小于 10m²。单人研究室面积不应小于 3.6m²。座位面积不应小于 2.3 m²。阅览室与书库集中布置时，应设分区门或缓冲间。舆图阅览室应能容纳大型阅览桌、描绘台，并留有完整的大面积墙面和设置大幅舆图的悬挂设施。缩微阅览室应与缩微资料库相连，朝向以北为宜，不宜朝西，缩微阅读机分散布置时，每座位占地面积不应小于 2.3 m²。视听室应自成单元，便于单独使用和管理，环境应安静，和其他阅览室互不干扰。规模大的视听室可与报告厅合用或独立设置。儿童阅览室与成人阅览室应隔开分设，单独出入口，并注意多功能的利用。盲人阅览室应设于图书馆的底层易于通达的位置，并和盲文书库相通，通道和房间标志应符合无障碍设计的要求。其他残疾读者的专用阅览室的座位应邻近各阅览室的管理台。

3. 出纳台

中心出纳台的位置应邻近基本书库。出纳台与基本书库之间的通道不应设置台阶，如高差不可避免时，应采用坡道，坡度不应大于 1∶10。出纳台内工作人员占地面积，每一工作岗位不应小于 6m²，工作室进深应为 4~5m；出纳台外读者活动面积不应小于 18m²。

4. 目录室

目录室应邻近读者出口和出纳台。如与出纳台处于同一空间时，应有明确的功能分区。目录室内目录柜的组合高度不宜大于 1.5m，供少年儿童使用的目录柜组合高度不宜大于 1.3m。

5. 业务用房

包括采编、典藏、辅导、美工、电子计算机、微缩、照相、静电复印、声像控制、装订修整等用房。

（1）采编室。采编室的位置应和读者活动室分开，并与典藏室、书库、书刊入口有便捷联系。其平面布置应符合采购、交换、拆包、验收、登记、分类、编目、加工等顺序。采编室的使用面积，每一工作人员不应小于 10m²。

（2）典藏室。图书馆设单独典藏室时，其位置应设在书库入口近处，每位工作人员使用面积不宜小于 6m²，最小房间面积不应小于 10m²。

（3）装订裱糊修整室。应与书库、期刊库直接联系，并在其间设置准备库。装订室的面积应根据机械化程度和装订任务量确定，每位工作人员使用面积不应小于 8~12m²，总面积不应小于 40m²；裱糊修整室每位工作人员使用面积不应小于 10m²，总面积不应小于 30m²。

（4）缩微复制室。应单独设置，建筑设计应符合工作程序和操作要求，与书库、期刊库、基本书库、缩微图书阅览室及研究室等邻近。缩微复制室应配备防震动、防灰尘、防污染等设施。

（5）声像控制室。大型图书馆的声像控制室应和演播室配套设置，净高不应低于 2.7m，后墙不得开设门窗。幕前放映室的控制室进深不得小于 3m，可利用侧窗采光。幕后放映室的控制室应为暗室，放映的地面比视听室前部地面高出0.3～0.5m。放映室的地面、墙壁应绝缘，并用软质材料敷面，顶棚宜用吸声材料，墙面应涂暗色无光涂料。

6. 行政和辅助用房

大、中型的综合图书馆除了主要业务用房外，还应配备足够的行政和辅助用房，如门厅、陈列室、休息室、厕所、小件寄存室、食堂、报告厅、行政总务办公室等。

（三）卫生标准及卫生要求

图书馆卫生质量的优劣和卫生状况的好坏直接影响着阅览者及工作人员身体健康，根据图书馆服务功能和特点，依据国家《图书馆、博物馆、美术馆、展览馆卫生标准》（GB 9669—1996），其主要卫生标准和要求有：

1. 良好的采光照明

顾客阅读学习需要有良好的光环境，桌面上要有足够的、柔和的光线。为此，在阅览室设计中要求自然采光系数应满足 1/5～1/7 的要求。在人工照明方面要提供足够的光线，使桌面上的照度达到 100～150lx。人工照明应做到光线均匀，不眩目，亮度反差应小于 3～5 倍。

国家卫生标准规定，图书馆内台面照度不得小于 100lx，厅内自然采光系数不小于 1/6，人工照明应达到光线均匀、柔和、不眩目。

2. 宁静的室内环境

室内噪声强度（A 声级）超过 30dB 就会干扰学习；大于 40dB 有 50%的读者感到烦躁不安；大于 50dB 的噪声对学习干扰严重，使人的思考能力下降，精力分散，计算和书写中的错误增多。因此国家卫生标准规定，图书馆内噪声不得超过 50dB（A）。

3. 适宜的微小气候

室内温度过低或过高不仅对健康不利，还影响学习效果。有益于阅读学习的微小气候条件是室内温度为 18～24℃，相对湿度为 40%～70%，室内风速 0.2～0.5m/s。

国家卫生标准规定，有空调装置的图书馆室内温度为 18～28℃，相对湿度

45%～65%，风速不得大于 0.5m/s；无空调装置的采暖地区冬季室内温度不小于 16℃。

4. 新鲜的室内空气和良好的通风设施

一般阅览室可采用自然通风，每小时换气次数应达到 4～6 次，进风口的面积应达到相当于地板面积的 3%～5%。使用面积超过 300m² 的图书馆及较大的阅览室应采用机械通风，其通风量，供成人阅读的场所应达到每人每小时 30～50m³；供儿童少年活动的场所应达到每人每小时不低于 20m³。采用集中空调的阅览室，循环风中新风量应达到每人每小时 10～15m³。

5. 良好的空气质量

图书馆空气质量容易受到附近工业、生活废气、室内装饰材料等污染，同时由于阅览者多、通风不良等因素，使图书馆空气易受到二氧化碳、细菌，可吸入颗粒物、甲醛等有害物质的污染，受污染空气能损害人们的身体健康。

二氧化碳是空气质量好坏的代表指标，二氧化碳含量增高，氧的含量相应降低而影响机体健康。二氧化碳浓度上升也表示通风不良，空气中的细菌，可吸入颗粒物含量也会随之增加。国家卫生标准规定，图书馆二氧化碳浓度应低于 0.1%。

可吸入颗粒物是铅、汞、砷等有毒有害金属元素和苯并[a]芘及微生物的载体，可促使呼吸道疾病和肺癌发生率提高，可吸入颗粒物与二氧化碳有害气体有协同作用，能加重对呼吸道黏膜的刺激作用。

国家卫生标准规定，图书馆可吸入颗粒物不得超过 0.15mg/m³。

图书馆中甲醛主要来自于室内装饰材料及书籍等。为防止甲醛污染图书馆空气质量，图书馆应选用清洁、环保的装饰材料及家具。同时为防止书库的甲醛等污染物流入阅览室，通风时书库内的风压应小于阅览室。

国家卫生标准规定，图书馆空气中甲醛不得超过 0.12mg/m³，阅览室内不得进行印刷和复印，保持室内空气清洁。

图书馆空气可由于通风不良和人群聚集可使多种微生物存在。除一般空气微生物外，还有来自人体的某种病原微生物，如结核杆菌、白喉杆菌、溶血性链球菌、金黄色葡萄球菌、肺炎双球菌、流感病毒等。这些微生物常附着在尘埃上和飞沫及飞沫核上。直径小于 5μm 的尘埃、飞沫、飞沫核可较长时间悬浮在空气中。它随着人的呼吸道通过鼻腔进入小支气管和肺泡，从而使易感者感染疾病。

国家卫生标准规定，图书馆空气中细菌数（撞击法）不超过 2 500CFU/m³ 或不超过 30 个/皿（沉降法）。

（四）图书馆辅助设施的卫生要求

1. 采光

藏书库应采用有效的遮阳措施，不得有阳光直射室内，窗玻璃宜用折光、散光或滤光材料，以减少阳光中的紫外线，防止书刊氧化变色、褪色等损坏。特种藏书库应安装有过滤紫外线功能的灯具。阅览室及其他用房采光系数不宜小于2%，最好在窗上安装窗帘或遮阳帐。

2. 照明

书库书架的人工照明的光源宜选用不眩光的灯具，与图书资料等可燃物距离不得小于 0.5m。若用荧光灯照明时，宜配备防眩光的设施。工作面的垂直照度以 40lx 为宜。阅览室人工照明除全面照明外，应设局部照明。桌面平均水平照度以 100~200lx 为宜。

3. 通风

图书馆内的各种用房应有较好的自然通风，既可以解决室内换气，又可降温。书库、专业阅览室等应安装空调或机械排风扇。通风的风速以 0.5m/s 为宜。普通阅览室及业务用房，每小时可换气 1~1.5 次。儿童阅览室、休息室每小时可换气 2~5 次。

4. 温度和湿度

图书馆内，阅览室和各种工作用房的适宜温度为 18~22℃，其他用房的温度为 16~18℃，厕所、走廊、门厅、陈列室等为 14~16℃。图书馆各种用房，特别是各种书库的相对湿度要求较高。善本书库、视听资料库相对湿度以 45%~60%为宜，一般书库以 15%~60%为宜。

（五）图书馆洗消设施及房间色调的卫生要求

1. 洗消设施

图书馆内各种用房的入口处应设洗手盆和手消毒设施，保证读者进入阅览室后，在未接触书刊以前先洗手、消毒，以免阅读时翻书污染书刊。有些工作间应设专用洗手盆，以便随时洗手。各种书库应设杀虫和防虫、灭鼠设施。如纱门窗、挡鼠板、灭鼠盆等。库内墙壁要有水泥墙裙。

2. 房内的色调卫生

墙壁色调应以淡绿色或米黄色为宜，阅览桌面以黑色或墨绿色为宜，与书刊白色呈鲜明对比，增加清晰度，利于长时间阅读。

（六）图书馆环境绿化的卫生要求

良好的绿化环境能消除疲劳和缓和视觉紧张，并能调节微小气候，因此，要规划好图书馆内外的绿化。阅览室内放置一些盆景花卉，如马蹄莲、山影、水仙等清淡高雅的盆花；外环境除道路外，其余空地都应种植鲜花绿草。

三、文化馆（宫）

（一）文化馆（宫）地址选择的卫生要求
（1）位置适中、交通便利、便于群众活动的地段。
（2）环境优美、远离污染源。

（二）文化馆（宫）总平面设计卫生要求
（1）功能分区明确，合理组织人流和车流交通路线，对喧闹与安静的用房应有合理的分区与适当的分隔。
（2）基地按使用需要，至少应设两个出入口。当主要出入口紧邻主要交通干道时，应按规划部门要求留出缓冲距离。
（3）在基地内应设置自行车和机动车停放场地，并考虑设置画廊，橱窗等宣传设施。
（4）文化馆（宫）庭院的设计，应结合地形，地貌及建筑功能分区的需要，布置室外休息活动场地、绿化、建筑小品等，创造优美的空间环境。
（5）当文化馆（宫）基地距医院、住宅及托幼等建筑较近时，馆内噪声较大的观演厅、排练室、游艺室等，应布置在离开上述建筑一定距离的适当位置，并采取必要的防止干扰措施。

（三）建筑设计卫生要求
（1）文化馆（宫）的建筑设计，应根据当地经济发展水平，文化需求和民族文化传统等因素，在满足当前适用需要的基础上，适当考虑留有发展余地。
（2）文化馆（宫）一般应由群众活动部分，学习辅导部分，专业工作部分及行政管理部分组成，各类用房根据不同规模和使用需要可增减或合并。各类用房在使用上应有较大的适应性和灵活性，并便于分区使用统一管理。
（3）文化馆（宫）设置儿童、老年人专用的活动房间时，应布置在当地最佳朝向和出入安全、方便的地方，并分别设有适于儿童和老年人使用的卫生间。儿童活动室的设计应符合儿童心理特点，装饰活泼，色调明快。一般展览、阅览用房、美术书法工作室、美术书法教室采光系数为 1/4，游艺、交谊用房、文艺、音乐、舞蹈、戏曲等工作室，站室指导、群众文化研究部，普通教室、大教室、综合排练室采光系数为 1/5。
（4）群众活动部分由观演用房、游艺用房、交谊用房、展览用房和阅览用房等组成。观演用房包括门厅、观演厅、舞蹈和放映室等。观演厅的规模一般不宜大于 500 座。当观演厅规模超过 300 座时，观演厅的座位排列、走道宽度、视线及声学设计以及放映室设计，均应符合剧场和电影院设计卫生要求。当观演厅为 300 座以下时，可做成平地面的综合活动厅，舞台的空间高度可与观众厅同高，并应注意音质和语言清晰度的要求。

游艺用房应根据活动内容和实际需要设置供若干活动项目使用的大、中、小游艺室，并附设管理及储藏间等，当规模较大时，宜分别设置儿童游艺及老年人游艺室。儿童游艺室外宜附设儿童活动场地。游艺室的使用面积：大游艺室不应小于 $65m^2$，中游艺室不应小于 $45m^2$，小游艺室不应小于 $25m^2$。

交谊用房包括舞厅、茶座、管理间及小卖部等，其建筑设计应符合舞厅、茶座建筑设计卫生要求。其中舞厅、茶座应设吸烟室、储藏间，大众性舞厅应设存衣间，带有卡拉 OK，KTV 包房及出售食品、饮料的，舞厅、茶座还应设有消毒操作间、准备间，内设开水设施，洗涤池、操作台、保洁柜、消毒柜等设施设备。

展览用房包括展览厅或展览廊，储藏间等。每个展览厅的使用面积不宜小于 $65m^2$。展览厅内的参观路线应通顺，并设置可供灵活布置的展板和照明设施。展览厅应以自然采光为主，并应避免眩光及直射光。

阅览用房包括阅览室、资料室、书报储存间等。阅览用房应设于馆内较安静的部位。阅览室应光线充足，照度均匀，避免眩光及直射光，采光窗宜设遮光设施。规模较大时，宜分设儿童阅览室。阅览室桌椅的排列间隔尺寸及每座使用面积指标等设计卫生要求，可参照图书馆阅览室建筑设计卫生要求执行。

（5）学习辅导部分由综合排练室、普通教室、大教室及美术书法教室等组成，其位置除综合排练室外，均应布置在馆内安静区。

综合排练室的位置应考虑噪声对毗邻用房的影响，室内应附设卫生间、器械储藏间，有条件者可设淋浴间。排练室沿墙应设练功用把杆，宜在一面墙上设置照身镜，综合排练室的使用面积按每人 $6m^2$ 计算，地面宜做木地板，主要出入口宜设隔声门。

普通教室和大教室分别按 40 人和 80 人设计，教室使用面积每人不小于 $1.4m^2$，课桌椅布置及有关尺寸，不得小于中、小学校建筑设计卫生要求的有关规定，大教室也可根据使用要求，设置阶梯式地面和连排式课桌椅。

美术书法教室设置为北向侧窗或天窗采光，教室的设施应按普通教室设置，并增设洗涤池，使用面积每人不小于 $2.8m^2$，每室不宜超过 30 人。

（6）专业工作部分一般由文艺、美术书法、音乐、舞蹈、戏曲、摄影、录音等工作室，站室指导部，少年儿童指导部，群众文化研究部等组成，其中美术书法工作室宜为北向采光，室内宜设挂镜线，遮光设施及洗涤池，使用面积不宜小于 $24m^2$，音乐工作室应附设 1～2 间琴房，每间使用面积不少于 $6m^2$，并应考虑室内音质及隔声要求；摄影工作室应附设摄影室及洗印暗室，暗室应有遮光及通风换气设施，并设置冲洗池及工作台等，暗室应设培训实习间，根据规模可设置2～4 个工作间，每小间不小于 $4m^2$；录音工作室包括工作室、录音室及控制室，其位置应布置在馆内安静部位，大、中型文化馆宜设专用录音室，录音室和培训室的内部装修均应考虑室内音质及卫生要求，其隔壁设隔声观察窗并用隔声门窗。

（7）行政管理部门由馆长室、办公室、文印打字室、会计室、接待室及值班室等组成。其位置应设在对外联系和对内管理方便的部位。行政管理部分附属用房，包括仓库、配电间、维修间、锅炉房、车库等在设置上应不影响其他业务用房。附设的食堂、餐厅等应符合食品卫生的有关要求。

（8）应分层设置厕所，设置要求同博物馆、展览馆、美术馆，厕所应有独立的通风排气设施。

（四）卫生标准及卫生要求

目前，国家尚无文化馆（宫）的卫生标准，但是根据文化馆（宫）的性质，在实际工作中，一些活动用房可参照使用相应场馆的卫生标准。如阅览室、书法美术工作室、其他教室等可参照使用图书馆的卫生标准及其卫生要求，展览室可参照使用展览馆的卫生标准及其卫生要求，另外一些活动用房如舞厅、观演厅等可直接使用歌舞厅、影剧院的卫生标准及卫生要求等。

四、档案馆

（一）档案馆地址选择要求

（1）馆址应远离有易燃、易爆物的场所，不设在有污染腐蚀性气体单位的下风向，避免架空高压输电线穿过。

（2）应选择地势较高、场地干燥、排水通畅、空气流通和环境安静的地段。

（3）应建在便于利用、交通方便，且城市公用设施比较完备的地区。

（二）档案馆总平面设计要求

（1）档案馆建筑应独立建造。

（2）总平面布置应根据近远期建设计划的要求，立足于一次规划，可分期建设。

（3）馆区与职工生活等建筑应分区布置，避免相互干扰。

（4）馆区内道路布置应便于档案的运送装卸，并应符合消防疏散要求。

（5）馆区建筑主要用房不宜邻近城市干道布置。

（6）总平面布置除遵守当地城镇规划设计要求外，应尽量留有适当的绿化用地。

（三）建筑设计卫生要求

1. 档案馆的布局

档案馆的建筑设计，根据不同等级，不同规模和职能配置各类用房。一般应由档案库、查阅档案、业务和技术、办公和辅助等用房组成。

档案馆的建筑布局应按照功能分区的原则,妥善安排各类用房的位置,力求达到功能合理,流程便捷,解决内外相互间的联系和分隔,避免交叉。

档案馆的建筑设计,应满足各类档案及资料的安全保管,调阅方便;并为利用者创造安静的查阅环境,为工作人员提供必备的工作条件,并使馆区建筑主要用房具有良好的朝向。

2. 档案馆的设施

查阅档案、业务和技术用房设计为五层和五层以上时,应设电梯。超过二层的档案库应设垂直运输设备。档案库设于地下时,应设置良好的垂直运输设备;可靠的防潮、防水措施;必要的机械通风或空调设备,以保证使用。

供垂直运输档案、资料的电梯,其位置应邻近档案库,但应在库区防火门外,并应采用封闭式的垂直井道,当档案库与其他用房同层布置时,应避免因层高不同出现台阶,必要时采用坡道连通。

在设计过程中要注意防护。防护内容包括外围护结构保温、隔热、温湿度要求、防潮、防水、防日光及紫外线照射、防尘、防污染、防有害生物(霉、虫、鼠等)、防盗等。馆区内应组织通畅的排水系统,防止积水,档案库及查阅档案等用房,均应消除或减轻紫外线对档案、资料的危害,天然采光的档案库及其他业务技术用房应选用防紫外光玻璃和采用遮阳设施,防止阳光直射,档案库及查阅档案等用房采用人工照明时,宜选用乳白色灯罩的白炽灯。如采用荧光灯时,应有过滤紫外线和安全防火措施。

3. 档案库要求

根据使用性质和需要,分为大、中、小库,使用面积一般规定为:大库 201~300m²;中库 101~200m²;小库 100m²以下。

档案库应集中布置,自成一区,库区内不应设置其他用房,其他用房之间的联系也不应穿越库区。库区入口处应设缓冲间,其面积应不小于 6m²。如设专用封闭外廊时,可不再设缓冲间。各个大、中、小库应有独立的出入口,不宜采用串通或套间布置方式。

档案库净高不应低于 2.4m,当有梁和通风管道时,其局部净高不应低于2.2m,门应做保温门;窗应做双层窗,开启扇应有密封措施。当采用高窗时,墙的下部应增设通风口。通风口应设金属网,并应有密封措施。

档案库的围护结构应根据其使用要求的室内温湿度、当地室外气象计算参数和有无采暖、通风、空调设备,通过技术经济比较,合理确定其构造。

档案库内装具布置应成行地垂直于有窗的墙面,外墙采光窗宜与装具间的通道相对应,装具排列的各部分尺寸为:主通道净宽不小于 1m,两行装具间净宽不小于 0.8m。装具端部与墙之间走道净宽不小于 0.6m，装具背面与墙的间隔不小于 0.08m。

4. 查阅档案用房

由接待室、查阅登记室、目录室、普通阅览室、专用阅览室、缩微阅览室、声像室、陈列室、复印室和休息室等组成。规模较小的乙、丙级档案馆，根据使用要求有些用房可以合并设置或不设。

（1）查阅档案用房中的阅览室应符合下列要求。①应光线充足，照度均匀，避免阳光直射及眩光；②天然采光标准，窗地面积比不小于 1∶5；③窗宜设遮光设施；④单面采光的阅览室进深与窗顶高度比不大于 2∶1，双面采光不大于 4∶1，窗顶至顶棚高不大于 0.5m；⑤应有良好的通风；⑥每阅览座位设计使用面积，普通阅览室每座应不小于 3.5m²，专用阅览室每座应不小于 4m²，若采用单间时，应不小于 12m²。

（2）查阅档案用房中的缩微阅览室应符合下列要求。①朝向以北向为宜，避免朝西；不宜设在地下室或建筑物顶层。②应设空调或机械通风设备。③宜采用间接照明，阅览桌上应设局部照明。

5. 业务和技术用房

业务和技术用房包括缩微用房，翻拍洗印用房、计算机房、静电复印室、翻版胶印室、理化实验室、声像档案技术处理室、中心控制室、裱糊室、装订室、接收室、除尘室、熏蒸室、去酸室、整理编目室、编研室、出版发行室等。应根据档案馆的等级、规模和实际需要选择设置上述用房。

（1）缩微用房。包括资料编排室、缩微摄影室（分大型机室和小型机室）、冲洗处理室、配药和化验室、质量检定室、校对编目室、拷贝复印室、放大还原室、缩微胶片库和备品库等，非缩微复制中心，可缩小规模，结合需要组织配套用房。缩微用房宜设于底层，并自成一区。

（2）翻拍洗印用房。包括翻拍室、冲洗室、影像放大室、水洗烘干室。其中翻拍室和冲洗室可与缩微用房的缩微摄影室和冲洗处理室合用。为防火和防潮湿，水洗烘干室宜设于缩微区外。

（3）计算机房。包括机房、软硬件室、终端室、介质库和辅助房间等。应根据选用的机型对环境的要求进行设计，计算机主机房根据设备需要考虑防震、隔噪声、防尘、防潮、防腐蚀、防电磁干扰。地面应做架空地面，架空层净高应不小于 0.3m。空调机房、泵房、不停电装置室等辅助用房宜单独设置。

（4）静电复印室。为防空气污染，不应设于缩微用房和计算机用房区域内。规模较大的档案馆集中设置专供内部使用的复印室外，一般还宜邻近查阅档案用房另设提供利用的复印室一间。规模较小的档案馆复印室也宜邻近查阅用房设置。静电复印室应设独立的强制排风装置，每台复印机的使用面积按 $8m^2$ 计算。

（5）熏蒸室。使用面积一般为 $10m^2$，设有单独的，直达屋面外的排气管道，室内顶棚、墙面及楼、地面材料应易于清洁，为便于冲洗，宜设专用的熏蒸设备。应采用密闭门，并宜为双扇门。

（6）裱糊室。室内应设加热电源，上下水设施，并采取适当的安全防护措施。每名工作人员使用面积应不少于 $10m^2$。

（7）装订室。室内应设计摆放裁纸刀、压力机及装订机位置，每名工作人员使用面积应不少于 $8m^2$。

（8）整理编目室。每名工作人员使用面积应不少于 $10m^2$。整理编目室、编研室、出版发行室室内宜设固定壁柜。

6. **办公和辅助用房**

由办公室、会议室、文印打字室、值班室、电话机房、空调机房、变配电室、储藏室及厕所等组成。不同等级，不同规模的档案馆可根据需要设置上述用房，办公室宜考虑存放工具书的位置或固定壁柜，厕所位置既应注意使用方便，又要比较隐蔽，并有防止气味逸出的措施。

7. **档案馆绿化设计**

应考虑防尘、空气净化、降温、防噪声等要求，树种选择应避免飞花杨絮。合理安排锅炉房、除尘室、熏蒸室、实验室以及洗印暗室等用房的位置，并结合需要设置通风装置，以减少其产生的尘埃和有害气体对库区的影响。对于空气中有害气体含量超过规定标准的地区，其通风系统应采取净化措施。

（四）卫生标准及卫生要求

目前，国家尚无档案馆的卫生标准及要求，在实际工作中可参照使用图书馆的卫生标准及要求。

五、影剧院、音乐厅、录像厅（室）

影剧院的建设规模差别较大，电影院的规模按观众厅的容量可分：特大型 1 201 座以上；大型 801～1 200 座；中型 501～800 座；小型 500 座以下。还有一些专放新、特影片的小影院，这类影院座位不足 100 个，但装潢豪华。剧场根据使用性质及观演条件主要分为歌舞、话剧、戏曲三类，按观众厅的容量可分为：特大型 1 601 座以上；大型 1 201～1 600 座；中型 801～1 200 座；小型 300～800 座。由于规模大小与使用情况各不相同，因此，在设计卫生要求上也不完全相同。

（一）地址选址的卫生要求

影剧院、音乐厅等是城市中的大型文化建筑，基地选择和总平面布局应列入城市建设总体规划，选址应符合城市建设总体规划要求，合理布置，并应符合下列规定：

（1）基地的重要入口应邻接城市道路、广场或空地，邻接的城市道路宽度不应小于安全出口宽度的总和，中、小型场所不应小于 8m，大型场所不应小于 12m，特大型不应小于 15m。

（2）主要入口前的集散空地，中、小型场所应按每座 0.20m² 计，大型、特大型场所除应满足此要求外，且深度不应小于 10m。

（3）当前面集散空地不能满足前款规定，或前面疏散口的总宽不能满足计算要求时，应在场所后面或侧面另辟疏散口，并应设有与其疏散容量相适应的疏散通路或空地。

（4）位于交叉口的场所尚应满足城镇有关交通车行视距的规定。

（二）总平面布局的卫生要求

（1）总平面布置应功能分区明确，人行交通与车行交通、观众流线与车行交通、观众流线与内部路线（工艺及管理）明确便捷，互不干扰。布景运输车辆应能直接到达景物入口。

（2）设备用房应置于对观众干扰最少的位置，防止对观众厅、舞台及周围环境的噪声干扰。

（3）演员宿舍、餐厅、厨房等附建于场所主体建筑时，必须形成为独立的防火分区，并有单独的疏散通道及出入口。

（4）总平面内宜设机动车及自行车停车场，或由城市交通规划统一考虑。总平面内尚应满足排水、隔噪、节能等方面要求，并根据条件布置绿化。

（三）建筑设计卫生要求

1. 前厅部分

（1）前厅面积。按甲等场所不小于 0.30～0.50m²/座，乙等场所不小于 0.20～0.30m²/座，丙等场所不小于 0.10～0.12m²/座计。

（2）休息厅面积。应按甲等场所不小于 0.30m²/座，乙等场所不小于 0.20m²/座，丙等场所不小于 0.12m²/座计。

（3）前厅与休息厅合一时。应按甲等场所不小于 0.50m²/座，乙等场所不小于 0.30m²/座，丙等场所不小于 0.15m²/座计。

（4）附设小卖或冷饮部。其面积不应小于 0.04m²/座，设衣物存放处其面积不小于 0.04m²/座。

（5）在同一平面设观众使用的男女厕所。厕所门不得开向观众厅。卫生器具设置：大便池男 150 人一个，女 50 人一个（男女蹲位比 3：1）。小便池每 40 人设一个，每 200 人设一洗手池。厕所应有单独排风设备，门净宽不少于 1.4m，采用双向门。

（6）设吸烟室。有池座和楼座时应分层设置，室内应安装机械通风设施。

2. 观众厅部分

（1）影院视点、视距、视角。设计视点应取画面下缘中点。池座第一排观众地面至设计视点的高差不应小于 1.50m 及不大于 2.50m。

第一排座位至银幕的距离应大于普通银幕的 1.5 倍，大于宽银幕的 0.76 倍，胶片 70mm 立体影院为幕宽的 0.6 倍。

普通银幕边缘和对侧第一排座位边缘的连线与银幕间的夹角应大于 45°。宽银幕边缘和后排中心点连线与银幕至对侧第一排的夹角不大于 45°。

放映录像电视的最近视距为显示屏幕对角线长度的 4 倍。采用投影的视距为屏幕宽的 1.5 倍。

（2）剧场、音乐厅视线设计。观众视线设计应方便观众能看到舞台面表演区的全部。如受条件限制时，也应最偏坐席的观众能看到 80% 表演区。

视点：一般宜选在舞台面台口线中心地面处；如表演区超出大幕线时，应按实际需要，将设计视点相应外移；如受条件限制，设计观点可适当提高，但不应超过舞台面 0.30m，向大幕投影线后移，不应大于 1m。

舞台面距第一排坐席地面的高度不应小于 0.60m，且不应大于 1.15m。

观众席对视点的最远视距，歌舞剧场、音乐厅不宜超过 33m，话剧和戏曲剧场不宜超过 28m。

观众视线最大俯角，楼座后排不宜大于 20°，靠近舞台的包厢或边楼座不宜大于 35°，观众厅视线升高设计可参照影院，但儿童剧场视线升高设计应采用较高标准。

（3）影剧院、音乐厅的观众厅长度、坐席、排距和走道。影剧院、观众厅长度：普通银幕应小于幕宽的 6 倍。宽银幕小于幕宽的 3 倍，胶片 70mm，立体影院应小于幕宽的 1.5 倍。剧场舞台高度为 0.80～1.1m。

观众厅每座面积应符合：甲等不宜小于 0.70～0.80m²/座，乙等不宜小于 0.60～0.70m²/座，丙等不应小于 0.55～0.60m²/座。

观众厅坐席应符合：座椅扶手中距，硬椅不应小于 0.48m，软椅不应小于 0.5m；坐席排距，短排法硬椅不应小于 0.75m，软椅不应小于 0.80m，长排法硬椅不应小于 0.9m，软椅不应小于 0.95m。台阶式（散座、楼座）的坐席排距应比上述值适当增大，靠后墙最后一排的排距应增大 0.12m。座位高度为 43～47cm，座宽＞50cm，座位短排法排距＞80cm，长排法＞90cm，楼上观众厅座位排距＞85cm。

每排坐席数应符合：短排法两侧有纵走道且为最小排距时，每排坐席数不应超过 22 个，单侧有走道时不应超过 11 个，超过限额时，每增加一个座位，排距增大 25mm；长排法双侧有走道时不应超过 50 座，单侧有走道时不应超过 25 座。

剧场、音乐厅池座首排座位排距以外与舞台前沿净距不应小于 1.50m，与乐池栏杆净距不应小于 1m。

短排法两个横走道之间不宜超过 20 排，靠后墙不设横走道时，其前面的一个横走道与后墙之间不宜超过 10 排。

观众厅走道除应按每百人 0.60m，分别计算宽度外，尚应符合：短排法的中纵走道净宽不应小于 1.00m，边走道的净宽不宜小于 0.80m，横走道的通行宽度不应小于 1.20m；长排法的边走道不应小于 1.20m。

观众厅坡地面最大坡度不应大于 1∶6，超过 1∶6 时应采用台阶式地面；走道坡度为 1∶10 至 1∶6 时，即应采用适当防滑措施，超过 1∶6 时应采用踏步。

坐席地坪高于前面横走道 0.50m 时及坐席侧面紧邻有高差之纵走道或梯步时应设栏杆，栏杆应坚固，不遮挡视线。楼座前排栏杆和楼层包厢栏杆高度不应遮挡视线，并应采取措施保证人身安全，实心部分不得低于 0.40m。

（4）剧场、音乐厅后台附属用房设计。化妆室应靠近舞台布置，主要化妆室应与舞台面同层，1～2 人的小化妆室每间不应小于 12m²，4～6 人的中化妆室每人不应少于 4m²，10 人以上的大化妆室每人不应少于 2.5m²；室内应设洗脸池，甲、乙等剧场的主要演员化妆室应设卫生间，采光窗应设遮光设备。

服装室应按男、女分别设置。小道具室宜靠近演员上、下场门。

盥洗室、淋浴室和厕所不宜靠近主台，并应符合：盥洗室洗脸盆每 6～10 人设一个；淋浴室喷头每 6～10 人设一个；男大便器每 10～15 人设一个，男小便器每 7～15 人设一个，女大便器每 10～12 人设一个。

剧场设排练室、器乐、声乐、练习室时，应防止人流、排练噪声对舞台演出的干扰。后台应设门厅、演出办公室、休息室、储藏室、维护间和行政管理用房。

（5）采暖通风和空气调节设计。影剧院、音乐厅等场所内的观众厅、舞台、化妆室及贵宾室、放映室、同声翻译室、灯控室等应设空气调节装置。凡未设空气调节装置的，观众厅应设机械通风。厕所、吸烟室应设单独的机械排风设备。前厅和休息厅不能进行自然通风时，应设机械通风。空气调节室内设计参数应符合国家《文化娱乐场所卫生标准》（GB 9644—1996）的规定。同时观众厅最小新风量不应小于每人每小时 20m³。

通风和空气调节系统应符合下列规定：观众厅、舞台宜分系统设置，化妆室、放映室、灯控室、扩声室、同声翻译室、贵宾室等可设独立的系统或装置；集中式系统应用淋水室或带淋水的表冷器处理空气；单风机空气调节系统应考虑排风出路，不同季节进排风口气流方向需转换时，应考虑足够的进风面积，排风口位置的设置不应影响周围环境；空气调节系统设计应考虑到过渡季节不进行热湿处理，仅作机械通风系统使用时的需要；观众厅应进行气流组织设计，采用自然通风时，应以热压进行自然通风计算（计算时不考虑风压作用）。

制冷系统不得采用氨作制冷剂，地下风道应采取防潮措施，并应检查清扫口。

剧场、音乐厅送风方式应按具体条件选定，舞台送风应送入表演区，但不得吹动幕布及布景，天桥下设置风管应隐蔽。观众厅采用下送风时，应防止尘化。污物和水不得进入风口和风管。地下水位高的地区不宜采用地下风管，地下风道应设置清扫口。舞台上的排风口应设在较高处，如有棚顶，应设在其上风。

通风或空调系统必须采取消声减噪措施，通风口传入观众席和舞台面的噪声应比室内允许噪声标准低 5dB。通风、空气调节及制冷机房与观众厅和舞台邻近的，必须采取隔声措施，其隔声能力应达到上述要求，对动力设备应采取减振措施。

（四）卫生标准及卫生要求

影剧院、音乐厅、录像厅（室）这类场所人群高度密集，观众构成复杂，在观众中传染病患者、健康带菌（毒）者与健康人群混杂，可通过空气接触而发生传染病的传播。观众厅内照明由亮变暗的渐变过程短，强烈的灯光变换等都会对观众的视觉产生不良的影响等，根据国家《文化娱乐场所卫生标准》（GB 9664—1996），其主要卫生标准和要求有：

1. 微小气候

影剧院、音乐厅、录像厅观众厅内人体呼吸、散热、散湿，演员和舞台工作人员的散热、散湿以及灯光、照明等散热都会对室内微小气候造成影响。

（1）温度。气温对人体的热平衡起着主导作用。厅内温度过高或过低都影响人体健康。当温度达到 32℃或高达 36℃时，大多数人感觉热和大汗淋漓，少数人出现头晕、烦躁，甚至发生中暑。当温度太低时，观众的机体代谢功能下降，甚至出现脉搏和呼吸减慢现象，皮下毛细血管收缩等，由于温度过低，呼吸道抵抗力下降，容易引起上呼吸道炎症。因此，国家文化娱乐场所卫生标准规定：设有空调装置的场所冬季温度应大于 18℃，夏季温度应小于 28℃。

（2）湿度。湿度过高和过低对人体都是不利的。在高温、高湿环境下，不利于汗液的蒸发，汗液不能变成水蒸气，而以汗珠的形式落下，使人体内热量散发不出去，体温升高，感觉不适，严重时可发生中暑，温度太低会使娱乐场所的空气过于干燥，体液蒸发过速，引起皮肤黏膜干燥、皮裂、出血和感染。另外，空气干燥时，地面尘土易飞扬，使空气中可吸入尘浓度升高，更影响人体健康。国家文化娱乐场所卫生标准规定，没有空调装置的场所相对湿度为 40%～65%。

（3）风速。适宜的风速有促进对流和蒸发散热的作用，对皮肤有良好的刺激作用，同时有利于空气流通，具有清除或降低空气中二氧化碳和细菌含量的作用，有益于观众的身体健康。风速太小，观众厅内的温度可能升高。风速太大，易吹起地面尘土，影响观众的身体健康。随着空调设备的普及，现多数娱乐场所室内都有空调设备。空调是机械通风的高级形式，其作用是调节室温，空调有冷调和热调两种。空调是采用循环换气法，但不能换入新鲜空气。因此，国家文化娱乐场所卫生标准规定，设有空调装置的场所风速应小于或等于 0.3m/s，在空调总风量中加入新风，通风量每小时 40m³，新风量不低于 20m³。由于二氧化碳比空气重，回风道设在墙壁下方或台下口较为有利，新风入口设在上方，要保证送风均匀。

2. 空气质量

影响影剧院、音乐厅、录像厅空气质量的因素主要有二氧化碳、甲醛、可吸入颗粒物和病原微生物等。

（1）二氧化碳（CO_2）。娱乐场所空气中二氧化碳浓度的高低是评价其环境质量好坏的一项主要指标。影剧院、音乐厅、录像厅室内空气中二氧化碳主要来源于人的呼吸和吸烟。在影剧院、音乐厅、录像厅内节目将要开演时，由于人们走动，呼吸加快，每人每小时可呼出 36~38L 的二氧化碳，观众在静座观赏时呼出的二氧化碳减少，每人每小时可呼出 20~25L 的二氧化碳；但由于不断积累，二氧化碳含量陆续增加。当二氧化碳含量达到 0.2%时，空气已相当不好，达到 0.5%时，比正常高出 16 倍以上，有少数人会感到呼吸困难。因此，国家文化娱乐场所卫生标准规定，二氧化碳浓度应不超过 0.15%。

（2）甲醛。由于装饰材料和黏合剂的广泛使用，使装修后的室内环境在一定时间内释放出甲醛、氯乙烯等对人体有害的化学物质，污染场内空气。这些物质对人体健康会产生不同程度的影响，有的甚至存在潜在危害。国家卫生标准规定，场内空气中甲醛的浓度不能超过 0.12mg/m³。

（3）可吸入颗粒物。可吸入颗粒物可随空气经呼吸道进入机体，由于粒径不同，造成的危害也不同。一般粒径大于 5μm 的易被呼吸道阻留，部分经咳嗽、吐痰排出，但对局部粒膜产生刺激作用，可引起慢性鼻炎、咽炎。粒径小于 5μm 的可吸入人体深部呼吸道，直到小支气管和肺泡。可吸入颗粒物也是微生物的载体，能携带病菌、病毒，随空气进入人体。此外可吸入颗粒物与二氧化硫有协同作用，能加剧二氧化硫对人体的危害。我国文化娱乐场所卫生标准规定，场所空气中可吸入颗粒物不超过 0.2mg/m³。

（4）病原微生物。影剧院、录像厅、音乐厅内由于人员密集、通风不良，室内空气中常含有病原微生物。空气中病原微生物的含量，取决于观众的数量和其流动情况，如儿童观众、年少爱动，活动性大，易使沉降的灰尘再次飘浮进入空气中，造成二次污染，增加空气中微生物的含量。此外，还与室内清扫方式有关，湿式清扫灰尘的飘浮量比干式扫除要明显减少，由于病原微生物在空气中飘浮，容易在观众中引发相应的疾病。我国文化娱乐场所卫生标准规定，采用撞击法测定空气细菌数应不超过 4 000CFU/m^3，采用沉降法测定空气细菌数应不超过 40 个/皿。

3. 噪声

影剧院、音乐厅、录像厅内噪声的来源主要有以下几个方面：

（1）动力机械发出的噪声。如抽风机等都是强噪声的来源。

（2）观众的喧哗声音。休息厅的位置不合理时，等候入场观众的喧哗声，传入观众厅里。

（3）放映时的杂音。放映机喇叭音响过大或调频不当形成的杂音，都可以成为噪声影响观众厅。

（4）交通车辆噪声。这些场所与交通干线毗邻，汽车等机动车辆的噪声传入室内。

我国文化娱乐场所卫生标准规定，观众厅动态噪声（A 声级）不得超过 85dB。

4. 其他卫生要求

（1）场所内外环境应整洁、室内清洁、地面无果皮、采用湿式清扫、痰迹和垃圾。

（2）有健全的卫生制度，场内禁止吸烟。

（3）放映电影的场次间隔时间不得少于 30min，空场时间不少于 10min。换场时间应加强通风换气。

（4）观众厅的座位套应定期清洗保持清洁。

（5）立体电影院供观众使用的眼镜每场用后应经紫外线消毒。或使用一次性眼镜。

（6）呼吸道传染病流行季节必须加强室内机械通风换气和空气消毒。

（7）剧场、音乐厅内严禁使用有害观众健康的烟雾剂。

（8）电影院、音乐厅、录像厅（室）前厅的照度为 40lx。电影放映前的观众厅照度为 10lx。剧场前厅照度为 60lx。

（9）观众厅内使用的装饰材料不得对人体有潜在危害。观众厅吊顶不得使用含有玻璃纤维的建筑材料。

（10）娱乐场所应设有消音装置。

六、舞厅、游艺厅、音乐茶座、酒吧及咖啡厅

近年来，文化娱乐活动内容日益丰富，参与活动者不断增多，文化娱乐场所开始由单一形式向综合、多样化发展，多功能的现代化厅堂和舞厅、游艺厅、音

乐茶座、酒吧、咖啡厅等化娱乐场所日益增多，丰富了人民群众的文化娱乐活动。舞厅、游艺厅等文化娱乐场所由于功能、建筑设计、人的活动等情况不同其对人体健康的影响和卫生要求也不尽相同，因而必须针对各类场所的特点，加强卫生管理与监督，主动采取相应的措施，来控制娱乐场所环境的有害物质，使其符合文化娱乐场所卫生标准和要求，向有益人们身心健康的方面发展。

（一）地址选址的卫生要求

舞厅、游艺厅、音乐茶座、酒吧、咖啡厅这类文化娱乐场所与博物馆、影剧院等城市中的大型文化娱乐场所相比，规模较小、分布较广，一般都未列入城市建设总体规划。但选址适当与否，对卫生标准和要求的实现有直接的联系，所以在选址时应遵循以下选址原则：

（1）结合城市建设的总体规则，既考虑到方便群众和合理的服务到位，又要避免不良环境因素的影响。

（2）应选在中心区、居民区和交通便利的地方，且在工业废气排放最大频率风向的上风侧，并有一定的卫生防护距离。

（3）不能选在噪声很大的铁路线、机场和工厂附近。

（4）要有一定的绿化用地和足够面积的停车场地与人行通道。

（5）在农村还要考虑选择在人口集中、地质较好、地势较高的地方。

（6）一些文化娱乐场所在选址时要考虑对周围环境的影响。如歌舞厅应与学校、医院、居民区保持一定的距离，避免噪声污染周围环境。

（二）总平面布局的卫生要求

（1）总平面布置应功能分区明确，按照使用功能合理布置各类房间。

（2）工作流程明确便捷，互不干扰，避免交叉。

（3）设备用房、消毒间、操作间应置于对观众或顾客干扰最小的位置。

（三）建筑设计卫生要求

（1）厅顶、墙壁应有吸声和防震设备，地面应平整光滑。

（2）有乐队演奏的应设置小舞台和演奏人员休息室，舞台高度一般为 0.5～1.0m。舞台台口离观众不小于 2m。

（3）舞厅平均每人占有面积不小于 $1.5m^2$，舞池内每人占面积不小于 $0.8m^2$，茶座每人不少于 $1.25m^2$。

（4）照明灯光和光线要均匀、柔和、光源不得眩目和刺眼。

（5）要有良好的通风。采暖通风设计要求同影剧院，但舞厅内的空气由于跳舞者的活动量较大，容易引起污染。同时，由于这类场所卫生管理较影剧院差，吸烟者较多，空气污浊，为保持室内微小气候，在建筑设计时应采取通风设施。舞池及各包房都应设有送风排风设施。舞厅跳舞者的活动量大，因此，舞厅、游艺厅机械通风量或空调的新风补充量应略大于影剧院 20m³ 的指标。我国文化娱乐场所卫生标准规定，歌舞、游艺厅新风量为不小于 30m³/（h·人），酒吧、咖啡厅为不小于 10m³/（h·人），因目前多数茶座都设有卡拉 OK，其通风补充量应按舞厅的标准设计。

（6）舞厅、游艺厅、茶座等场所应设有吸烟室，吸烟室应有单独的通风设施。

（7）舞厅、游艺厅、茶座等场所设有消毒间，消毒间四壁向瓷砖贴面，安装有紫外线消毒灯和排风扇，配备洗刷消毒池和消毒柜、保洁柜。

（8）酒吧、茶座、咖啡厅及兼营定型包装食品、饮料的舞厅、游艺厅应设操作间，面积不小于 8m²。操作间四壁白瓷砖贴面，设有操作台，上方 1.5m 处安装紫外线消毒灯，配备三格洗刷消毒池和消毒柜、保洁柜。安装有排风扇。

（9）控制室内噪声。舞厅内宜采用多只小功率喇叭分散布置的设计方案，并在内墙面与顶棚设吸音面层。

（10）舞厅、游艺厅、音乐茶座等场所的厕所设计卫生要求和影剧院相同。

（四）卫生标准和卫生要求

1. 卫生标准

舞厅、游艺厅、音乐茶座、酒吧、咖啡厅的卫生标准基本与影剧院相同，不同的是影剧院、音乐厅、录像厅（室）、游艺厅、舞厅这些场所对室内一氧化碳没有要求，而酒吧、茶座、咖啡厅规定室内一氧化碳含量不得超过 10mg/m³，另外酒吧、茶座、咖啡厅规定，空气细菌数分别为不超过 2 500CFU/m³（撞击法）或 30 个/皿（沉降法），动态噪声不超过 55dB（A），新风量不小于 10m³/（h·人），比其他娱乐场所卫生标准要求低。游艺厅、舞厅由于其特殊性，规定新风量不得小于 30m³/（h·人），迪斯科舞厅动态噪声不得超过 95dB（A）。

2. 卫生要求

（1）有卫生组织，卫生制度健全，室内外环境整洁、美观、地面无果皮、痰迹和垃圾。

（2）有禁止吸烟的标志和措施，禁止吸烟。

（3）呼吸道传染病流行季节必须加强室内机械通风换气和空气消毒。设置留验室。

（4）舞厅等娱乐场所内严禁使用有害观众健康的烟雾剂。

（5）舞厅在营业时间内严禁使用杀菌波长的紫外线灯和滑石粉。

（6）公用茶具、饮具等用品必须做到一客一换一消毒。出售的饮料和各种小食品应符合《中华人民共和国食品安全法》要求。设置公共饮水桶时，水质必须符合生活饮用水卫生规范。宜使用一次性口杯。

（7）舞厅麦克风每天要定期消毒，其他公用物品如毛巾、座位套等应一客一用一消毒。

（8）卫生间、厕所要保持清洁，做到无污垢、无异味。

（9）做好从业人员个人卫生，从业人员要搞好个人卫生，按时进行健康检查，防止传染病的发生与传播。

第三节　顾客易患的疾病

公共场所人口密集，流动性大，很容易传播各种传染病，如呼吸道传染病，常见的有流感、流脑、肺结核、传染性非典型肺炎等；肠道传染病，常见的有痢疾、伤寒、霍乱、病毒性肝炎等；虫媒传染病，常见的有流行性乙型脑炎、斑疹伤寒等；寄生虫疾病，常见的有滴虫性阴道炎等；眼疾病，常见的有红眼病、沙眼等；皮肤病，常见的有癣病、疥疮等。同时由于受公共场所微小气候、空气质量等环境物理因素的影响，公共场所常发生一些意外事故，如一氧化碳、氯气、消毒杀虫剂中毒、中暑、溺水、电击伤、外伤等。如，舞厅中工作人员易患噪声性耳聋。文化娱乐场所由于其卫生特点，人群聚集，人与人之间接触频繁，通过呼吸道传播的疾病比较多见。了解和掌握文化娱乐场所顾客易患的疾病，对于搞好文化娱乐场所卫生和控制传染病的发生与流行，保证人们健康，有着重要意义。文化娱乐场所顾客易患的常见疾病分述如下。

一、流行性感冒

流行性感冒（简称流感）是由流感病毒引起的急性呼吸道传染病，起病急，传播迅速。人类分离出流感病毒已有 50 多年，研制成抗流感的疫苗也有 40 多年的历史，但是由于流感病毒易于变异，以致人群中原有的免疫力，不能有效地抵抗流感病毒的新变种。

（一）病原体、传染源和传播途径

1. 病原体

流感病毒分甲、乙、丙型，分别引起甲、乙、丙型流感，流感病毒在外环境抵抗力不强，不耐热，56℃数分钟便失去致病力，对阳光敏感。常用的化学消毒剂如酒精、石炭酸、漂白粉等都可灭活。不耐酸，1%的乳酸、醋酸有消毒作用。

2. 传染源

流感病人是主要的传染源。自潜伏期末即有传染性。发病初期传染性最强，一般传染期 5～7d。病毒存在于病人的鼻涕、口涎、痰液等分泌物中。健康带毒者也有一定的传播作用。

3．传播途径

其主要通过空气飞沫传播。流感病毒通过说话、咳嗽、打喷嚏喷出的飞沫，使易感者感染而发病。

（二）临床主要表现

流感的潜伏期较短，最短数小时，最长 4d 。患者突然发病，症状轻重不一，临床表现可分为典型、轻型、肺炎型三种。

典型流感全身症状重，而呼吸道症状轻，起病急，先畏寒，继发热，体温可达 39～40℃，伴有头痛，全身酸痛，尤以背部与四肢为甚。全身软弱无力，常有眼干、咽干、轻度喉痛。胸骨下有烧灼感，部分病人咳嗽、打喷嚏、流涕、鼻衄。有的病人可有恶心、呕吐、腹泻等胃肠道症状。上述症状一般于 1～2d 达到高峰，于 3～4d 内退热，其他症状亦随之消失，乏力、咳嗽可持续 1～2 周。

轻型流感起病急，轻度发热，全身症状与呼吸道症状均较轻，病程 1～2d。

肺炎型是由于上呼吸道感染发展而来，病情较重。

（三）易感人群与流行特征

人群对流感病毒普遍易感，病后或接种疫苗后可获得同型病毒的免疫力。但是，由于流感病毒不同的型或亚型及病毒不断变异，因此人们易反复患流感。

甲型流感呈暴发流行甚至世界性大流行，乙型流感为局限性小流行，丙型流感常为散发。流行周期，甲型为 3～4 年一次，乙型为 4～6 年一次，丙型无周期性。流感起病突然，传播迅速，一年四季均可流行，但以冬春季较多，世界性大流行可从夏季开始。流感流行的速度与人口密度有关，一般首先在铁路沿线城市迅速蔓延传播，先城市后农村，先集体单位后散在居民。流感发病年龄一般以 5～20 岁最多，但由新亚型流感病毒引起的大流行，各年龄发病率差异不大。

（四）预防措施

1．加强锻炼

锻炼身体，提高机体素质，是减少发生流感的主要措施。

2．管理好传染源

尤其在流行季节，要求对流感病人做到"五早"，即早发现、早诊断、早报告、早隔离、早治疗。对密切接触者，医学观察 3d。

3．切断传播途径

为了减少传播机会，进入公共场所的人员要提倡戴口罩。室内公共场所要保持良好的通风和光照。减少大型集会，降低人口密度。

4．疫苗预防

流感疫苗有活疫苗和死疫苗两种，活疫苗采用喷鼻接种，死疫苗采用皮下接种。免疫后有预防同型流感的作用。

5. 药物预防

中药预防主要以清热解毒为主，兼用解表利润的药物。常用的如贯众、板蓝根、葛根、藿香等。化学药物主要有口服金刚烷胺盐酸盐 100mg，每天 2 次，连服 7～10d。

二、流行性脑脊髓膜炎

流行性脑脊髓膜炎（简称流脑）是由脑膜炎双球菌引起的一种常见的急性呼吸道传播疾病，多发生于冬春季节，患者以儿童多见。本病遍及世界各地，在我国一般呈散发状态。具有周期性流行的现象，每隔 8～10 年出现一次流行高峰。本病曾是严重危害人类的传染病之一。17 世纪初期，病死率高达 70%～90%，1930 年以后，由于普遍应用磺胺类药物治疗，病死率下降到 10%左右，此病是我国《传染病防治法》规定管理的乙类急性传染病。

（一）传染源

病人和病原携带者为本病的传染源。病人在潜伏期末就有传染性。非典型病人和带菌者比典型患者多几十倍，是隐藏在人群中的重要传染源，也是流脑扩散蔓延的主要原因。

（二）传播途径

通过空气飞沫传播是本病的唯一途径，由于病原体在外界抵抗力低，只有易感者与传染源密切接触时，才会发生感染。

（三）人群易感性

人对脑膜炎双球菌普遍易感，但多数于感染后成为带菌状态，发病者是少数，无论是隐性感染还是发病，机体均可产生特异性免疫，因此很少见到有第二次患病者。

（四）流行特征

脑膜炎双球菌具有感染性强，带菌率高，致病力强，而发病率低的特点，流脑一年四季均有发病，但有明显的季节性，冬春发病较多，夏秋季明显减少。一般发生在 15 岁以下的儿童。

（五）预防措施

由于脑膜炎双球菌感染者众多，又极易传播，因此预防措施的重点应放在对易感人群的管理上。针对传染源的主要措施是早期发现，早期诊断，早期报告，早期隔离治疗病人，对于减少本病的传播，降低病死率具有重要意义。针对传播途径经常保持室内通风、透光、清洁。对人群集中的公共场所如电影院、会场等，应加强通风、换气。针对易感人群要进行预防接种和磺胺类药物预防。

三、肺结核

结核病是由结核杆菌引起的一种慢性传染病，可累及各个脏器，但以肺结核为多见。病程长，传染性强，曾是危害我国人民健康的主要传染病。结核杆菌的抵抗力相当强，对酸、碱和酒精等有较强的抵抗力，耐干燥，在干燥的痰内可生存 6～8 个月之久，在空气中保持传染力 8～10d，但对湿热的抵抗力弱，60℃半小时即失去活力，80℃ 5min 即可杀死，结核杆菌对紫外线敏感。

（一）**传染源**

排菌的肺结核病人是主要的传染源。肺结核又分为原发性结核、粟粒性结核、浸润性结核、慢性纤维空洞性肺结核和结核性胸膜炎。其中慢性纤维空洞性肺结核病人作为传染源的意义重大。此外，淋巴结核，肾结核等病人和患有结核病的牛等牲畜也是本病的传染源，但流行病学意义不大。

（二）**传播途径**

肺结核主要经呼吸道而感染，病人吐在地上的痰液干燥后，结核杆菌可随尘埃飞扬在空中，病人咳嗽、打喷嚏或大声说话时喷出大量带有结核杆菌的飞沫喷射至周围空气中，健康人吸入而感染。

（三）**易感人群**

人对结核杆菌普遍易感，感染结核后一个月左右，人体可产生变态反应和免疫力。

（四）**预防措施**

（1）应加强体育锻炼，增强机体的抵抗力，公共场所要做好通风换气工作，以保证室内空气清新。

（2）控制传染源，从业人员要定期进行体格检查，早期发现病人，及时治疗。

（3）切断传染途径，加强宣传教育工作，使整个公民都懂得随地吐痰的危害性。在传染病流行季节公共场所内要定期进行消毒。

（4）保护易感人群，儿童要普遍接种卡介苗，开展群众性防痨工作。

四、急性出血性结膜炎

急性出血性结膜炎是一种传染性极高的急性流行性眼病。俗称"红眼病"，立体电影院提供的供观众使用的眼镜是文化娱乐场所传播"红眼病"的主要媒介。急性出血性结膜炎为丙类传染病，该病病程短，愈后良好。但是，由于其传染性极强，发病急，症状重，一旦暴发流行，发病人数多，波及面广，对经济和社会生活有严重影响。由于该病更常通过游泳而传染，故将在第十三章第三节介绍。

五、中暑

中暑是高温环境下发生的一种急性疾病。夏季最容易发生，由于天气闷热，工作、生活条件急剧改变，精神紧张、体力消耗量大等。如夏季较长时间的日光暴晒，影剧院温度高，通风状况不好，长期在高温环境中工作等，都容易发生中暑。气温超过 34℃时，即可能有中暑病例发生，但气温过高并不是唯一的致病因素。在同样高气温的条件下，如同时存在着高气湿或强烈热辐射，特别是风速又小时，更易发生中暑。

（一）临床表现

《防暑降温措施暂行办法》将中暑分为先兆中暑，轻症中暑和重症中暑三种。

1. 先兆中暑

在高温作业场所劳动一定时间后，出现大量出汗、口渴、全身疲乏、头晕、胸闷、注意力不集中、动作不协调等症状，体温正常或略有升高（不超过 37.5℃），如能及时离开高温环境，经休息后短时间内即可恢复正常。

2. 轻症中暑

除先兆中暑的症状外，还有下列症候群之一而不能继续劳动者，列为轻症中暑，体温在 38.5℃以上，面色潮红，胸闷，皮肤灼热，有呼吸及循环衰竭的早期症状，如面色苍白、恶心、呕吐、大量出汗、皮肤湿冷，血压下降，脉搏细弱而快等情况，轻症中暑在 4～5h 内可以恢复。

3. 重症中暑

除上述症状外，出现昏倒或痉挛；或皮肤干燥无汗，体温在 40℃以上。

（二）抢救与治疗

1. 先兆中暑和轻症中暑

应使患者迅速离开高温环境，到阴凉通风的地方安静休息，解开衣服，给予含盐清凉饮料，必要时可针刺合谷、曲池、委中、百会、人中等穴。如有头晕、恶心、呕吐或腹泻者，可服中药藿香正气丸（水）。如有呼吸和循环衰竭倾向时，给予葡萄糖生理盐水静脉滴注，并可注射呼吸中枢兴奋剂。

2. 重症中暑

应迅速将人移出高温环境，到阴凉通风地点进行抢救，迅速采取物理降温。如用冰、水、毛巾或酒精擦身。给患者喝盐凉开水，针刺人中和十宣；病情严重的应立即转送附近医院抢救治疗。

（三）预防措施

加强卫生宣传工作，夏季影剧院、录像厅、文化娱乐场所应加强通风，有条件的单位可安装空调设备及地下冷风装置，以保证其温度符合有关规定，在高温环境工作时搞好个人卫生防护。

六、传染性非典型肺炎（SARS）

传染性非典型肺炎是由 SARS 冠状病毒（SARS-CoV）引起的一种具有明显传染性，可累及多个脏器系统的特殊肺炎。世界卫生组织（WHO）将其命名为严重急性呼吸窘迫综合征。第八章第三节已介绍，这里不再赘述。

第四节　文化娱乐场所卫生管理

为了提高文化娱乐场所卫生质量，预防传染病特别是呼吸道传染病的传播，保证进入文化娱乐场所观众或顾客的身体健康，必须加强文化娱乐场所的卫生管理工作。具体措施如下：

一、建立健全卫生管理组织和制度，加强卫生管理

（1）文化娱乐场所经营单位应建立健全卫生组织，设定专人负责本单位的卫生工作，并定期对本单位从业人员进行卫生知识培训和考核。

（2）建立健全卫生管理制度和公用物品消毒登记制度，配备专职或兼职卫生管理人员，负责公共场所的通风、卫生、消毒、从业人员健康体检等工作。做到卫生设施、消毒药品和器材、通风设备齐全，并按有关规定定期、定时消毒。

（3）在传染性非典型肺炎等呼吸道传染病流行期间，文化娱乐场所入口要设置人体体温自动测量仪，一旦发现发热等可疑症状者立即报告医院发热门诊并做好登记。

（4）大型文化娱乐场所要在相对独立、距出口较近的房间建立临时隔离场所；预设病人和普通人员分别撤离的通道，并作出明显标志。

（5）展览、演出场所外来客户和演职员必须先进行测量体温和健康情况调查。

（6）经营场所管理者必须告知进入场所的人员出现疫情后的撤离方法、疏散通道及其他措施。

（7）设立卫生监督员。对本单位职工实行健康日报告制度；对外来人员，入住前必须出示所乘交通工具有效凭证，并做好登记，每日进行体温测量。

（8）文化娱乐场所要限制客流量，最大客流量不超过每平方米 1 人。

二、加强通风

（一）自然对流通风

（1）文化娱乐场所内包括厅（室）要设有前后窗或前后门窗，以保证能够形成空气自然对流通风，保证厅（室）内空气自然新鲜。

（2）要经常打开门窗，创造厅（室）内自然对流通风的条件。

（二）机械对流通风

（1）文化娱乐场所要备有必要的通风设备，并保证正常运转，进风口设置清洁区，新风房、过滤网和送风管道保持清洁；送风口与出风口要保持一定距离，最好送风口在厅（室）的一端，出风口在厅（室）的另一端。

（2）在不需要调节空气温度、湿度的情况下，全面使用新风输入，关闭回风通道，开启动力排风。

（3）在需要调节空气温度、湿度的情况下，要保证有充足的新风输入，并适时开启输出风口动力排风。

（4）在通风换气的同时，要调整好厅（室）空气流动分配布局，保证公共场所厅（室）内各处均有新风输送和空气流动，不留死角。

（5）排风要直接排到室外，要保证不在厅（室）内循环、不直吹人体，同时不污染居民楼和办公室等其他地方。

（6）送风和排风过滤网及管理要由专业人员来消毒清洗。

（7）禁止在密闭门窗无任何排风设备的情况下使用中央空调。

三、空气和日常接触物品消毒

（1）对风机房、回风滤网采用物理方法消毒，如安装低臭紫外线灯。

（2）空气消毒可采取化学或物理方法，如使用过氧乙酸熏蒸、戊二醛喷雾等；无人条件下可使用臭氧发生器、紫外灯等。

（3）对经常使用或接触的物品表面要使用消毒液进行消毒。消毒重点包括门把手、电梯间、电梯按键、柜台、卫生间等，根据客流量适当增减消毒频次。

（4）文化娱乐场所的麦克风、电脑键盘、鼠标、耳麦、电子游戏机按键、握杆、方向盘、台球球杆、保龄球等要做到一客一消毒；演出场所观众坐具要做到一场一消毒。

（5）文化娱乐场所地面消毒可采用消毒液浸泡的墩布擦地。

（6）餐饮业要对餐饮具做到一客一消毒。

四、搞好室内环境卫生

（1）要保持厅（室）内环境卫生整洁，消除垃圾，减少灰尘飞扬。

（2）文化娱乐场所垃圾及时清运，肉（菜）市场、餐馆的垃圾要加盖密闭，日产日清。

（3）文化娱乐场所要配备足量清洁人员流动清洁环境卫生。

（4）开展灭蝇、灭蚊工作，防止苍蝇、蚊子孳生。

五、公共场所从业人员管理

（1）建立从业人员健康档案，每日营业前进行健康检查（测体温和身体健康状况报告）并记录在案，定期进行综合性健康检查。一旦发现职工有发热、咳嗽等症状，要劝其到医院就诊。

（2）要教育从业人员勤洗手、勤换衣服、保持个人卫生。

（3）在呼吸道传染病流行期间，文化娱乐场所从业人员上班时间要佩戴口罩、收银员要佩戴口罩、乳胶手套。

（4）一旦发现传染性非典型肺炎或其他传染病人或疑似病人，立即向当地疾病预防控制机构报告。

（5）发生传染性非典型肺炎或疑似传染性非典型肺炎等呼吸道传染病的单位，应及时通知当地疾病预防控制机构进行终末消毒。

（6）教育员工对客人讲话要保持一定（1m 以上）距离，不直接面对客人讲话；打喷嚏前事先准备好纸或手帕。

六、加强文化娱乐场所的监督与检查

（1）各级疾病预防控制机构负责对辖区内文化娱乐场所进行业务技术指导。民航、铁路、交通、厂（场）矿企业机构对管辖范围内文化娱乐场所进行管理工作，并接受当地疾病预防控制机构的业务指导。

（2）卫生监督部门负责对辖区内文化娱乐场所进行监督检查。对违反责任状内容的文化娱乐场所要责令其停业整顿，情节严重造成呼吸道传染病传播流行的除吊销营业执照外，并依法追究主要责任人的法律责任。

第十二章

体育场（馆）卫生

现代体育运动场所种类繁多，包括体育场（馆）、游泳场所，是一类较大的公共活动场所。近些年来，随着我国体育事业的蓬勃发展，体育场（馆）的数量日益增多，而且越来越大，成为人们生活中不可缺少的组成部分。就运动场地的规模和建设而言，为适应时代的发展，国内外都将把体育场的建筑作为一种表现性的建筑、都市的橱窗，同时正向着多用途、多功能的方向发展。

体育场（馆）不仅只供娱乐场所，而且是进行体育锻炼的活动中心，一旦开放，每日出入人数众多，人们的接触机会频繁，人员流动大，由于体育竞赛活动的需要以及运动员、教练员、工作人员的体力消耗，观看竞赛者的心理情绪变化，并由此引起的一系列身体改变，促使人们对体育运动场所各种环境因素的依赖和高层次的需求，因而体育运动场所又是不同于生活环境的公共场所，它与人们的健康有重要的关系。各种体育用品、服务设施在人与人之间起着密切的联系和媒介作用。如果卫生管理不善，不能满足体育锻炼的要求，反而会因疾病的传播而损害人们的身体健康，成为国家和人民的损失。因而做好体育运动场所的卫生工作，对促进和保护人群的身心健康具有重要的意义。

第一节　体育场（馆）概述

体育场（馆）的建筑形式多种多样，存在差异。但归纳起来主要有两种，一种是室内封闭型，另一种是露天开放型。二者各具有优缺点。

一、室内型

室内体育馆又称全天候体育场，随着体育运动的发展，已在各地陆续兴建。室内体育馆中，体育设施配套，即可用来举行篮球、排球、乒乓球、冰球、体操、摔跤、击剑、田径和水上运动，又可以举办音乐、舞蹈等文化娱乐活动和大型集会。现代的体育馆正向着多功能方向发展。此类型体育馆空气流通不畅，在有限的室内空间要布设各种活动场所，如果设置不当，会使空气中有害物质浓度增高、病原微生物数量增多、聚集并不易扩散。其活动时间越长，污染物浓度越高。人们在这种环境条件逗留过久，极易造成呼吸道疾病传播。

二、露天型

露天体育场历史悠久，建设投资相对较低，是目前大中城市体育活动的主要场地。随着现代生活的需要和科学技术的进步，现代的露天体育场已开始修建遮阳看台、高质量的人造跑道、草地足球场、现代的照明、音响设备以及电脑控制的大屏幕计分记录显示等，还有相应的生活服务和卫生设施。设围墙为屏障，容纳人数多，场内空间大，但一般来讲卫生管理较差，不但受到外源性污染，而且人为的生活废弃物也是随地任意丢放，一场观赛过后，场内环境卫生极差，人群密集，极易传播疾病，严重危害人们的身心健康。

第二节　体育场（馆）卫生要求

一、卫生要求

（1）体育场（馆）必须结合城市的远景规划，选址应在常年主导风向的上风侧应远离排放烟尘、毒物、臭气的工矿企业及其他污染来源，同时应注意避开大气污染的卫生防护带。

（2）体育馆应有机械通风装置，使用空调时观众席的新风量每人每小时不低于 $20m^3$。

（3）体育馆内禁止吸烟。

（4）根据观众厅的座位数应有相应蹲位的男女厕所，厕所应有单独通风排气设施并无异味。

（5）供观众饮用的水须经消毒，其水质应符合 GB 5749—1985 规定。

（6）采用湿式清扫，及时清除垃圾，保持环境整洁。

（7）公用茶具、口巾在专用消毒间消毒。消毒的茶具应达到 GB 9663—1996 中表 2 的要求。

（8）体育馆作为其他公共场所使用时，应执行相应的公共场所卫生标准。

表 12-1　体育馆卫生标准值

项目	标准值	项目	标准值
温度/℃（采暖地区冬季）	≥16	可吸入颗粒物	≤0.25
相对湿度/%	40～80	空气细菌数	
风速/（m/s）	≤0.5	a. 撞击法/（CFU/m³）	≤4 000
二氧化碳/%	≤0.15	b. 沉降法/（个/皿）	≤40
甲醛/（mg/m³）	≤0.12	照度/lx	比赛时观众席>5

二、影响体育场（馆）卫生的因素

影响体育场（馆）卫生的因素很多，其危害程度与建筑设计的形式、人员流动量、活动场地的大小、卫生设施配套情况等有着密切的联系。

（一）采光照明

由于体育场（馆）的场地面积大，例如室内场（馆），自然采光差，人工照明也是有限的。这一问题存在的原因有设计时的考虑不周，改建时的经费困难，使用过程中的维修检修不及时等，加上场地面积大，观众厅和运动场本身存在的照明差异，造成整个场所的采光不良。

（二）微小气候

大型的公共场所，在设计上，除充分利用自然条件外，还离不开人工条件。否则，季节性的温湿差异大，不是高温高湿就是寒冷环境。其主要原因是人多拥挤，通风条件差（如无机械通风装置）使新鲜空气进不来，污浊空气排不出，有的在设计时没有安装取暖设备，有的虽然也有这种装置，但使用不正常等，致使公共场所的微小气候不良。在这种场所待的时间稍长，往往会使人产生明显的不适感，甚至影响运动员技巧的发挥，同时对入场者的身心健康也不利，如脚冷受凉易患伤风感冒等。

（三）噪声

体育场（馆）内的噪声比任何公共场所的噪声都要大，是危害场、馆卫生的重要因素。其主要污染来源有播音喇叭、人群喧哗，还有观众的拍掌声、球声、人群走动脚步声以及一切运动发出的声音，加上建筑设计不合理，其消声功能差，致使馆内噪声极大，严重危害运动员和观众的身心健康。

（四）一氧化碳

体育场（馆）的一氧化碳主要来源于入场者的吸烟。由于体育场所不同影剧院，吸烟的人更多、更频繁，往往弄得满场烟雾。久而久之，导致场、馆空气中的一氧化碳含量升高，从而影响运动员及观众健康。

（五）二氧化碳

公共场所内二氧化碳浓度的大小，取决于场内人数的多少。因为二氧化碳主要来源于人员的呼出气，在客流量甚大的公共场所，其空气中的二氧化碳的含量比一般场所要高出数十倍到数百倍。通风条件越差，二氧化碳的浓度就越高。

（六）粉尘

在体育场（馆），粉尘的污染也很突出。主要污染来源为运动场上的活动，看台上的观众走动。由于看台地面多为水泥结构，外环境带入的泥沙较多，来回走动的观众也容易使空气中出现高浓度的粉尘。

第三节　体育场（馆）内易传播的疾病

体育场（馆）内成千上万人在不停地活动，有地面活动，也有空间（包括楼座）活动，人来人往，运动剧烈，使场所内的环境质量明显下降。在这种大型的公共场所里，往往卫生设施不配套或跟不上，如厕所狭窄，痰盂、垃圾箱太少，饮水供应不足，且多不符合卫生要求。由于卫生管理不善，往往导致场（馆）内的环境卫生很差。加上观众是临时性的短时间聚集，头脑中的卫生概念差，保持环境卫生的自觉性不高，还有个别人故意损坏公共卫生，这在疾病流行季节，极易传播疾病，很可能成为传染病的集散地。

在体育场（馆）中人群成分复杂，观众、运动员、从业人员、男女老幼共处一场。这些人群中难免没有传染病患者或健康带菌者，由于人与人之间的接触，空气的流动，公厕的使用，观众席的轮流就座，极易造成各种疾病的传播。生物性污染的种类很多，空气中有结核杆菌、流感病毒、麻疹病毒等，其影响和危害是使进入体育场（馆）的所有人员成为它们侵袭的对象，抗病力低下者常可因此而染上相应的传染病，就是体质健康者也可染上上述有害生物体而成为健康的携带者，即成为新的传染源。如空气污染可交叉感染各种呼吸道传染病，流感就极易通过公共场所引起暴发流行。

此外，观众座位多、质量差的体育场（馆）的座位不同于影剧院、会议室等公共场所，多为水泥梯形座位或木板架座，结构简单，且座位的高度、弧度很难符合卫生学要求［指旧场（馆）］。人们长期在这样的条件下久坐，就会感到疲倦不适。体育场（馆）易于传播的疾病有流行性感冒、脑脊髓膜炎、肺结核等，见第十一章第三节。

第四节　体育场（馆）卫生管理

为满足人们的精神文化方面的追求，各地体育场馆的数量越来越多，观看体育比赛、进行体育锻炼，已成为人们日常生活中的重要内容。由于体育场馆特殊的构造特点，人群接触机会频繁、人员数量极大，搞好卫生管理显得非常重要。如果因为卫生管理不善，将会造成某些疾病的传播流行，损害人民群众的健康，这与体育场馆的作用是不相符合的。作为公共场所的从业人员，除应增强自身卫生的责任感外，还担负着向观众做好卫生宣传的责任，使广大观众与从业人员密切协作，配合做好体育场（馆）的卫生工作，以便保护入场人员的身心健康。

一、做好体育场（馆）的卫生管理

建立卫生管理制度，无论是平时训练或进行各类比赛，对进入体育场（馆）的运动员和观众进行自觉遵守卫生制度的宣传教育，运动员不要随便接近观众。运动过后或中场休息时要自觉维护好场内卫生。

二、加强看台的卫生巡视

由于看台面广，观众人数众多，要有专人负责看台卫生，把观众带入场内的污物降低到最低限度，要严禁吸烟，不准乱扔果皮、纸屑和其他脏物，不准随地吐痰，对乱丢、乱吐、乱倒的现象要严加管理，情节严重者给予必要的处罚。以严格的卫生制度和督促检查来维护好场（馆）内的公共卫生。

三、认真搞好散场后的卫生清扫和消毒工作

经常保持室内外环境整洁、优雅。在体育竞赛或表演之中不得清扫场、馆，散场之后要认真整理，采用湿式清洗，垃圾要场产场清，地面应冲洗干净并做好消毒，注意打开窗户通风，痰盂要洗净并换上消毒液，垃圾箱收尽后喷上消毒液，厕所要定期打扫，不得产生异味。冲洗后进行全部消毒，以确保下次开场前各项指标符合卫生要求。

四、加强通风、照明

整个馆内要充分通风，管理人员要在比赛间隙期间迅速打开通风口，充分利用自然通风，配合机械通风装置恢复室内微小气候和良好的空气质量。如果是室

内场所，由于空间过大，光靠自然通风是不够的，必须安装机械通风设施，对机械通风设备要做好消声防振措施，防止噪声振动污染，不能因消除了一种污染因素而又带来另一种污染因素，影响运动员及观众和从业人员的身心健康。运动场和看台上的照明要合理，要消除"场中亮、四周黑"的现象，但要保证运动员、观众和管理人员的身体健康。

五、经常进行空气消毒

空气易受到各种有害因素的污染，尤其是各种微生物的污染，坚持经常性卫生清扫和消毒制度，定时进行空气消毒，消灭空气中可能存在的病原微生物。在传染病流行季节，更要做到每场过后一消毒，保证运动员、观众和从业人员的身体健康。

第十三章

游泳场所卫生

第一节　游泳场所概述

　　游泳是一项深受人们喜爱的体育活动，游泳场所除供游泳外还是人们夏季纳凉的场所。游泳场所的环境条件包括：水、基本设施、辅助设施和生活服务等，不同程度地影响游泳者的身心健康。游泳场所在短期内容纳众多的游泳者，如果消毒不及时，引起水质卫生状况恶化，直接关系到人群的健康。同时，游泳者在游泳过程中，不可避免地将汗液以及皮肤污垢溶入池水，进一步恶化水质，并且随游泳者数量增多而加重。若池水不清洁，将会对游泳者产生危害，增加了传播疾病的机会。因此，游泳池水是游泳场所卫生的主要内容。目前世界各国对水质的管理有两种方法：一种是以水中的物理、化学和微生物指标来控制水质，另一种是依靠运作规程，通过限制游泳人数和换水率以保证水质。例如在美国，游泳是第二大受欢迎的体育项目，每年大约有 3.6 亿人次会参加娱乐性水上活动，这大大增加了休闲性水疾病（recreational water illnesses，RWIs）的传播机会，病原体主要有似隐胞菌病、贾第鞭毛虫病和志贺氏菌病等。自 20 世纪 80 年代起，RWIs 的发生稳步上升。这已引起了美国卫生行政部门的重视，地方的环境卫生部门会定期对公共和半公共的游泳池进行监督检查，并收集有关水质和水再循环处理等方面的资料。

一、游泳场所概念

　　游泳场所是供人们游泳、休闲和纳凉的场所，包括人工游泳池（室内、室外）和天然游泳场（江河湖海）。

二、游泳场所种类及其特点

(一) 游泳馆

是人工修筑的室内游泳池，具有特殊围护结构，水温及室温相对稳定，能免受自然因素的影响，保持良好和稳定的人工环境，一年四季均可使用。室内游泳池有多种辅助设施，设备齐全，占地面积大，造价高，管理技术要求严格，主要供专业队训练、比赛使用，也用于健身或娱乐。

(二) 游泳池

是当前游泳场所的主要类型，直接暴露于外界大气环境中，水质易受外界环境和气象条件的影响，遇有阴雨风暴，水质受到污染。室外游泳池有一定的辅助设施，供季节性使用，在夏秋季开放，接待人员广泛，水域面积小，人员密度大。由于场次安排紧凑，游泳人员多，水的利用率高，也是卫生监督管理的重点内容。

(三) 天然游泳场

天然游泳场一般是在江、河、湖、海、水库等地面水域开辟，划定一定的区域作为游泳场，有少量的辅助设施如更衣间、淡水淋浴、厕所等，季节性开放，开放时常接待众多的游泳者。

地面水受水体形成、天然条件以及人为污染等因素影响，因此，地面水水质和水量都不稳定。在季节、气候、降水、潮汛等条件下，水量变动较大。周围环境直接影响地面水水质，如生产、生活污水排放将使水体质量恶化。

（1）江河水。来源主要是降水径流汇集而成，水中常携带有大量由地表、河床、沿岸冲刷下来的有机物、农药、细菌、化学污染物等。江河水流速较大，易于自净在丰水期，受降雨影响，水量较大，但水质污染较重。枯水期水量小，水质最易恶化。

（2）湖水。水质较稳定，水质和水量受季节性影响较小。湖水的深浅度对水质及自净过程有一定的影响。湖水越浅则复氧作用越好，自净能力越强，但易产生藻类，促使湖水臭味和色度增高。

（3）海滨浴场。水源丰富，容纳量大，水质成分比较复杂，各种盐分所占比重也较大，尤其是氯化物。水的深度，受涨潮、落潮的影响较大，游泳区水面过大，水域不像人工游泳池那样稳定，容易发生危险，管理较困难。海水的污染来源较广，自净能力强，没有水质净化处理措施。

第二节　游泳场所卫生要求

一、基本卫生要求

（1）人工游泳池水应由符合生活饮用水标准的给水系统供给，池水应逐日净化，水质游离性余氯保持在 0.3～0.5mg/L 范围内。天然游泳池水质应符合地面水环境质量标准。

（2）游泳场所的通道及卫生设施应保持清洁无异味并应定期消毒。

（3）为防止人工游泳池生长藻类，池水中加入 0.25～0.5mg/L 硫酸铜，发现藻类时的最大加药量不应超过 1.0 mg/L。

（4）浸脚消毒池水的余氯量应保持 5～10mg/L，须 4h 更换一次。儿童涉水池连续供给的新水中余氯浓度应保持在 0.3～0.5 mg/L。

（5）人工游泳池在开放时间内应每日定时补充新水，保证池水有良好的卫生状况。

（6）严禁患有肝炎、心脏病、皮肤癣疹、重症沙眼、急性结膜炎、中耳炎、肠道传染病、精神病等患者及酗酒者进入人工游泳池游泳。

（7）游泳场所禁止出租游泳衣裤。

二、设计卫生要求

（一）选址卫生要求

新建游泳场所选址结合城市远景规划，应选择在远离工业污染源地带，同时也应避免游泳场对周围干扰。

（二）游泳池卫生

（1）游泳池结构。池壁及池底应光洁、不渗水、呈浅色；池角和底角均做成圆角，防治擦伤皮肤。池设有深水池和浅水池，进水口设在浅水池；出水口设在深水池；出水口的口径是进水口口径的 4 倍。外走道不滑，易于冲刷，走道外缘设排水沟，污水排入下水道。

（2）游泳池的水深。确定水深的目的是为确保游泳者的安全。水深应依游泳池的使用对象和用途而定，一般情况下，学校用游泳池或训练用游泳池，池水较浅。最深处为 1.8m。正式比赛用最深处可达 2.5m。跳水用游泳池，则又需依据跳台高度确定。学校游泳池：幼儿用水深最浅 0.3m，最深 0.7m；小学校用水深最浅 0.8m，最深 1.2m；中学校用水深最浅 0.9m，最深 1.4m；大学校用水深最浅 1.2m，最深 1.7m；比赛用水深最浅 1.3m，最深 1.8m。

（3）游泳池的池面大小。游泳池面的大小决定于它的使用功能。不做比赛用的游泳池当然不必按规定标准建造，只要满足每个游泳者占有一定的水面面积即可。比赛用游泳池长度为通常为 50m、25m，宽度则按泳道数量多少决定。游泳池宽度的计算公式是：

游泳池宽=（泳道宽×泳道数）+游泳池两侧的安全距离

泳道宽，中小学生用：1.8m 以上。

比赛用：2.0～2.5m。

一般情况下泳道数为：50m 游泳池设 7～9 个泳道；25m 游泳池设 6～8 个泳道。

靠近游泳池两侧应留出 0.5～1.0m 的安全距离再设置泳道。这是考虑到池水向侧壁的溅水，侧壁的扶梯和其他突出物都可能影响游泳者的安全。

游泳池内每人占有的水面积，各国都有自己相应的卫生标准。1.5m² 以下部分：美国和日本均为 1.4m²；1.5m² 以上部分：美国、日本分别为 2.3m²、1.9m²，而我国为 3.0m²。

（4）室内游泳池室温要求。室内游泳池室温应大于水温 1～2℃，并有良好的通风和照明设施。采光系数不低于 1/4，水面照度不低于 80lx。

（三）游泳池的辅助设施

现代游泳池有一整套辅助设施，包括更衣室、洗足消毒池、淋浴室、厕所。较为先进的游泳池还要增设洗下身池、洗面、洗眼室、淋浴通过室（强制性淋浴室）等。为防止游泳者将病原微生物和灰尘随人体带入泳池，为保持游泳池水质的良好和安全，以及满足游泳者游泳后能进行适当的卫生处理，也为保持游泳场地的卫生。游泳池还应建立各辅助设施，现介绍如下：

（1）更衣室。更衣室要男、女分设，不相通。室内设衣物储存箱、洗手池、化妆镜、整容镜。更衣室地面不得有积水，用不渗水材料铺装，防滑，并设有排水沟糟。更衣室的墙面和天棚要用防水材料装修，便于刷洗。墙壁颜色明快，有良好的照明和通风。

（2）冲洗设施。游泳池的冲洗设施对防止游泳池水的污染，防止游泳者传染病的传播具有重要的卫生学意义。在冲洗设施中有：洗足池、消毒池、洗下身池、通过式淋浴。游泳者在进入游泳池前，通过冲洗设施，均应在强制状态下实行，因此在设计与施工中必须保证冲洗设施是进入游泳池的唯一通道。

①洗足池也称足消毒池：它应设在更衣室至游泳池、厕所至游泳池的通道上，以强制的方式通过。洗足池长 3.0m 以上，宽与通道相应。池内注入含游离性余氯 5.0～10.0ppm 的水，水深 10～15cm，水面应在地面下 5cm。有排水孔通下水

道。游泳者在此强制通过，以达到洗足和消毒足的目的。我国规定洗足池不少于长 2m，宽 2m，深 0.3m。洗足池要做好防护，经常清扫，并定期更换池水，每天 2～4 次为宜。

②洗下身池：采用强制通过的方式，设置在更衣室至游泳池，厕所至游泳池的通道上。一般采用渐入式，池壁阶梯有扶手，设上、下水道。水深 0.6～0.7m，池水中游离余氯 50ppm。以洗净下身污染物为目的。池水采用自流式或定期更换。

③通过式淋浴又称强制式淋浴：其目的是使游泳者在进入游泳池之前强制在淋浴中通过；淋浴水温应适宜，其目的是为游泳者在进入游泳池之前有一个相对温度的适应过程，同时也能洗净全身，减少池水的污染。通过式淋浴装置高 2.0m，长 1.0m，宽 1.5～2.0m，至少设置两排向下喷头，同时在两侧应设置两排横向喷头，使通过者都能得到冲洗。

④厕所：游泳池的厕所应设在更衣室附近；以便更衣前后使用。更衣室内设置应急小便处；游泳者在游泳过程中进入厕所后，必须再由洗足、洗下身和淋浴室通过后方能再入泳池。游泳池厕所建成水冲式。厕所地面不得有积水，不得有残留粪、尿，地面墙面要便于洗刷，经常保持清洁，室内有良好的通风、照明。厕所内必须准备手纸供使用。厕所的蹲位数应按女厕每 40 人一个便池，男厕每 60 人一个大便器和小便池，厕所污水应排入城市下水道。

⑤淋浴室：游泳池应单独设立淋浴室，供游泳者洗面及洗眼场所。这是为游泳者在游泳后、更衣前卫生处理用的必要卫生措施。这种卫生处理包括：泳后淋浴冲洗、洗面、洗眼。游泳者在进行处理后径直进入更衣室。洗面、洗眼室内应按每 50 人设一个洗面池；洗面池附近设洗眼水栓一个，并按每 50 人标准设置立式淋浴喷头。洗眼水栓是由两个向上的，由若干小孔可供喷水的水嘴组成。洗眼时只需开启阀门，即可有水自下而上喷出，水柱高达 10cm 以上，用做冲洗眼睛。游泳者常因游泳池中余氯及硫酸铜的刺激而特别需要冲洗双眼；同时对传染性眼病也可起到预防作用。

（四）游泳池的水质卫生标准和水处理

（1）游泳池的水质应符合《生活饮用水卫生标准》。

（2）游泳池的水质净化、消毒与处理。新建、改建、扩建游泳池必须具有循环净水和消毒设备，采用氯化消毒时应有防护措施。由于游泳池水的连续使用，水质不断发生变化，如水中耗氧量增加，浊度增高，pH 改变，水中游离性余氯大幅度下降，氨氮、尿素含量增加，特别是细菌总数和大肠菌群数甚至还会有某些致病性细菌大量增长而使水质变坏。这种改变将直接影响游泳者的健康。为了保持游泳池内水质良好，对游泳池水要经常性进行处理。常用的方法有：

①连续加氯：使用连续投氯的方法使水中余氯保持在水质标准范围之内。投

氯的种类有液体氯、次氯酸钠、次氯酸钙、三氯异氰尿酸。

使用液体氯需要有特殊的加氯装置，可连续加氯。但使用方法和设备复杂，安全性差，需要注意安全。

次氯酸钠为含氯液体，有效氯含量可达 8～12g/L。可用简易的次氯酸钠发生器直接将液体引入泳池。调整好加氯量，维持水中余氯。此法极简便，设备成本低廉，是广泛使用的方法。次氯酸钙为白色粉末（漂白粉精）有效氯含量可达65%～80%，可较长期保存。但不易做到连续投氯，且溶解性较差，干粉投入泳池常有钙盐沉淀。

三氯异氰尿酸是近年来新开发的含氯化合物。有效氯可达 85%～90%，稳定性好，当前较好的水质消毒剂。本品为颗粒状物，使用时可将颗粒散于游泳池或加水溶解后用连续注入方式引入游泳池。

②循环净化：现代游泳池多采用循环净化装置处理游泳池水。循环净化装置一般采用混凝、沉淀、过滤的方式除去水中大部分污染物，同时配以加氯消毒装置起到净化消毒的目的。

游泳池水的循环净化装置种类繁多，有砂滤、布袋滤、加压过滤、离心沉淀等多种，使游泳池水通过处理后返回游泳池，主要部件有过滤机、循环泵、加氯机。分别采用密闭式、重力式和真空开放式。

③全部更换新水：游泳池水应定期全部更换新水。在没有循环净化装置的情况下，通过日常对水质的监测，在发现有任何一项指标超过水质标准，而又无法进行处理时，则应采取更换全水的办法。

（五）其他规定

（1）人工游泳池内设置儿童涉水池时不应与成人游泳池连通，并应有连续供水系统，可设立洗眼水栓。

（2）开辟天然游泳场时，其水质应符合本标准规定，并设置卫生防护地带，附近无污染源。

（3）天然游泳场的水底应平坦无淤泥，不应有树枝、树桩、礁石等障碍物和污染源，水流速度不大于 0.5m/s。

（4）严禁在有血吸虫病的病区或潜伏有钉螺的地区以及其他一些寄生虫病流行区域设计或开辟游泳场所。

三、影响游泳场所卫生的因素

（一）病原微生物

水中有藻类、纤毛虫类、软虫类、寄生虫卵、大肠杆菌等，这些病原微生物可来自不健康的游泳者和运动员及从业人员本身。游泳池水质恶化可引起眼、耳、鼻、咽喉、皮肤等多种病患，特别是腺病毒引起的传染性结膜炎，一旦发生可出现爆发流行，危害甚大。

（二）氯气

在设有游泳池的场（馆）内，由于池水加氯消毒的缘故，往往导致场内高氯空气，尤其是注入新水的游泳池，氯气味道更明显，不但游泳者自身有感觉，连看台上的观众也会感到不适。过量的氯投放，轻者可使人感到不适，重者可造成眼睛、鼻黏膜、皮肤黏膜损坏。室内游泳池的水有机成分高，水温也高，经氯消毒会产生氯仿等副产物，由于氯仿可能有致癌性，会产生潜在的危害。

（三）氯化物、尿素、硝酸盐、氮

氯化物、尿素、硝酸盐、氮等均属游泳池的主要污染物，它们主要来自游泳者身上的分泌物和带入水中的污染物。尤其是无循环设施的游泳池，由于不及时换水，常可致水中污染物浓度含量过高，如果游泳者又不遵守规定，随意拉尿吐痰、躲避淋浴下池，往往危害更大。

（四）气象条件

室外游泳场所阳光充足，藻类繁殖易使水质变绿。并且易受风沙、降雨、降尘影响，故混浊度较高。并受到季节的影响，冬冷夏热，温度相差悬殊，可出现高温、高湿的现象，不利于从业人员的长期工作。天然游泳场受地面水体形成过程和其所在的自然条件，以及人为的污染等影响，受季节、气候、降水、潮汐的影响，水量的变动较大。室内的游泳馆受水温、室内人员多少等影响，由于各种活动场地繁多，加上建筑结构上的差异，使场内的温湿度差异较大。如果通风设备差或无机械通风装置，不仅温度高，而且湿度也大，对观众、从业人员、运动员、游泳者的身心健康都不利。

表 13-1　人工游泳池水质卫生标准值

项目	标准值	项目	标准值
池水温度/℃	22～26	游离性余氯/（mg/L）	0.3～0.5
pH	6.5～8.5	细菌总数/（个/mL）	≤1 000
混浊度/度	≤5	大肠菌群/（个/mL）	≤18
尿素/（mg/L）	≤3.5	有毒物质	按 TJ36 表 3 执行

表 13-2　天然游泳场水质卫生标准值

项目	标准值	项目	标准值
pH	6.5～9.0	漂浮物质	无油膜及无漂浮物
透明度/cm	≥30	有毒物质	按 TJ36 表 3 或按 GB 3079 执行

表 13-3 游泳馆空气卫生标准值

项目	标准值	项目	标准值
冬季室温/℃	高于水温度1~2	空气细菌数	
相对湿度/%	≤80	a. 撞击法/（CFU/m³）	≤4 000
风速/（m/s）	≤0.5	b. 沉降法/（个/皿）	≤40
二氧化碳/%	≤0.15		

第三节 游泳场所易发生的疾病和意外伤害

构成游泳池水污染的主要因素是游泳者，游泳者可以将皮肤分泌物、脱落的毛发、鼻涕、唾液、汗液、尿液及其他污染物带入，造成污染。此外，游泳者衣物的染料和纤维，池周围的污物、垃圾，也是池水污染的原因。对天然游泳场来讲，污水、污物及各种生活废弃物的排入和倾倒，都是重要的污染原因。炎热的夏季是池水细菌繁殖的良好时机，池水中存在的病原微生物可不断繁殖，很多疾病可以通过游泳池水或使用不清洁的游泳衣裤、拖鞋等可以引起感染。而对于游泳池卫生，主要是游泳池水质恶化，通过与水接触发生的病毒性肝炎、眼、耳、鼻、咽喉、皮肤等多种疾患，引起这些疾病的病原体能够在水中存活几分钟到几十天，因此搞好池水的消毒，禁止上述传染病患者入池，保持良好的水质是防止游泳池发生疾病的有效措施。

应加强游泳场所的卫生管理，防止介水传染疾病的发生。游泳场所的意外伤害也时有发生，完善的急救系统也是非常必要的。

一、意外伤害

（一）外伤

1. 病因和临床表现

外伤也是游泳池中经常发生的意外事故之一，轻者多因不小心在池沿等处发生碰撞或滑倒，造成浅表皮肤的划伤、挫裂伤。重者可因从高处跳入池中发生撞击伤，多发生于跳水，在浅池跳水和在天然浴场跳水最易发生，造成多处挫伤、骨折、头部、颈部、脑部及其他内脏受伤，严重时可危及生命。

2. 预防和治疗

游泳池边应设有能处理外伤的药品器械，对轻度外伤进行处理，重症者应在急救处理的同时与医院取得联系，迅速送医院抢救。管理人员应加强责任心，经常保持池沿过道清洁，防止地面太滑而发生外伤，还要做好游泳人员的管理以免人员拥挤造成意外，对外开放的游泳池应禁止跳水。

（二）溺水

1. 病因和临床表现

系游泳时水进入呼吸道所致，引起缺氧、窒息，严重者可因呼吸衰竭、心跳停止而死亡。少数患者因喉痉挛致死，是游泳场所最常发生的意外事故。其诱因一是有潜在性疾病（如癫痫、心脏病等）或酗酒者，二是锥体内出血，多发生于初学游泳者，因在池中不能自由呼吸、从鼻和口吸进大量水，使耳咽管压力增强，鼓室内压剧变而引起锥体内淤血或出血。溺水者症状的轻重，主要取决于溺水量的多少及持续时间的长短。轻者神志清楚，面色苍白，恐惧，有轻度紫绀。重者面部呈青紫，浮肿，双眼充血，口、鼻腔及气管充满泡沫，全身发凉，上腹膨胀，昏迷，呼吸和心跳先后停止，或仅有微弱的心跳。发现溺水应进行急救处置。

2. 预防和治疗

游泳池应采取措施，预防溺水的发生。轻症病人大多不需要特殊处理，给予适当休息，保暖，喝些浓茶或姜汤予以利水、驱寒。重症病人救上岸后应立即清除溺水者口内泥沙、水草、义齿等及鼻腔内的异物，把舌拉出，对已停止呼吸者，应立即实行人工呼吸或胸外按摩。游泳池的教练员要掌握溺水者的现场抢救方法，向不会游泳的人宣传落水自救方法：落水后不要惊慌，勿乱挣扎，要保持头脑清醒，手放下取仰面位，使口、鼻露出水面进行呼吸，吸气要大、深，呼气要浅，这样能稍浮于水面待救。

应加强游泳活动的管理，对游泳者进行安全教育。参加游泳的人员在下水前应适当做一些身体功能活动，避免在饥饿、劳累、酒后等情况下进行锻炼。同时设有急救人员，在池边设立救护站，重症患者应立即与医院联系，争取时间进行抢救。参加游泳人员，一定要进行体格检查。

二、急性出血性结膜炎

急性出血性结膜炎是一种传染性极高的急性流行性眼病，俗称"红眼病"。立体电影院提供的供观众使用的眼镜是文化娱乐场所传播"红眼病"的主要媒介。急性出血性结膜炎为丙类传染病，该病病程短，愈后良好。但是，由于其传染性极强，发病急，症状重，一旦暴发流行，发病人数多，波及面广，对经济和社会生活有严重影响。

（一）传染源和传播途径

急性出血性结膜炎的病原体是多源性的，可由多种病毒和细菌引起，但主要是由肠道病毒 70 型、柯萨奇病毒 A24 变异株、腺病毒引起。急性患者是本病主要的传染源，在急性发作期眼睛分泌物，可排出大量病毒。

眼睛接触病原污染物是引起急性出血性结膜炎的主要原因。生活中直接接触及经水传播是本病主要的传播方式。最常见的是病原体通过污染的手、毛巾、眼镜、物品、脸盆、游泳池水等接触眼部间接传播。

（二）主要临床表现与诊断治疗

急性出血性结膜炎潜伏期很短，一般为 1～2d。感染肠道病毒 70 型、柯萨奇病毒 A24 变异株后，有些人数小时内即可发病。

急性出血性结膜炎的主要临床表现为轻重不等的怕光、流泪、眼痛、异物感、眼肿胀、球结膜水肿，与急性细菌性结膜炎症状相似，但分泌物少，且为浆液性。急性出血性结膜炎常双眼罹病。有些病人发生球结膜下点状或片状出血。肠道病毒 70 型和柯萨奇病毒 A24 变异株所致的急性出血性结膜炎，球结膜下出血的比例较高。肠道病毒 70 型感染者，偶可并发神经系统症状。

急性出血性结膜炎的诊断：凡急起眼睑红肿、结膜充血、球结膜水肿出血，而全身症状不明显者，应定为急性出血性结膜炎可疑病例，如果病人具备可疑病例症状，且具备下列情况者，即可确诊为急性出血性结膜炎：本地有急性出血性结膜炎流行；曾与急性出血性结膜炎病人接触过；发病前 24h 内曾在游泳池游泳，在电影院看电影使用公用眼镜，在公用澡堂洗澡，到理发店理发或曾共用毛巾、手帕、脸盆等。

急性出血性结膜炎治疗原则：患者应休息，并隔离治疗。用 1%冷盐水洗眼，并用 4%吗啉双胍眼药水滴眼，有明显疗效。利福平、氯霉素眼药水滴眼，可预防继发感染，减轻症状，缩短疗程。

急性出血性结膜炎一般 7～10d 可自愈，治疗及时者 4～7d 可痊愈，无后遗症，但球结膜血管扩张、出血斑可持续较长时间。

（三）易感人群和流行特征

在急性出血性结膜炎流行期间，不分年龄、性别易被传染。在矿山、工厂、学校等集体生活人群中，易形成暴发流行。游泳池、浴池、理发店等公共场所，往往是引起暴发流行的场所。由于该病在密切接触者中极易传播，在同班组、同宿舍、家庭中，往往是数人先后或同时患病。

（四）预防措施

该病传染性很强，但也不难预防。预防主要是切断传播途径，措施如下：

（1）加强公共场所卫生管理，严格执行卫生标准和要求。若本地区有急性出血性结膜炎流行时，应暂时关闭游泳池、公共浴池、理发店、电影院等公共场所，其他公共场所应加强对公共用具、公共设施的消毒。

（2）不共用脸盆、毛巾、手帕等。

（3）勤用流动水洗手，不用手揉眼睛。

（4）矿山、工厂、学校等单位，对患者应暂停其上工、入学，予以隔离治疗。

（5）医院内要做到防止院内感染。

（6）广泛向群众宣传预防知识，提高群众自我保健能力。

三、沙眼

（一）病因和临床表现

沙眼是由沙眼衣原体感染结合膜引起的一种慢性传染性结膜角膜炎。多发于儿童及少年时期。急性发作时眼红、眼痛、异物感、流泪及黏液脓性分泌物，伴耳前淋巴结肿大。眼结膜乳头增生，上下穹隆部结膜布满滤泡，有时因上睑结膜弥漫性乳头增生及炎性细胞浸润，使滤泡被遮盖而不明显，急性期经 1～2 个月后进入慢性期。

慢性期结膜充血减轻，结膜肥厚，乳头增生，滤泡形成，滤泡大小不等，可融合而显得不透明，有时呈胶样，于上睑结膜和结膜上穹隆部最为显著，严重者可出现于球结膜、半月皱襞或角膜缘处。滤泡可发生坏死，滤泡或乳头增生完全消失，愈合后留下明显瘢痕，角膜早期可出现角膜血管翳，常发生于角膜上方1/3，可影响视力。

（二）预防和治疗

应以预防为主，避免接触传染，加强对游泳池的卫生管理，培养良好的个人卫生习惯，经常洗手并保持清洁和不用手揉眼，用流水洗头洗脸。早期发现，早期治疗，急性期或严重的沙眼应全身应用抗生素治疗，轻者采用利福平、磺胺类滴眼液以及四环素、红霉素等眼膏，重者应到医院眼科就诊。

四、日光性皮炎

（一）病因和临床表现

日光性皮炎又称日晒伤，是由于强烈日光照射局部出现的急性光毒性皮炎。超过耐受量的中波紫外线达到表皮基底层时，造成表皮角质形成细胞坏死，释放炎症介质如前列腺素、白细胞介素或者激肽等导致真皮血管扩张，组织水肿，继之黑素细胞合成黑素加速。

本病多见于春夏季节，发病时可因肤色深浅、日光强度、暴晒时间及范围大小而不同。通常地，日晒后 2～6h 发生皮损，至 24h 后达到高峰。在日晒部位出现境界清楚的红斑、水肿，甚至出现淡黄色浆液性的水疱、大疱以及糜烂，伴有瘙痒、灼痛。严重者可出现全身症状，如发热、畏寒、头痛、乏力、恶心等。轻者红斑、水肿，1～2d 后逐渐消退，遗留脱屑、色素沉着，重者恢复约需 1 周。

（二）预防及治疗

经常参加户外锻炼，提高皮肤对日光的耐受性。对日光耐受性差的人，应避免日光暴晒，游泳时外用防晒剂，并采取各种遮阳措施。

五、其他

（一）病毒性肝炎

1. 病因和临床表现

病毒性肝炎是由肝炎病毒引起的急性传染病。主要为甲型和乙型肝炎。传染源主要为病人和病毒携带者。自潜伏期至发病后一个月左右均有较大的传染性。甲型肝炎主要通过粪-口途径传播，乙型肝炎可通过多种传播途径，主要经血和生活接触传染，也可经口或皮肤黏膜传染。在乙型肝炎患者及表面抗原（HBsAg）携带者的唾液、尿中都曾发现有 HBsAg，皮肤黏膜的微小损伤，如擦伤、刺伤等也可传染。随着游泳人次数增加，HBsAg 的污染也加重。

甲型肝炎起病较急，有畏寒、发热等症状。乙型急性肝炎一般起病缓慢，主要症状有全身乏力、食欲不振、恶心、腹胀、厌油腻、肝区隐痛、低热等；多数病人有肝脏肿大和压痛。数日后可出现尿色加深，继而巩膜及皮肤出现黄疸，且日益加深，1～2 周达高峰。肝功能损害明显。急性肝炎患者如伴有血吸虫病，或因饮食不当、纵酒、不及时治疗、在病程中合并其他疾病，则可使病程迁延，转为慢性肝炎。其临床表现一般有食欲不振、疲乏无力、腹胀、肝痛等。肝功能正常或有轻度损害。慢性肝炎患者中有极少数还可发展为肝硬化。

2. 预防和治疗

对传染源要进行控制，早期发现病人并及时隔离治疗。建立严格的消毒制度，游泳池要保持水质清洁，防止水质污染，加强消毒工作，并注意个人卫生，避免自身感染。对工作人员定期进行体检，发现可疑肝炎患者或 HBsAg 阳性者应调离工作；对已确诊为肝炎的病人，痊愈后继续观察 6 个月，经各方面检查后方可恢复原工作；对已确诊为肝炎的病人，痊愈后继续观察 6 个月，经各方面检查已痊愈并不带毒时，可恢复原工作。

（二）传染性软疣

1. 病因和临床表现

传染性软疣亦称水疣，系痘病毒中的传染性软疣病毒感染引起的表皮增生性传染性皮肤病。主要症状为皮肤出现粟粒至黄豆大的半球形丘疹，直径 1～10mm，呈灰白色或珍珠色，中央凹陷，在同一部位可发生数个，可从中排出或压出乳白色干酪样物质，多发生于学龄前儿童和学龄儿童，常见于手背、四肢、躯干及面部。本病除人与人之间直接接触可引起感染外，也可以通过衣服、毛巾、游泳用打水板等间接感染。

2. 预防和治疗

游泳用具不共用。治疗主要以局部治疗为主，在无菌条件下将软疣夹破，挤出内容物，并用 33%三氯醋酸、苯酚液外涂。其他方法包括电灼、冷冻、激光等。如合并细菌感染者应外用抗生素，待感染消除后再选用上述方法治疗。

（三）急性化脓性中耳炎

1. 病因和临床表现

急性化脓性中耳炎是由细菌感染的中耳黏膜化脓性炎症，也常因游泳而发病。由于在污水中游泳或跳水以及游泳时不适当的呼吸，不适当的咽鼓管吹张、擤鼻，使水或细菌通过咽鼓管侵入中耳，或使原滞留于上呼吸道的细菌随水进入中耳所致，有鼓膜穿孔者，水更易通过外耳进入中耳而发病。主要症状为耳痛、听力减退及耳鸣，鼓膜穿孔后出现流脓及畏寒、发热、倦怠、纳差等全身症状，耳痛、耳聋减轻。

2. 预防和治疗

应及早应用足量抗生素或其他抗菌药物全身治疗控制感染。游泳跳水时注意保护鼓膜，防止外伤及脏水灌入，陈旧性鼓膜穿孔者不宜游泳。

（四）游泳池热或者游泳池咽炎

1. 病因和临床表现

主要由病毒等引起，主要症状为全身不适，发热高烧可达 38～40℃，头痛、食欲不振和四肢酸痛，咽部疼痛、红肿，咽及结合部明显充血，病程 4～6d，学龄儿童易感染。

2. 预防和治疗

无全身症状或症状较轻者可采用局部用药。全身症状较重伴有高热者，应卧床休息并应用抗病毒药及抗生素药进行全身治疗。

（五）肌肉痉挛俗称"抽筋"

多在游泳过程中突然发生，肌肉随着疼痛而出现收缩，局部失去活动能力，多发生于腓肠肌，且在池水温度较低时易发生此症。在下水前做适当运动，并先用池水泼于身上进行冷适应。若发生"抽筋"，应停止游泳，上岸进行按摩或适当活动。

（六）池结膜炎

游泳者在游泳过程中，主要是因为水中余氯浓度太高（人工游泳池）和盐分较高（海水浴场）所致，离池后则出现结膜充血，用清水冲洗后则可痊愈，但若同时受到感染则形成流行性结膜炎，病程较长。

第四节　游泳场所卫生管理

一、加强从业人员体检和培训

游泳池管理人员应进行体格健康检查，健康者方可从事管理工作。组织各游泳场所负责人及从业人员认真学习有关法律法规及相应的专业知识，提高对游泳池水水质卫生的认识，强化卫生管理意识。

二、加强对游泳场所的监督监测

各级卫生监督机构在游泳池开放季节要加强技术指导，帮助游泳场所完善各项卫生设施，特别是自检设施。建立池水余氯自测制度，并增加对池水水质的监测频次，以确保池水符合国家卫生标准。应注意早期发现传染病病人，不准此类病人入池游泳。如发现有眼结膜充血并有眼屎的人，不得入场，已入池者要立即让他上岸，停止游泳。这些病在潜伏期内就已有传染性，所以应早期发现，并督促游泳池管理人员加强池水消毒或换水工作。

三、保证池水质量

在游泳池设计中应完善水质循环净化、自动加药消毒设备和水质检验设备，保证池水水质符合卫生标准。游泳池应建立各项卫生管理制度，固定专人负责池水消毒、清扫，并于每场开场前测余氯一次。在使用液氯消毒时，要加强防护以及紧急情况的处理措施，防止液氯泄漏事故的发生。为防止高氯环境，可对游泳池水采取间歇式消毒，消毒过程要避开游泳顾客高峰与强阳光照射。目前国家游泳池卫生标准中对加氯消毒引起的副产物氯仿并无限量要求，为增强对室内游泳池的卫生规范管理，确保人体健康，应尽快开展此项研究，制定有关卫生规范和标准。

四、管好儿童涉水池

附设的儿童涉水池、涉水池与游泳池不得相通，开放期间应不停注入含余氯0.3～0.5 mg/L 的新鲜水，保持池水循环流动并每天换水一次。

五、加强经常性卫生工作

从业人员应随时清除池水中的污物，每天停场后对各种卫生设施场地彻底清扫，并用 0.1%～0.2%的氯消毒液进行消毒，做到清洁不滑、无臭味，浸脚消毒池应保持含氯量在 5～10mg/L 之间，每 4h 更换池水一次。为防止藻类生长，池水中可先加入 0.25～0.5mg/L 硫酸铜，发现藻类时可将药量加大到 0.5 mg/L 以上，但最大不超过 1.0 mg/L。

六、开放期间做好卫生管理

各游泳池建立卫生管理制度，应设专人进行管理和经常性监测。每天对入场游泳人数、水温、气温、加氯量、余氯量、新加水量、循环次数等内容做好记录，随时准备接受卫生监督机构检查，卫生监督员要经常抽样检测，以确保池水质量。

七、加强对游泳者的管理

对入池游泳者要及时办理健康合格证，凡患有肝炎、心脏病、传染性皮肤病、重症沙眼、急性结膜炎、中耳炎、肠道传染病者以及精神病患者、醉酒者严禁入池。入池前、入厕后，要强行通过淋浴、浸脚池。禁止出租游泳衣服或者身着白色游泳服入池，在游泳池内不得吃食物、吸烟、吐痰、擤鼻涕。

八、健全卫生安全机构

对游泳者进行安全教育，参加游泳人员应进行体格检查。游泳池附近设有医务室，在池边设立救护站，配备一定数量的医护和救护人员，开放中加强巡视监护，重症患者应立即与医院联系，争取时间进行抢救。场后宣传指导用眼药水滴眼。

九、保证饮料卫生

一般游泳场（馆）常设有茶水、饮料供应点。应保证供水、饮料各环节不受污染，公用茶具应有可靠的消毒措施，如煮沸、电热蒸箱或者用消毒液浸泡。若设立小卖部，所供食物必须符合卫生要求。

十、管理好过期游泳池

秋季过后停止使用的游泳池，南方应采取加药或加盖薄膜，处理好防蚊问题。北方地区采取一定的防冻、防裂的措施。

十一、加强对天然游泳场的管理

因为天然游泳场没有水质净化设施，必须做经常性保洁工作，加强卫生管理，防止水面污染。为防止水质恶化，传播疾病，影响水体的自净，禁止在游区及岸边吃东西、吸烟、吐痰，禁止将游泳用具以外的一切物品带入游泳区，并随时清除水面漂浮物。尤其应加强对游泳区周围的排污、厕所等的污水、污物排放的卫生管理及水源污染状况的监督监测。

应在游泳水域四周设置颜色鲜艳的浮筒及深水标志（海滨游泳场水中应设置安全网）。游泳场边要设有完善的监护设施，有能观察全场的指挥台，配有望远镜及其他通信设备，应有平坦的入水走道通向水域，并经常保持走道卫生；游泳场应配备足够数量的救生船、救生圈和救护人员，以备急用。并有抢救溺水的应急措施。同时在岸边应选择适宜的地点设立急救室，配备救护人员。浴场开放时间应在日出至日落之间，夜晚不宜开放，以防因光线太暗，难以观察游泳者的情况而发生意外事故。海滨游泳场要设有淋浴和夏季遮阳设备，防止沐浴者因阳光紫外线照射过多而产生皮肤炎症和腹泻，还要做好防止鲨鱼伤害的宣传工作，设置安全网，阻止鲨鱼进入游泳区。

第十四章

等候场所和交通工具卫生

运送旅客的长途汽车、旅客列车、航运客轮、民航客机等，统称为公共交通工具。为乘坐上述各种交通工具而暂时休息与等候的处所，如火车站、长途汽车站、飞机场、客运码头等是为旅客提供服务的等候场所。随着高速公路建成和铁路提速，城市之间距离缩短，人员交往、旅游、经商以及探亲访友活动不断扩大，客流量不断增加，交通工具的种类和数量逐年增多。

新建、扩建、改建的火车站、客运码头、机场日益增多。交通工具及其各种等候场所是旅客停留和暂时休息、活动的生活环境，是不可缺少的重要公共场所。其卫生状况和环境质量优劣直接关系着广大乘客与服务人员的身体健康。因此，搞好交通工具等候场所的卫生监督与管理具有重要意义。

第一节　等候室卫生

交通工具和等候场所是大量乘客旅途生活的公共场所，种类繁多，各具特点，充分了解各类交通工具和等候场所的特点、建筑卫生，是做好卫生工作的基本条件。

一、铁路车站卫生

（一）旅客列车的特点

旅客列车是接纳旅客最多的重要交通工具，90%以上的长途乘客通过火车运送。根据行程长短、速度快慢和沿途停站多少，旅客列车又分为特别快车、快速列车、普通快车和普通列车。特别快车、快速列车卫生设施、饮水条件、就餐条件较好，车厢结构和机车性能比较先进，并挂有卧铺、软席、邮政、餐车等各类车厢，乘客使用比较方便。一般多为长途乘客，中途上车下车人次较少，乘客结构相对稳定，但乘客互相接触密切，而且在车厢内停留时间较长。一旦乘客中有传染源存在则容易传播疾病，甚至通过列车传播引起传染病流行。特别快车包括：

动车组，朝发夕至，日行千里，一昼夜往往要途经过几个省，外界气候和自然环境变化较大，对车厢微小气候发生明显影响，不利乘客身体健康；特别快速列车，城际列车是两个城市之间如：广州至深圳，北京至天津，北京至上海，北京至石家庄之间均开通了城际列车或高速列车。普通列车多为短途列车，卫生设施及车况较差，短途列车沿途停站频繁，上下车乘客很多，旅客结构不稳定，乘客更换频繁。客流量大、车厢超员拥挤，车厢内空气质量和微小气候不良。

（二）车站建筑卫生

1. 车站地段选择

铁路旅客站与城市各方面关系甚为密切，其位置合理与否，直接影响整个城市布局。为使旅客乘车方便，减少城市交通负担，旅客车站应尽可能布置在市区。中小城市的旅客站可设在城市边缘，在一些大城市和特大城市，为了使旅客能就近乘车，避免客流过分集中，还应增设旅客站。一些因受地形限制或河流影响，形成分散而狭长的带状城市，以及被河流分割的大城市，应设置三个以上的旅客站。旅客车站与城市中心的距离，一般以 2～3km 为好，步行时间 30～45min 较为适宜。为了使旅客乘车方便，疏散迅速，国外一些大城市将客运线路用高架桥或地下道引入城市中心。国外许多铁路运输发达的大城市，每日列车到发多达数百列；为了分散城市客流，使居民能就近乘车、减少旅客在车站的候车时间，在城市中心区建设了许多旅客站（如巴黎、柏林、东京各 10 个，莫斯科 9 个，伦敦 15 个）。旅客站站址与城市道路系统要紧密结合，铁路旅客站是城市交通运输重要枢纽之一，应与城市通路系统协调配合，统一规划，合理布置。一般情况下，客站站前广场与城市道路连接时，要避免与太多道路交叉口相连。大城市和特大城市旅客站尽量避开城市交通性干道布置，切忌将站前广场直接布置在交通主干道一侧。

除上述原则外，还应注意以下几个问题。

（1）在居民区内不得新建编组站，旧的编组站应逐步迁出住宅区以外。货运站尽可能布置在城市边缘。车站的站址应在当地主导风向的下风侧，同时避开上风侧污染源的污染；应尽量选择在地势高、干燥和有利于排水的地方。

（2）在居民区与交通运输道路之间，须设置卫生防护带。

（3）客车技术作业站，主要是办理客车整备、停放、清洁等工作。由于客车排出大量的垃圾污物，对城市卫生有较大影响，应尽量把客车技术作业站放在市区的死角。车站的设计需要考虑长远发展，一般要有 10 年的保有量。

2. 车站规模和一次最大候车人数计算

影响旅客车站建筑规模的因素很多，如客流量的大小、不同使用性质、不同的自然条件等。但其中以旅客集结量为基本依据。因此，确定旅客站的建筑规模，首先应掌握旅客集结量的大小来评价车站卫生和保洁效果。

旅客最高集结人数的确定：

旅客最高集结人数，并非指一年中客流洪峰最高一天中最高时刻聚集在车站的旅客人数，而是一年中上车人数偏高的日子里，一昼夜中最大的同时在站人数。计算方法参照以下公式：

$$H = \frac{S \times F \times C}{365}$$

式中，H——最高聚集人数；

   S——设计年度全年上车旅客总数，设计年度是按照铁道部规定为旅客开始使用后的第 10 年；

   F——年流动系数，即最高月的日平均上车人数与一年的平均上车人数的比。它反映了由于季节性和节假日等因素的影响，而产生的全年各月之间上车旅客人数的不均衡性，流动系数可参考农村、小城镇选 1.3～1.6；大城市选 1.15～1.25；

   C——计算系数，即该站最高聚集人数占全日旅客发送人数的比。

大站由于列车对数多、列车密度大、市内公共交通方便、候车时间短，C 值较低；而小站计算系数相对比较高，对已交付（大站可选 26%～100%；小站可选 30%～49%）运营的线路上新建站房，如该站有历年完整客流量资料，可按下式直接推算其 H 值：

$$H = F（1+P）TC$$

式中，H——设计年度旅客最高聚集人数；

   F——统计年度该站最高月的日平均旅客上车人数；

   P——年上车人数平均增长幅度，%，P 值可根据历年旅全年上车人数平均增长幅度，结合该站今后客流的增长趋势综合加以确定；

   C——该站历年旅客最高聚集人数，占相应年度最高月的平均上车人数的比例（平均值）；

   T——统计年度至设计年度的年数，一般规定为 10 年。

3. 旅客站舍组成和卫生要求

旅客站舍必须有足够的使用面积，充足的房间、候车厅、等候室，并且要做到布局合理，为旅客的安全、舒适、健康及方便乘车创造良好的条件。

（1）旅客站舍用房面积及指标。

①综合候车厅要求：按照旅客最高聚集人数的 100% 计，旅客每人候车面积按 1.1～1.2m²；一般不考虑分设营业厅和候车室的面积，可略大于综合候车室候车厅，但不得超过 10%。

通常，综合候车厅面积为，25 人 28～35 m²，50 人 55～65 m²，100 人 110～

120 m²，150 人 165～180 m²，200 人 220～240 m²，300 人 330～360 m²，400 人 440～480 m²。

②售票室面积和售票口的数量：票据室均应考虑售票人员休息以及票据存放面积。300～400 人可设票据室；票据室包括了备用票据口。售票室面积分别为：25 人 12 m²，50 人 12 m²，100 人 14～16 m²，150 人 14～16 m²，200 人 14～16 m²，300 人 24～28 m²，400 人 24～28 m²。售票口的数量：25 人 1 个，50 人 1 个，100 人 2 个，150 人 2 个，200 人 2 个，300 人 3 个，400 人 3 个。

③行包房：行包房存放行李的件数按旅客最高聚集人数的 35%～45% 考虑，每件行包占面积按 0.45 m² 计，以下面积包括行李员作业面积 10 m²，25 人 16 m²，50 人 18～20 m²，100 人 25～30 m²，150 人 34～40 m²，200 人 40～50 m²，300 人 60～70 m²，400 人 75～90 m²。

④广播室：人员在 300 人、400 人以上的旅客站设有广播室，面积为 3 m²。

⑤问询及小件寄存处：有的车站小件寄存与行包房合并设置时，问询处面积按 8 m² 计算，300 人或 400 人的旅客站设有问询及小件寄存处面积为 14 m² 或 16m²。

⑥售货处：只计算面积，不一定单设房间，300 人或 400 人的旅客站设有售货处，面积分别为 10 m²。

⑦服务员室：300 人或 400 人的旅客站设有服务员室面积，分别为 12 m²。

表 14-1　旅客用房定额参考指标

房间名称	计算人数占旅客最高聚集人数的百分比/%	单位面积指标/（m²/人）	说明
综合候车厅	100	1.1～1.2	
普通候车室	70～80	1.1～1.2	
母子候车室	7～10	2.0～2.5	当设有母子/团体/软席候车室时，其人数应予扣除
中转候车室		2.0	中转候车室的计算人数应根据各站具体情况确定
市郊候车室	按市郊旅客最高聚集人数的 100% 计算	0.8～1.0	

寒冷地区的站房为了防风御寒，多采取比较封闭的建筑布局。炎热地区站房为了通风降温，一般采用开敞通风的布局。线路走向会给站房带来不利的朝向，在进行建筑布局时应设法给予纠正，尽量做到有利防暑和防寒。

（2）分配广厅。

分配广厅是旅客站舍的中心，为站舍的主要入口，厅里设有为旅客办理乘车、托运行李等处所，从大厅可以直接通往站台及其他服务房间，有分散旅客的功能。中小型车站客流不多，一般将问询处（服务台）、售票处、邮电服务台、行李房、小件行李寄存处等作业房间分别设在广厅的四周，但大型车站常将部分房间分设，避免客流拥挤和冲突。为了保证旅客流水式通行，广厅的出入口设有几个大门，广厅的布局要求合理，在厅内做必要的装饰，为了保持清洁，大型车站的广厅四周墙壁应装嵌大理石或者人造石等材料的墙裙，在中小型车站则可用油漆墙裙，便于洗刷。地面采用水磨石面层，便于随脏随扫。在采光方面，大型车站的广厅跨度很大，净高较高，可利用前后面窗户采光，一般小型站舍的采光系数可用 1/4。广厅的面积按一昼间聚集旅客最多时的旅客人数的 30%～40%计算，一般地区每名旅客为 1.1～1.4m²，寒冷地区为 1.2～1.6m²。

广厅布局有在站舍的中部、站台前部和站舍一侧三种形式。布置在站舍中部者，由广厅两侧通道进入候车室，能够满足旅客使用的顺序性，并能保证有较好的通风采光。但因具有四条通路，旅客分布流动占用面积很大，势必增加广厅的容量。此外，对于办理手续或分散候车的旅客容易引起冲突与交叉，因此在布局方面应加以考虑。

布置在站前部的广厅，旅客是由广厅经过候车室进入车站。在平面布置上弥补了前者的缺点，这样的广厅可以使旅客办理手续后顺利入候车室等候上车，候车室的客流与上车客流不会发生交叉与冲突，并可减少面积和缩短整个站舍长度，各项设备也比较集中。

对于位于候车室一端的广厅，由于候车室只能单面开窗，影响通风。布置在站舍的一端时，由广厅一侧通往候车室，旅客办理手续以后按顺序进入候车室，同时与通往上车的客流不致有很大的冲突。这样布置不仅可弥补在站舍中部的缺点，且为今后扩建创造有利条件，一般中小型站舍可以考虑采用。

（3）候车室。

候车室是旅客在办完各项乘车手续后候车休息的地方，是重要的公共场所。通常沿着旅客走行的路线设置，并与广厅直接相连，可以布置一间或数间。凡是为旅客饮食及其他服务的房间，均可布置在候车室附近。在选择候车室地点时，备选地点必须具有光线充足、通风良好、宽敞等特点，候车室的面积按一昼夜间聚集旅客最多时的旅客人数的 60%～70%计算。一般地区每名旅客为 1.1～1.4m²，寒冷地区为 1.3～1.6m²。合理的候车布局应该既有利于旅客候车，也便于其休息。

在近年的车站设计中，发展利用广廊式布局，它是旅客最后由此通达站台的一个场所，也是出站旅客必经之地。尽头式站舍的广廊，常在车站的尽头设检票口，管理旅客的进出。因为它的地点接近站台，旅客乘车下车方便，所以在车站设计中已占重要地位。新式车站的广廊，四面安装玻璃窗或天窗，并将为旅客服务的主要设备如候车室、行李寄存处、餐厅等设在它的四周，有的甚至安设座椅兼作候车之用。广廊应与站前广场有直接的通道以便旅客进出，不必穿过站舍其他设备。候车室微小气候：室温要求达到 16℃。为保证室内空气流通，窗户应有对流作用，需要装人工换气设备。空调客站向旅客候车室输送新鲜空气量，按每位旅客计，夏季为 24～28 m³/h，冬季 18～20 m³/h，空气二氧化碳含量不应超过 0.15%，CO 不得超过 10mg/m³。候车室采光照明：应有足够的自热采光，凡单面采光的窗户为外廊者，应根据上部遮蔽情况，增加采光面积 20%～30%，若采用檐廊者，应根据光源情况增加采光面积的 50%～80%，候车室内照度应在 60lx 以上。候车室座椅，应备有固定的座椅供旅客休息使用。候车座椅数量应按旅客最高集结量的 70%配备，椅子的排列不应占据候车室的全部面积，需留出足够的通路供旅客通行之用。椅子连续长度不应超过 10m，椅间距离 1.8～2.4m。母子候车室：应该是站舍最好的房间，而且应向阳设置。为了保护儿童身体健康，室内应特别注意清洁卫生和空气流通，在大型站内除供儿童游艺外，应有供儿童睡眠的卧室和隔离室及专用厕所等。母子候车房间面积应按在候车室内人数的 10%～15%计算，每位旅客为 2.0～2.5 m²。候车室的上部墙壁应该刷浅色的油漆，墙上应悬挂儿童能看懂的图片，家具应根据不同年龄的身长制作。候车室应设有独立的通往站台的出口，以便把儿童和其他旅客区分开。服务设施：餐厅一般与候车室相连，并视需要情况而设。在 2 000 人以上站舍，其餐厅可设在站内，在中小型车站无须设立，或者单独建在站舍的一侧，其布置形式与一般餐厅、公共食堂相同。售货部可设在广厅或者候车室内，在大型站台，根据具体情况需设数个柜台，分布在广厅与候车室内。电话亭可设在广厅进口处，磁卡电话应设在候车室、广厅或站台。邮电服务台可设在候车室内。

旅客厕所及盥洗台、厕所与盥洗台应设在广厅或者候车室附近。没有上下水通的车站，则必须将厕所建于站前广场附近。自来水管应设足踏式水龙头或者感应式水龙头，配置数量可参考表 14-2。厕所应按我国《公共厕所卫生标准》设计。

表 14-2　旅客厕所和盥洗台的数量

房间名称	指标（按旅客最高聚集人数计算）	说　　明
男厕所	每 80 人设大便池一个，小便池一个（小便槽 500mm 长）	①男旅客按旅客人数的 2/3 计 ②100 人的旅客站至少设立 2 个 ③市郊旅客较多时，减少大便池数量，增加小便池数量
女厕所	每 50 人设大便池一个	①母子候车室设有专用厕所时，扣除其数量 ②100 人的旅客站至少设立 2 个中，转旅客多的车站及南方炎热地区按每 125 人设 1 个计算 另设置部分男孩子小便槽
盥洗台	每 150 人设盥洗位置	
母子厕所	每 25～30 人设一个大便池（按母子候车室内的人数计算）	

二、长途汽车站卫生

(一) 长途汽车的特点

长途汽车是短途者、交通不便地区或者为和铁路竞争进行远距离运送旅客的交通工具，车厢内除有一些座位外往往没有其他卫生设施。旅客乘汽车旅行不仅受到污浊空气和拥挤人群的影响，而且旅途颠簸不稳，生活不规律，不利乘客身体健康。近年来，由于高速公路的通车以及汽车运客事业的发展，我国江南炎热地区和东北、西北严寒地区部分长途汽车安装了空调设备，采用全封闭以及弹性较好的软座，改善了车厢内微小气候和旅行环境。同时，长途客车安装了电视可以播放录像等，可以减少旅客旅途疲劳，分散注意力，为旅客提供比较舒适的环境，所有这些对保护乘客身心健康起到了积极作用。

(二) 长途汽车站建筑卫生

1. 长途汽车站地段选择

汽车客运是铁路运输的重要补充，也是短途客运的重要方式。近年来，长途汽车客运发展极快，相当一些地区修建了条件较好、管理先进的长途汽车站。一般来说，新修建的长途汽车站，卫生条件、卫生设施以及安全设施比较完善，尚能满足乘客的需要。

长途汽车站在选址上，应选择在城市中心区的边缘，并与铁路客运站、海港客运码头联系，形成城市客运中心，方便乘客使用。市内公共交通干线应与长途汽车站相衔接，对外过境公路不宜穿越市区，应从城市外围通过，大城市可以设立外环公路与对外过境公路连接。长途汽车站和铁路客运站一样，选在地势高，不受洪水威胁，不积水和土壤清洁的地方。长途汽车站靠近居民区时，汽车出入长途站要注意安全防护。

2. 长途汽车站建筑卫生

长途汽车站建筑工程属于大型建筑群，占地面积大，各类房间多，安全和卫生设施复杂。大型长途汽车站一般由车站停车场、候车室、售票厅、行李房、检票口、出站进站口、问事处、售货处、客运调度室等多种业务用房。附属建筑有餐厅、饮水处、小卖部、售书厅、食品出售部等，还有男女卫生间、洗漱间以及通风、照明设施等。

上述各种功能用房要合理配置，它们之间既彼此联系便于使用，又相互分开避免互相干扰。各房间的平面布置可按以下原则安排。车站候车室是主体建筑物，又是乘客停留最长的环境，应配置在采光、通风、微小气候和空气质量最好的中心位置，为乘客创造一个较好的休息环境。根据客流量多少合理计算候车室的面积，并保证适当的净高、进深和容积。售票厅、行李房是办理客运业务的用房，也是直接为乘客服务的场所，应配置在候车室的两侧或附近。售票厅与候车室既要紧密相连，又要彼此分开，既方便乘客购票、退票，又防止购票排队和喧哗影响候车室内乘客休息。大型车站应增设退票口和签证口，便于乘客办理签证业务。进站口和候车室相连，要求既方便乘客，又保证站务人员办理客运业务的原则配置，其辅助用房应布局在适当的场所。

三、客运码头卫生

（一）客轮的特点

客轮是水上运输的重要交通工具，是交通运输事业的重要组成部分。根据航运范围，可分为内河客轮和海运客轮两大类。一般来说，海上客轮卫生、安全设施齐全，客舱、卧位卫生条件较好，是较舒适的旅行工具。但乘客长时间乘海轮旅行，受到海浪波涛的影响，船身颠簸不稳，致使人体感到不适。有些乘客甚至发生晕船现象。此外，船舱内微小气候不良，有时闷热有时寒冷，特别是低位客舱卫生条件更差。同时，乘船旅行生活极不规律，对人体健康不利。河运客轮一般规模较小，卧位狭窄，卫生设施及卫生条件较差，但由于在内河航行，借旅行机会乘客可以观赏两岸自然风光，有利于振奋精神，调节情绪，可在一定程度上缓解疲劳。通常，短途旅行，对人体健康影响较小。

（二）轮船客运站种类

轮船客运站是水上客运的大门，由候船室、码头、客轮等部分组成。根据交通部规定，按其规模分为：

一级站　年客运总量在 300 万人次以上，设计聚集人数在 2 500 人以上；
二级站　年客运总量 150 万～300 万人次，设计聚集人数 1 500～2 500 人；
三级站　年客运总量 30 万～150 万人次，设计聚集人数 500～1 500 人；
四级站　年客运总量在 30 万人次以下，设计聚集人数 500 人以下。

上述分级不适用于轮渡站；50km 内短途旅客人数可折半计算。

轮船客运站乃旅客购票、候船、乘载旅行的公共场所。候船室和客轮已列为我国《条例》监督范畴；交通部据此也制定了相应卫生规定。

（三）候船室卫生

候船室一般由售票厅、候船厅、行包房、小卖部、工作用房、生活服务辅助间等组成。大量旅客携带各种物品在此进出、逗留，他们具有不同往常的心态、身体状况和需求；轮客运站的服务工作人员则长年在此工作，所以，候船室卫生很重要。

候船室空气卫生质量和微小气候关系到等候人群的身心健康。为此，国家颁布了 GB 9672—88、GB 9673—88 卫生标准，1996 年进行了修订为 GB 9672—

1996、GB 9673—1996，候船室外的大气污染，如汽车和轮船发动机的尾气排放、锅炉烟气排放等，均能影响候船室内空气卫生质量。室内分散式取暖炉排出的烟尘，人群活动扬起的尘埃，吸烟产生的有害物，建筑装饰材料中化学物质的逸出，人体新陈代谢出的二氧化碳、氨等废物。旅客行李或废弃物带来的污染等，均可恶化候船室空气。因此，为了保证候船室内空气质量和微小气候符合国家卫生标准，除应注意其建址选择，建筑设计中的保暖、隔热、通风、空调和供暖等具备公共场所共性问题外，还需要指出以下两点：

1. 候船室面积计算

为保证候船室良好环境卫生，候船厅净高不得小于 4.8m，新修建的一级站已超过 8 m；并且必须按人群聚集量保证候船室有足够的人均滞留面积和空间。

候船室旅客聚集量的计算：

$$M = \frac{Q}{365} K_1 K_2 K_3$$

式中，M——旅客聚集量，人；

Q——连续三年发送旅客量算术均数，人/年；

K_1——发展系数，按港口所在地区选定 1.20～1.60 之间；

K_2——聚集系数，按航班次数多少选定 0.20～0.65 之间，每日航班多时，选较小值；反之选较大值；

K_3——不均衡系数，根据港口所在地选定 1.10～1.50 之间。

在对已启用的候船室评价时，K_1 取 1.0。根据上式算得的 M 值，再依据下列公式计算候船室各房间应使用的面积，所得的数值即可作为新建、扩建、改建候船室设计参数的卫生学依据。

$$A = \alpha \cdot \beta \cdot M$$

式中，A——候船室各个类房间应有使用面积，m^2；

α——修正系数，见表 14-3；

β——各类用房应有面积，m^2/人，查表 14-3；

M——旅客聚集量，人。

2. 候船室设计

候船室邻近水域，环境开阔，通风条件好。但要保证其通风换气符合卫生要求，还应重视有关建筑设计和管理。窗地之比应尽量加大。候船厅一般不得小于 1：6；炎热地区夏季要辅以机械通风；寒冷地带冬季在门窗紧密时，要合理设置通风口；贵宾室应有空调系统；候船室换气次数须 15 次/h 以上。

候船室光线明亮、均匀、无眩光，将有益旅客和船员的眼卫生，使其身心舒畅且便于活动和工作。然而，候船厅的进深一般较大，因此，应双面开窗，尽量

做到采光系数不小于 1：6。现代建筑物内外形状及装饰变化多端，难以保证该
要求，故应辅以足够的人工照明，其灯具应美观，且合乎卫生要求；悬挂高度以
及投照角度应合理，不得产生眩光；离地 75cm 处照度不得低于 60lx。

表 14-3　候船室中各类用房人均应有使用面积（β）和修正系数（α）

用房面积		内河航运		国际航班	
		β/（m²/人）	α	β/（m²/人）	α
候船厅	普通	1.10	0.90	1.30	0.95
	母子	1.80	0.05		
	团体	1.30	0.035		
二等售票厅		1.50	0.015	2.00	0.05
		0.20	1.0	0.25	1.0
行李房		0.3～0.34	1.0	0.45	1.0
小件处		0.06	1.0	0.05	1.0
其他卫生设施		0.20	1.0	按实际需求	

注：修正系数即按聚集人数折算时所占的百分比数。

候船室内主要噪声源是人群谈话声、脚步声、器物碰撞声、无线电广播等；
也可以是外界噪声传入室内。为使其噪声达到不超过 70dB（A）卫生标准规定，
候船室应该远离噪声源；贵宾室应该居僻静处，其噪声值不得超过 45～60dB（A）。
室内墙壁天棚应采用良好吸声、隔声材料，并用最大吸声、隔声技术建筑；要及
时消除和尽量减弱室内机械噪声；控制广播音量，且多以文字图形显示代替，禁
止室内外吵闹喧哗。

为方便旅客，候船室应有良好的生活服务设施，凡附设于室内的旅店、理发
室、娱乐场小卖店（商店）都应符合《条例》要求。供给的生活饮用水应卫生、
方便、足量，有热开水。饮聚集人群计算，每千人不少于 1 个饮水处，每处不少
于 2 个水龙头；茶具应消毒，或使用一茶杯。盥洗设备需按每 150～250 人设一
个盥洗位，一、二、三级站应有单独盥洗间，盥洗设备经常擦洗、消毒。室内只
许设立水冲式厕所，按聚集人群数，男厕按 2/3 人数计，每 80 人设大便器（蹲
位）1 个，小便器 1 个（小便槽按 60cm 折合一个）；女厕按 1/3 人数计，每 50
人设立便器 1 个；母子候船室大小按人群数的 5%计算，每 20～30 人设立便器一
个；一、二、三级站的厕所应有前室；厕所内应有洗手设备。

旅客进入候船室和检票口登船的路线不得与货运交叉。为方便旅客和减少其
体力消耗，通道应有"无阻拦设计"。通道、走廊、伐桥、浮坞等上船沿途都要
有棚盖以及避风雨和保护人身安全的围护设施，夜间要有良好照明，冬季应有防

冻防滑措施。为能疏导旅客出入和便于交通车辆停靠，候船室外侧设立广场，广场面积按聚集人数每人 3～3.5 m² 计算。

四、民航机场卫生

（一）飞机的特点

客机是一种高级交通工具，机舱内座位及卫生设施较好。而且速度快，旅途时间短，对乘客健康影响不大。一般来说，大型客机在平飞时比较稳当，乘客感到舒服，但在飞机起飞和降落时，有些乘客感到不适，甚至晕机。此外，乘飞机属于高空环境，气压发生较大变化，有些乘客因不适应低压环境而感到不适，甚至引起疾病。

（二）民航机场建筑卫生

目前，我国尚未发布民航机场建设规范（机场跑道除外），对机场等候室已发布了卫生标准（GB 9672—88）及有关规定。民航机场的占地规模、与居民区距离等，均和机场级别有关。中国民航局将民航机场按如下条件分为三类（四级）：

一类一级：①全年旅客进出空港实际人次数为 300 万以上；②跑道可承载最大起飞全重 100t 以上飞机；③具有夜航设备和仪表着陆系统。

一类二级：①全年旅客进出空港实际人次数为 100 万～300 万；②③同一类一级。

二类：①全年旅客进出空港实际人次数 50 万以上（包括省会所在地、计划单列市符合一类②③条件者）；②跑道可承载最大起飞全重 25t 以上飞机；③具有夜航设备和仪表着陆系统。

三类：达不到一、二类标准的机场。

此外，还应考虑高峰时客流量，以便安排航班频度、机型大小。

1. 民航机场选址

民航机场选址时应考虑下列因素：①机场与住宅区、较大工业区、文化区等应保持一定距离；②机场位置应避开烟、雾停滞地带；③机场与市区的交通须畅通无阻；④机场周围无影响飞机起降的障碍物，场址一经选定，对四周拟建建筑物要规定高限；⑤机场与机场之间应留有足够空域以利飞机飞行；⑥应能得到各种配套设施保证，如水、电、燃油等供应。

2. 候机楼建筑与设施的卫生要求

候机楼建筑设计应保证旅客使用方便、卫生和安全。其出入口应分设，以避免旅客人流交叉；要多设出入口，通道宜用"无阻拦设计"，以利于旅客通行。因大厅进深大，采光面积应尽量加大。并要以人工照明辅助自然采光不足；全面照明与局部照明相结合方式为最佳，灯具造型既要美观，又要便于清扫维修；墙壁宜浅色，建筑物装饰应尽量注意隔音、吸音、消音技术；墙裙和地面应用浅色和便于洗刷的材料修建；应有良好防蚊蝇、鼠害、蟑螂、蚂蚁等设施；盥洗室、厕所、茶水室为不可缺少的辅助性房间，并应按有关要求设立；根据地区情况安装集中式供暖和通风装置，尽量安装空气调节装置，贵宾和一等舱的候机室应该必设；要有足量、舒适、坚固座椅和茶几供旅客使用；地板应打蜡，以便光洁；广播音像不可少，但声响强度要适度，多设醒目的光电显示为旅客服务；餐厅、小卖部等均应符合相应卫生要求。

休息厅乃旅客集聚处，环境容易变化和受污染。要设立适当数量垃圾箱、痰盂、烟缸，并经常清扫处理。

办理乘机手续厅需要与休息厅相连，但又应为独立厅；小型机场和航站则可二者合一。隔离候机厅靠近停机坪，易受飞机和地面机动车辆所排废气和噪声的污染。因此，尤其需要自然和机械通风、防噪声的建筑设计。为方便旅客登机，应多设登机口；通道应宽敞，宜设立自动电梯和通道。较大的候机厅应设置大型的屏幕电视，既可用于发布通知、消息，又可供旅客欣赏，以解除旅途疲劳与寂寞。

第二节　公共交通工具卫生要求

公共交通工具包括：旅客列车、公共汽车、客运轮车以及民航客机。本节仅就旅客列车情况做一代表进行介绍。

一、旅客列车

（一）旅客列车设施卫生

1. 车门

车门包括：侧门、通过台端门、车内各单间的滑门或带折页的扇门四种。通常，要求车门的宽度及高度应考虑旅客通过方便、隔音、防寒。

2. 车窗

车窗要满足车内采光通风，并便于旅客瞭望，隔绝噪声，减少热传导，并防止冬季窗面由于车内外温差造成结霜。

3. 座椅

好的座椅能使坐者感到舒适，不易疲劳、活动方便。决定座椅舒适度的因素是最终的坐姿、体压、弹性、自由活动度等。好的坐姿可以使坐者脊椎正直，血液循环通畅，呼吸自如，四肢神经干不受压迫。坐姿取决于座椅的功能尺寸。

（1）座高。座高是指座面前沿至地面的距离，对坐感舒适度影响较大，理想的座高是根据小腿窝（腓骨头）到地面的距离来定。我国中等人体小腿窝至地面的距离为 407mm，加鞋后跟高 20mm，共计 427mm，所以，我国现行客车座高一般选 400～440mm。

（2）座深。座面前后进深尺寸。座深应小于坐者大腿的水平长度，即臀部后沿至小腿内侧上沿距离，坐者小腿不应受到椅面前沿压迫。我国人体坐时男性大腿平均长度为 445mm，我国现行列车座深一般为 430～470mm。

（3）座面斜度。座面斜坡是指座面与水平面之间的夹角。主要作用能使坐者上体向后倾，靠到靠背上，防止坐者臀部向前滑，保持稳定的坐姿。依据试验结果推荐座面斜度为 6°。

4. 卧铺

客车卧铺供旅客就餐、休息躺卧使用。卧铺的种类有硬卧和软卧两种类型。卧铺的大小、柔软度与睡眠质量直接相关，已引起人体工程学的重视。

（1）卧铺面的柔软和卧铺的弹性直接影响睡眠的深度。睡眠时人体各部位重量全由卧铺面支撑，各部重量不同，承受压力也不一致，而且人体各部位对身体压力的敏感程度也不尽相同。测定表明：睡眠体感以及卧姿压力分布的最佳状态是，迟钝部位承受压力大，敏感部位承受压力小。这样，虽然身体各部重量不同，承受压力不等，但是体感要求均匀分布，而且轻微，体态平稳，肌肉松弛，大脑休息处于深度睡眠。为此，必须保持卧铺面柔软，弹性分布合理。

（2）卧铺要有合理的宽度。人即便熟睡也要不时地翻身活动，不时变换卧姿，防止单一体位的受压部分血液循环障碍。同时，卧铺过窄，不得翻身，头部不能活动，也影响睡眠深度；卧铺宽度与睡眠深度密切相关。所以，合理的卧铺宽度应以人体的背宽为标准。

5. 客车照明

运行中的客车，夜间及通过隧道时都需要良好的照明，使旅客舒适地进行旅行。Yz22 型客车是我国的主型客车。而国外客车一般都在 100～300lx，平均 150lx。GB 9673—1996 提出了我国旅客列车照度标准，客车平均照度：车厢内不低于 75lx，餐车不得低于 100lx。

6. 厕所

我国客车用直通式厕所，粪便直接排放在路基上，对线路、车站和车辆等均有不同程度的污染。根据调查，旅客列车速度为 60～90km/h，车窗口风速 1～3m/s 时，有厕所一侧粪便甩溅，对车厢有明显污染。对土壤卫生状况调查结果表明，从采自 8 个线路 44 件沿线侧旁土壤样品中，有 26 件属于强度污染。另外，直通式厕所在进入大站、通过市区、较长隧道、大桥时需要锁闭，所以很不方便。

（二）客车的通风换气

由于车内旅客的活动，使车厢内空气的二氧化碳浓度、温度、湿度、细菌总数上升，空气成分发生改变，并产生不良气味，影响旅客的舒适感。客车充分通风能保持客车室内有足够的新鲜空气，也是降低客室内空气污浊成分、消除不良气味，维护车内良好的内环境。

1. **车室内微小气候的要求**

（1）室内温度。室内温度受到室内空气温度、空气流速、空气湿度和车内壁面温度（包括车窗）影响。

我国铁路客车标准 TB1531—1984《准轨铁路客车通用技术条件》规定，非限定运输区间非空调客车，采暖装置须保证车外空气计算温度为−35℃时，客室（包括乘务员室、餐厅、厨房、行李车和邮政车的办公室、分检室及休息室）内平均气温不低于 16℃。厕所和洗脸室内平均温度不低于 10℃，走廊内平均气温为 10～16℃。空调客车则规定，夏季 24～28℃。冬季 18～20℃。

当客室内平均气温高于 28℃时，平均相对湿度不得大于 70%。冬季，当车外空气湿度低于−14℃时，客室内平均气温不得低于 16℃。

（2）客室相对湿度。我国铁路客车客室内相对湿度标准为 40%～70%。空调客车夏季 40%～60%；冬季 40%～60%；最小 30%。

（3）客车空气流速。为避免不舒适的气流，在旅客停留区域，与室温有关的气流速度不得超过 0.5m/s。

（4）新风量。铁道部 TB 1932—1987《旅客列车卫生监督管理规程》规定，每人所需的外部空气量夏季为 20～25m³/h，冬季为 15～20m³/h。

2. **通风换气方式**

客车的通风换气通过自然通风和机械通风来实现的。

（1）自然通风。是指由风的作用和车内外的温差，通过车体和门窗缝隙所进行的通风，这种方式称为漏泄。不同车厢的技术条件不同，运行状况不同，使泄漏量的差异很大。在一般情况下，列车运行时的泄漏量可达 3～7 次/h。打开的风窗可以保证每小时内的换气约达 40 次。上述方式的缺点是冬季不能使用，而且有大量灰尘侵入车内。

用车顶上部的通风装置通风。当行车速度为 60km/h 时，可保证每一旅客的所需新风量。

（2）人工通风。目前我国已有大量空调车厢投入使用。空调车厢是将客室内的微小气候按使用目的调节到最适宜状态，并保持之。空调车厢的优点是在冬季能够将过滤后的空气经加热、加湿后均匀地送入车内；夏季又可以相应地降低室内温度，保持室内微小气候平衡。

在使用空调时，特别是在利用车内空气作循环使用时，必须加入足够的新风量，同时进风口的位置应做到不受机车烟尘和废气的影响。

二、交通工具卫生要求

根据国标 GB 9673—1996《公共交通工具卫生标准》规定了旅客列车车厢、轮船客舱、飞机客舱的微小气候、空气质量、噪声、照度等标准值及其卫生要求。

1. 标准值（见表 14-4）

表 14-4　公共交通工具卫生标准

项目		旅客列车车厢	轮船客舱	飞机客舱
温度/℃				
空调	冬季	18～20	18～20	18～20
	夏季	24～28	24～28	24～28
非空调		>14	>14	—
垂直温差/℃		≤3	—	≤3
相对湿度/%				
空调		40～70	40～80	40～60
风速/（m/s）		≤0.5	≤0.5	≤0.5
二氧化碳/%		≤0.15	≤0.15	≤0.15
一氧化碳/（mg/m³）		≤10	≤10	≤10
可吸入颗粒物/（mg/m³）		≤0.25	≤0.25	≤0.15
空气细菌总数 a. 撞击法/（CFU/m³） b. 沉降法/（个/皿）		≤4 000 ≤40	≤4 000 ≤40	≤2 500 ≤40
噪声/dB（A）		软席≤65 硬席≤70 （运行速度<80km/h）	≤65	≤80
照度/lx		客室≥75 餐车≥100	二等舱台面照度≥100 二等舱台面照度≥75	≥100
新风量/[m³/（h·人）]		≥20	≥20	≥25

2. 卫生要求

（1）火车、轮船、飞机上的饮水水质应符合 GB 5749 要求。储水水箱及蓄水设施应定期清洗消毒。

（2）供旅客使用的卧具、铺位、席位必须整洁卫生。火车硬卧车厢卧具应单程更换，软席车厢卧具应一客一换。轮船供三等舱以上旅客使用的卧具应一客一换，供应四、五等舱的卧具应保持清洁。飞机旅客座位头片应做到一客一换，公用毯用后应及时消毒、加封。

（3）火车、轮船应有茶具消毒设备，未经消毒的公用茶具不得供旅客使用。飞机上供旅客使用的茶具、餐布等须消毒后上机，应严格执行储藏规定。

（4）旅客用毕的一次性塑料饮餐具等容器应及时处理，集中销毁。

（5）旅客列车、轮船、飞机上的卫生间的卫生设施应保持完整。卫生间内应无积水、无积粪、无明显臭味。火车和轮船内的厕所不应设座式便器。飞机内的厕所应按要求在马桶内投放化粪剂及消毒剂。

（6）车厢和客舱内的蚊、蝇、蟑螂指数及鼠密度应达到全国爱卫会考核规定。若发现四害，应立即杀灭。车厢和客舱用于消毒的杀虫和灭鼠的药物，不得有损于人体健康。

（7）旅客的固体废弃物应统一装袋，应停站时集中处理，不得随意向窗外抛弃。

（8）车厢和客舱内禁止吸烟，应有禁烟的明显标志和管理制度。宜在通风处设置吸烟区。

（9）严禁携带腥、臭物品及其有碍公共卫生的物品进入车厢或客舱。

（10）火车行驶市区、大桥、隧道和停车 5min 以上的车站时，应锁闭厕所，不得倾倒污水、污物，保持周围环境清洁。

（11）公共交通工具的设计卫生应执行本标准的要求。

第三节　旅客易患的疾病

旅客在乘坐车、船和飞机时，容易患的疾病主要有：晕厥、晕动病、食物中毒等，但对于铁路、机场和轮船码头的工作人员还容易患噪声性耳聋。

一、晕厥

晕厥是由于一时性广泛性脑缺血或缺氧，而突然引起的全身肌肉虚弱，伴有短暂的意识丧失状态；多在站立、过度劳累或炎热环境下发生。

（一）发病原因

1. 单纯性晕厥

常常由于情绪紧张如听到悲痛消息、恐惧、受惊、焦虑、剧痛、晕针、瞥见血液及外伤休克病人后等引起。

2. 颈动脉窦过敏性晕厥

某些刺激如头部突然转动、昂头或者领扣过紧引起的颈动脉窦过敏反射。

3. 体位性（直立性）低血压

它由于站立时血液聚集于下肢，血压急剧下降所致。常见于下肢有广泛静脉曲张或静脉血管瘤的病人；久病卧床，肌肉紧张力差，新近起床的人；妊娠、贫血、剧烈运动或站立过久，高血压病人在使用某些降压药物或施行交感神经切除术以后；使用血管扩张、镇静药物以及出血过多或多尿导致的低血容量病人等。

4. 心源性晕厥

它主要由于心律不齐导致心脏排出量减少所致。如心室颤动或完全性房室传导阻滞伴有心率极度减慢或者心脏停搏的病人；阵发性心动过速的病人；冠状动脉、心肌和心脏瓣膜病变患者等。

5. 由于其他原因所引起的晕厥

如航空飞行、乘坐汽车、火车、轮船、血糖过低、头部创伤、歇斯底里、高血压脑病等。

（二）主要临床表现

晕厥发作较突然，常处于直立位置，开始先有眩晕、四周移动、感觉混乱、面色苍白、眼发黑、视物模糊，伴有耳鸣、恶心、出冷汗，有时呕吐。继而突然意识丧失，可持续几秒钟至几分钟，甚至可过半小时。意识丧失后的短时间内，四肢及面部可出现几下阵发性痉挛，脉搏微弱或摸不清、血压下降、呼吸困难、发绀。若病人摔倒后呈水平位置，很快即可恢复正常，但有虚弱和极度疲劳感，不会发生头痛及昏睡。

（三）急救处理

1. 一般处理

一旦出现晕厥病人，应立即使其平卧或者头部略放低，脚抬高，松解衣扣及紧身衣物，头转向一侧，以防舌头后坠或者阻塞气道或呕吐物吸入气管。有抽搐时可用开口器或适当硬物包以软布，置于上下齿间，以免咬伤舌头。在面、颈部洒些冷水或者冷湿敷，注意身体保暖。意识恢复后给以热茶或糖水。待病人感到全身无力消失后再起来，并注意再次晕厥的发生。对长期不能恢复的病人应尽快送医院抢救和诊治。

2. 对心源性晕厥可应用起搏器和阿托品治疗

应尽快查明病因，采取不同措施治疗原发病，予以根治。

（四）预防

（1）由于晕厥发作突然，在人员比较集中拥挤、闷热的公共场所，应特别注意晕厥病人的发生。服务人员及时注意来往客人健康状况，了解和掌握急救知识，以便及时抢救，防止意外事故发生。

（2）尽量避免引起晕厥的诱因，如精神刺激、过度用力、疲劳、低血糖、长时间站立等；如有先兆症状要立即采取卧位以免发作；高领衣物不宜太硬，领扣不宜太紧；加强体育锻炼，避免长期卧床和突然的体位变动；对一些镇静、安眠、降压药物要慎用或不用；理发刮脸时要特别注意颈动脉窦部位的刺激；吃食物不宜太干太硬，以免刺激吞咽神经和食道引起反射性晕厥。

二、晕动病

晕动病又称运动病，是汽车、火车、轮船、飞机运动时所产生的颠簸、摇摆或者旋转等任何形式的加减速运动，刺激人体的前庭神经而发生的疾病。临床表现为前庭—植物神经功能障碍症状。由于交通工具不同，可分别称为晕车病、晕船病、晕机病（航空晕动病）以及宇宙晕动病。

（一）病因

前庭受刺激后还可影响网状结构，引起血压下降与呕吐等反应。前庭神经核通过内侧纵束，其纤维直接投射至眼肌运动核；每个半规管通过前庭神经核也均与一定眼外肌相联系，因而前庭迷路受刺激后也可反射性地影响眼外肌活动，引起眼球震颤。

加速运动是引起本病发作的主要外因。此外环境中对感觉器官的不良刺激，例如：呕吐物气味、呕吐声等，噪声、空气闷热等对发病也有影响。身体素质，尤其是前庭器的过度敏感是本病易患的内因。但情绪紧张，焦虑不安，身体虚弱，过度疲劳，饥饿或过饱等均可诱发本病。

（二）临床表现

症状在加速运动后数分钟至数小时内出现，常先有疲乏感，以后有精神抑郁、流涎、眩晕、恶心及呕吐。部分患者可有视物模糊及两额部剧痛等。检查患者面色苍白、冷汗、可有眼球震颤，甚至血压下降，心率快慢不一，呼吸多减慢而通气增加。如呕吐严重，反复不已，可引起失水和电解质紊乱。

本病预后良好，一般在停止加速运动后，症状迅速缓解，多数在几十分钟内，罕见的有超过数小时者。本病痊愈后，如再次经受加速运动，又可发作。多次发作后，症状可减轻或不发作。

（三）预防

首先，对易发患者最好采取平卧位置，如船在左右颠簸时，则采用从船首至船尾的卧位。前后颠簸时，则采用自船左至船右的横卧位，如在车和飞机中不能躺下时，尽可能将头部固定，避免摆动，闭目或者凝视车内某一固定物体，不要探视窗外移动的景物。注意经常保持车内空气流通，避免汽油等不良气味，乘车尽量在前部顺位乘坐。起程前应吃适当食物，但不宜太饱。

其次，药物防治：一般在起程前 30～60min 对易发患者服用盐酸苯海拉明、乘晕宁、盐酸氯苯甲嗪（败敏片），有明显的预防效果。对发病患者可应用上述药物进行治疗，对呕吐脱水严重者应及时卧床休息，保持安静，补充水分，直至血压正常，充分排尿为止。

最后，对于晕动病易感者，首先要消除顾虑，建立信心；其次，增强体质，进行前庭功能锻炼，可提高适应性，减少发病。

三、噪声性耳聋

噪声性耳聋是工人在生产和工作过程中由于长期的持续的噪声的影响而发生的一种缓慢的、进行性的感音性耳聋。早期，为职业性听觉疲劳，休息以后可以逐渐好转；久之则无法恢复，终致形成职业性耳聋。

（一）病因

长期工作于噪声级大于 91dB 的噪声环境中所致。一般在舞厅、车站、轮船进码头、机场以及车间，噪声大多在 70～105 dB 之间，亦有超过 121 dB 者。

发病率。以 500Hz、1 000Hz、2 000Hz 三个频率的听阈平均值 25 dB 作为语言听力损伤的临界标准，等于或大于此临界标准者，即视作语言听力障碍，换言之，即噪声性耳聋。根据国内按上述耳聋标准进行调查发现如下：噪声性耳聋发病率随噪声级和工龄的增长而增高，例如在小于 90 dB 的噪声环境中，工龄 20～30 年者，其发病率不超过 6.4%；如大于 90 dB，则发病率明显增高。

（二）影响听力损伤的因素

（1）时间。在噪声的环境里工作的时间愈长，听力的损害程度愈大。

（2）噪声的性质。频率高、强度大，则听力损害严重，断续的噪声比持续性的危害大。以上经动物实验证实。

（3）年龄愈大，听力的损害愈大。但老年性耳聋也可表现在职业性耳聋病人。

（4）原有的耳部疾患。患感音性耳病者，易获职业性耳聋；而中耳疾患对于职业性耳聋的影响如何，目前尚无定论，有三种不同的意见，有人认为它是抵抗职业性耳聋的保护性因素：另一种意见恰恰与第一种意见相反；第三种意见则认为中耳疾患对于职业性耳聋并无影响。

（5）体质因素。有些人在同样的环境中工作，而且工作年限相同，但听力损害的程度却并不相同。

（6）护耳器的使用。长期坚持使用护耳器者可预防职业性耳聋发生。

（三）临床表现

（1）渐进性听力减退。当工人初到工厂时，听到噪声很难受，但经过几天或几星期以后就逐渐习惯下来。由于最先受损的是一般谈话不需要用的高频率声调，所以在头几年内工人并不感到听力障碍，直到几年以后才感到耳聋。

开始接触噪声时，听觉稍呈现迟钝，听阈提高 10 dB 左右，如退回到安静环境中，数分钟后听觉恢复正常，此谓之听觉器官的适应性。如果在持久、强烈的噪声作用下，听阈提高 30~50 dB，并且恢复到原来的听觉灵敏度的时间延长到数小时，此即证明有听觉疲劳现象存在。前者是生理性，后者则因定期的过度疲劳而终于由量变到质变而导致听觉损伤。上述过程之久暂因人而异。

（2）耳鸣。有些工人最苦恼的是早期出现的日夜不停的耳鸣而非耳聋，因此时言语区听力尚未受损，也可能耳鸣本身即是噪声听觉损伤的最早症状。

（3）一般在 5 年工龄以后，神经衰弱症候群有明显上升趋势　此症候群包括头痛头晕、失眠、多梦、乏力、记忆力减退、恶心、心悸等症状。此外，还可出现视力减退。据报道稳态噪声大于 100 dB 时可能出现血压波动，心电图改变，神经过敏以及前庭症状。

（四）诊断

（1）听力曲线上 4 096Hz 处下陷对早期诊断有很大的帮助。（2）职业及病史为主要根据。（3）症状主要依据耳鸣、耳聋及耳鸣合并耳聋之出现情况。

（五）预防

应对职业性耳聋的关键环节是预防。

（1）一般预防。

在建新舞厅、迪厅、车站、机场、码头以及工厂时，首先要合乎国家规定的噪声卫生标准进行设计和建筑。对老厂要改善设备，改变机器的装置，改变技术操作，如用电焊代替铆钉，用软木、沙子、木材等隔离机器与地基的接触，在金属表面之间使用填充物（如沥青、石棉等）；把产生噪声的舞厅、车间和其他房间、厂房隔开，中间可种植树木，用以隔音；噪声车间的天花板和墙壁可装吸音材料（如毡子、布、橡皮等）。

锤击在优良振动体上可以增加声强 39 dB，因此，在操作时应设法减少被作用体的共振，将阻尼涂料涂于振动体上，将使振动体的机械能转为热能，从而抑制结构载声的传布及噪声辐射。

总之，噪声控制首重隔音、隔震、吸声之措施，因此在建筑舞厅、迪厅、车站、机场、码头以及厂房及安装设备的同时就要考虑到。对气流噪声之控制可用消声器；对管通噪声之控制可用包扎法防声；放气时产生的噪声，可用"小孔扩张，改变声源"的方法。

（2）个人预防。在暂时不能控制噪声的舞厅、迪厅、车站、机场、码头以及工厂车间工作的工人，可以戴护耳器，一个好的护耳器应该一方面能够防止噪声对听力的损害，同时又不影响工人在生产工作过程中所必需的听力；此外，在条件许可的情况下应对这些工人举行定期的听力检查，以便早期发现本病，及早脱离噪声环境，及早治疗。

第四节　等候室和交通工具卫生管理

等候室以及交通工具是乘客活动的重要公共场所。具有乘客流动性大，人员高度集中，微小气候和空气质量极易恶化，卫生管理比较困难等特点。为了实现上述各项卫生要求，达到保护乘客和服务人员身体健康的目的，加强各类等候场所及其交通工具的卫生管理是非常重要的，是搞好列车、客轮、飞机、车站、码头、机场等生活环境卫生的关键。主要做好以下三方面工作：

一、卫生监督

加强等候室以及交通工具的卫生监督工作，卫生监督包括两方面内容：一方面是预防性卫生监督，另一方面是经常性卫生监督。

（一）交通等候场所的预防性卫生监督

卫生监督机构，应按卫生要求和卫生标准对新建、扩建、改建的火车站、码头、长途汽车站、机场等交通等候场所的选址、建筑设计、施工等进行预防性卫生监督，并参与竣工验收。这是保证交通等候场所卫生质量的重要措施，也是监督工作的主要内容。

1. 交通等候场所选址

火车站、码头、机场、长途汽车站等各类交通等候场所是大型公共建筑，对城市发展具有重大的作用。交通是城市的动脉，城市是交通的枢纽，其选址和布局好坏，对城市发展，环境保护和人体健康具有重大意义。交通等候场所的选址既要保证运输业的发展，又要尽量减轻它们对城市的影响。火车站与铁路的选址，应方便乘客，便于旅客乘车和候车，中小城市的客运站可选择在市区边缘地带，大城市的客运站应距城市中心区距离为 2～3km，并与市内多条交通干线连接，以方便出入城市的乘客上下火车。长途汽车站设在城市中心区的边缘，并与铁路客站、海港客运码头联系，形成城市客运中心，方便乘客使用。

2. 平面布局的卫生审查

火车站、码头、机场、长途汽车站等各类交通等候场所的平面布局是否合理，直接影响着等候场所卫生工作。因此，这些场所应该具备良好的朝向，群体建筑之间要有合理间距，建筑物内部各功能用房要合理配置。

3．建筑设计的卫生审查

在选好地址，搞好平面布置的基础上，交通等候场所的建筑设计则是极为重要的一环。建筑设计卫生审查应注意主体建筑物的朝向、室内日照、自然采光、人工照明、室内通风、微小气候、控制噪声以及围护结构等多种情况，应根据《公共场所卫生管理条例》的要求及卫生标准进行审查。

4．施工卫生审查和竣工验收（略）

（二）经常性卫生监督

火车站、码头、机场、长途汽车站等各类等候场所以及各种交通工具的经常性卫生监督主要内容主要包括：办理卫生许可证、从业人员健康检查、从业人员卫生知识培训和现场监督监测等。

（1）根据省级卫生行政部门制定的监督频次，对辖区单位进行全面覆盖，加强对辖区各类等候场所以及各种交通工具进行监督。

（2）各类等候场所以及各种交通工具经营单位是否获得"卫生许可证"以及"许可内容"和"卫生许可证"是否在有效期内。

（3）从业人员是否具有有效的培训和健康合格证明，同时检查从业人员个人卫生和操作卫生状况。

（4）检查公共用具是否按规定进行消毒以及消毒后用品是否采用有效的保洁措施。

（5）对等候室检查：①室内地面保洁情况；②室内是否有禁烟标志；③公共茶具消毒；④二氧化碳浓度。

（6）对铁路客车、航运客轮、客机的检查：①饮用水水质；②卧具、头片的更换；③公共茶具清洗、消毒效果；④二氧化碳浓度；⑤不吸烟客室舱内应禁止吸烟；⑥卫生间保洁措施。

二、自身管理

火车站、码头、机场、长途汽车站等各类等候场所以及各种交通工具主管部门要做好自身卫生管理工作，自觉地接受卫生监督机构的检查、监督和指导。做到以下几个方面：

（一）建立健全卫生组织和管理制度

交通管理部门要把搞好交通乘坐工具和等候场所的卫生工作列入重要日程，列为生产管理的重要内容，实行卫生岗位制和领导负责制，要有主要领导干部抓此项工作。同时，要有设立专职或者兼职人员抓乘坐工具和站场卫生。对本单位的卫生状况，卫生设施的使用情况以及其他工作深入了解，掌握第一手材料和基础资料，经常进行督促检查和考核评比，落实各项卫生措施和要求，贯彻《公共场所卫生管理条例》及《实施细则》提出的各项要求，达到卫生标准，为乘客创造良好的旅行环境。

（二）组织好从业人员卫生知识培训和健康体检工作

1. 从业人员实行卫生知识培训制度

交通工具和等候场所的从业人员、服务人员和管理人员卫生观念差和卫生知识水平低是影响卫生工作深入开展的主要障碍。由于管理人员及服务人员对卫生工作的重要性认识不够，不把卫生工作视为服务工作的主要内容，卫生质量与服务质量不能统一，因而责任心差，卫生工作上不去，只停留在表面上。另一方面，从业人员缺乏应有的卫生知识和技术不懂得各项卫生要求的重要意义，因而工作效率低，服务质量差。所以，要进行卫生知识培训，并建立卫生培训制度。按照卫生部制订的《公共场所从业人员培训大纲》的要求对交通工具的乘务人员、服务人员及等候场所的管理人员进行培训。对于新参加工作的各类人员，除了老职工传帮带之外，更应重点进行卫生单独培训。通过培训增强卫生观念，了解卫生法规，掌握基本卫生知识和卫生技能，最后经过卫生知识、技术考核合格后方能上岗或继续工作。

2. 从业人员实行定期体检制度

为了保障交通乘坐工具和等候场所从业人员和广大乘客的身体健康，《公共场所卫生管理条例》和《实施细则》明确要求直接接触乘客的从业人员，每年必须进行健康检查，体检合格者发给健康合格证。公共场所和主管上级部门应建立体检管理机构，确定专人或兼职人员负责组织从业人员体检工作，并建立健全体检制度。使从业人员定期体检和就业前健康检查经常化、制度化。按要求从业人员体检每年进行一次。交通乘坐工具的管理部门和等候场所的业务领导单位，应主动与卫生监督部门配合，做好体检工作。

民航公共场所从业人员是指公共场所（含：宾馆、餐厅、食堂、食品公司、招待所、公共浴室、图书馆、商店、理发馆、咖啡厅、售票处、候机室、飞机上）直接为旅客和职工服务的人员（包括临时工）每年必须进行一次健康检查，取得"健康合格证"后，方准从事工作。新参加工作人员上岗前须取得"健康合格证"。要求：公共场所经营单位每年一月底前向所在单位卫生部门申报应体检人员名单，卫生部门负责具体组织健康检查和核发"健康合格证"工作。暂不具备承担健康检查条件的机场，应主动与地方卫生监督机构联系解决。经营单位对体检不合格者，应立即调离，未治愈前不得从事直接为旅客和职工服务的工作；健康检查工作，应于每年三月底前结束。

对体检发现的"五病"患者要妥善处理和安排，并形成制度。该调离的要调离，该休息的要安排休息，以防止疾病传播，并保证患病职工早日恢复健康。

3. 建立卫生档案

交通乘坐工具及其等候场所要建立卫生管理档案，依靠档案作好卫生工作。卫生管理档案内容广泛，主要包括以下内容：

①车站、机场、长途汽车站、客运码头的基本情况和概况；②等候场所基本卫生设施及采光、照明、通风情况；③从业人员的健康状况及历年体检情况；④卫生管理制度如消毒制度、考核评比制度等；⑤环境质量监测情况。包括微小气候、空气质量、细菌学以及噪声监测等。

卫生档案一旦建立后则要认真管理，科学的利用档案开展工作。应把逐年的变化情况记入档案，以便进行比较分析，总结经验，不断提高管理水平。

第十五章

医院候诊室卫生

医院是防病治病，保障人们健康的单位，医院的根本目的是救死扶伤，医治疾病，同时医院常常还承担着预防、教学、科研、培训等工作。

第一节　医院候诊室概述

医院按其业务范围的不同，可分为三大类。一是综合性医院，即全科医院。城市一般以综合医院为主，是普及性的医疗机构；二是专科医院，即指单科医院。专科医院多根据病种及其特殊需要而设置，如口腔医院、传染病院、精神病院、结核病院、骨科医院、眼科医院、肿瘤医院、康复医院等；三是教学附属医院。在我国，医院按行政区划分级医疗原则及其服务范围的不同，又可分为国家、省（自治区）、地、市、县（区）、乡级医院和工矿医院。有的根据需要在综合医院重点加强 1～2 个专科，即所谓重点专科综合医院。此外，根据社会发展需求，还有一批合资医院、私立医院以及个体门诊。

一、不同区域门诊的确定

每个居民的平均门诊数不同地区差异较大，主要受到该地区居民经济水平和生活文化水平的影响。经济条件较好和生活文化水平较高的人群，求诊需求量也相应增高。反之，门诊需求量较低。城乡之间也有差异，居住在城市的居民平均每年求诊量为 7～10 次，农村的居民门诊需求量为 3～5 次。根据上述原则可推算出候诊室的设置规模、每日门诊人数以及医院的规模。通常，每万人每天有100～200 名门诊病人，需要设有 30～60 张病床。地区之间因差异较大，不同地区应根据实际门诊的调查情况进行统计门诊量。例如：北京、上海等大城市的医院，特别是著名的专科性医院前来求诊的病人来自祖国各地。这样就大大超过了本地区的居住人口比例，增加了医院的服务量。

二、门诊部的构成

门诊部的构成有诊疗室、候诊室、走廊等几部分。候诊室的设置规模，通常根据每日每人次 0.25m² 进行计算。由于病员就诊的时间不均匀，因此，要考虑到同时最多集中求诊人数，即候诊室等候人数最密集的时间。根据某些医院统计调查，门诊人次最集中时可达到全天门诊人次数的 30%。按照一般成人按每人0.84m² 进行计算，儿童每人按 1.5m²（包括陪诊人员）来计算候诊室的设置规模。

三、医院候诊室的类型和特点

医院候诊室除了具有公共场所共同特点之外，还具备其特殊性，如：求诊者病种比较复杂，要求诊治者紧迫、快速，候诊、诊治来往交叉频繁。为了方便病人和保护求诊、陪诊人员的身体健康，防止病人之间交叉感染。因此，要求提供良好的候诊环境条件。

候诊室是病人诊治过程中停留时间较长的地方，病人就诊前等候的时间常常大于在诊治室的时间。候诊室合理布局，就诊方便，要求有一个采光、通风、宽敞、舒适的候诊环境。

根据设计类型，候诊形式可分为以下几种类型。

（一）庭院式

病人等候在诊室附近特设的庭院内，也可采用外廊和庭院相结合的候诊形式，庭院中种植花草，病人置身于大自然环境中。这种候诊方式通风和采光良好，有利于对传染性疾病的预防。缺点是病人不能安心等候，医务人员传呼不方便。适用于南方和北方的夏季。

（二）厅式

是一种多功能性候诊室，除了挂号、诊治、取药之外，还兼作各科候诊室功能。各科诊室布置在大厅周围，病人均集中在一个大厅内候诊，若干科室共用一个候诊室。这种布局具备节省面积，病人流动便捷。缺点是厅内人员聚集，通风不良、采光较差，极易发生交叉感染。

（三）廊式

有内廊式和外廊式候诊两种。内廊式候诊是在走廊设置候诊椅，病人坐在诊室门口等候就诊，这种形式具有方便病人就诊的特点。缺点走廊是较长，病种混杂，人流交叉拥挤，容易获得院内交叉感染。外廊式候诊由于一面邻近诊室，另一侧为外墙，通风较好，采光也好，可以减少交叉感染。

（四）室结合分科候诊

在各科诊室之间另设有等候空间，候诊室临外墙，通风、采光好。但候诊室与部分诊室距离较远，造成病人候诊和医护人员传呼不便。适合于门诊量少的科室。

（五）廊室结合式分科二次候诊

这种候诊形式适合各种类型医院，特别适合于大型综合性医院，对候诊人数多、听诊要求较高、隔离要求较严的科室使用较好。例如内科、妇产科、小儿科等。病人先在分科候诊室等候，然后再进入走廊二次候诊，二次候诊邻近诊室。克服了廊室结合分科候诊的不足，有利于分散候诊人员，其秩序较好维持，通风采光好，传呼方便。

第二节　医院候诊室卫生要求

医院候诊室是病人聚集的公共场所，每个到医院看病的病人都要在候诊室内等候，来往人多，病人的病种比较复杂，且病人已有了不同程度的临床症状，机体的抵抗力普遍降低；若候诊室的卫生管理不善，就会出现严重后果，轻者病人可因卫生环境不良加重病情，或者因交叉感染而得新的疾病，或者引起某种疾病的传播流行，加重病人痛苦。因此，加强对候诊室卫生管理，这不但有利于就诊者的身体健康，也有利于促进对医院法制化和科学化管理。

一、建筑设计的卫生要求

在建筑设计上包括以下几个方面。

（一）选址与建筑设计卫生

医院在地址选择上（包括门诊部和候诊室）一般选在交通方便，空气清洁，不受生产性、商业性、生活性环境污染因素的影响。保证建筑群四周有不小于 15m² 的绿化用地。门诊楼建筑造型在设计上应根据医院使用特点一般为 1～2 层，不宜超过 3 层。凡病人行动不便和就诊人数较多的科室应放在 1 层，需要隔离和单独设出入口的科室最好也设在 1 层，如急诊、外科、儿科、妇产科。内科、中医科、五官科、眼科和口腔科可放在 2 层。3 层建筑物的最高层可以设置行政办公区以及辅助性用室。

（二）门诊部出入口设计卫生

为防止传染性病人与非传染性病人的接触，门诊部出入口应与住院部分开，对于特殊要求的门诊科室尽可能设置单独出入口。

（1）一般门诊出入口设置。供内科、外科、五官科、口腔科及行政办公等使用。

（2）儿科出入口设置。因小儿易受感染，需要单独设立，如果条件许可时最好单独设立挂号室和药房。

（3）产科出入口设立。为了不使产妇与病人接触，应该设专用出入口。

（4）传染病科出入口应单独设立。根据传染病人门诊数、疾病流行季节特点，决定设固定或临时的传染病门诊，如结核、痢疾、传染性肝炎、肠道门诊等，为防止传染给他人，需要单独设立出入口。

（5）急诊出入口设置。为抢救病人方便，在每天门诊量超过 200 人次时要单设出入口。

（三）候诊室建筑结构卫生

候诊室应尽量采取窗户直接采光和自然通风，如果平面布置和建筑结构条件限制无法做到时，则使用人工照明和机械通风加以补充，保证达到卫生标准的要求。

（四）候诊室墙面和地面的卫生

候诊室的地面应平整光洁，便于冲洗、清扫，墙面四壁宜于使用淡色涂料，颜色宜柔和，装饰美观简朴。同时，要布设各科用室的导向指标，方便病人就诊。

（五）厕所设计卫生

候诊室必设厕所，设计上应该根据全天门诊人次数 30%同时集中候诊量进行计算。候诊室男厕所每 50 人设置厕位和小便斗各 1 个（小便槽按 0.5m 宽折算），女厕所按 35 人设置厕位 1 个，并且设有盥洗盆或者清洗水斗。儿科、产科、肠道病、性病应单独设立专科厕所。医务人员和工作人员使用的厕所应与病人使用的厕所分开。

二、基本的卫生要求

候诊室的基本卫生要求是，保护就诊人员、陪诊人员身体健康，按照候诊室的使用功能需要遵循如下卫生要求。

（1）候诊室布局合理，位置适中，防止疾病的交叉感染。

（2）候诊室环境清洁安静，不受生产和生活性有害粉尘、有毒物质和噪声的污染影响，空气中有毒有害气体浓度必须低于生活居住区的空气卫生标准，噪声不得超过 55dB（A）。

（3）室内换气通风良好，要有空气对流的通风口，空气中理化卫生指标应符合如下标准：室内温度有空调的在 18~28℃，在采暖地区不应低于 16℃，相对湿度 30%~80%，风速小于 0.5m/s，二氧化碳浓度低于 0.1%，甲醛含量应低于 0.12mg/m³，可吸入颗粒物含量不得超过 0.15 mg/m³，空气的细菌总数撞击法检测不超过 4 000 个/m³，沉降法检测不得超过 40 个/皿。

（4）室内光线明亮，保证离地 0.8～1.2m 处水平，照度不低于 50lx。

（5）禁止在候诊室内吸烟以及从事污染环境的其他活动，室内的一氧化碳浓度不得超过 5mg/m³。

（6）不得在候诊室内出售商品和食物，候诊室内不设公用饮水杯。

（7）候诊室内应设有痰盂和污物箱。痰盂和污物箱应该每日清洗和消毒。

（8）在候诊室附近处应设有厕所和洗漱间，卫生间应随时清扫、清毒，并保持整洁。

（9）充分利用候诊室，以黑板报或画栏的形式，进行疾病预防治疗的卫生宣传，但不得在候诊室内诊治病人。

（10）应有健全的消毒制度，疾病流行时应加强消毒（传染病专科医院应一天一消毒）。

（11）候诊室通往各医疗用室和出入口要有明显指示标志。

（12）新建区、县级以上的医院应设分科候诊室。

第三节　医院内易患的疾病

由于医院环境卫生不良，导致医务人员或陪护家属获得的感染性疾病，或者就医的病人在医院获得新的感染性疾病，即为院内感染或医院感染。包括呼吸道医院感染、外科手术伤口部位医院感染、消化系统医院感染、血液采血感染、皮肤软组织医院内感染等。

一、呼吸道医院感染

呼吸系统医院感染包括上、下呼吸道感染，广义地说还可以包括胸膜腔感染，而下呼吸道感染最常见。严格意义上的下呼吸道感染系指急性气管-支气管炎、慢性支气管炎急性加重、支气管扩张继发感染等。

（一）病原学特点

医院内呼吸道感染可由细菌、真菌、支原体、衣原体、病毒或原虫引起。其中细菌是最常见的致病原，研究也最多。①革兰阴性杆菌约占临床诊断为医院内肺炎的 60%。②革兰阳性菌以金黄色葡萄球菌多见，约占总数的 10%，产 β-内酰胺酶的阳性率达 90% 以上。③由于广谱抗生素、激素和免疫抑制剂的应用，真菌感染明显增多。结核分枝杆菌感染又有回升趋势，已成为临床上不容忽视的问题。④混合性感染占医院内肺炎的半数以上。⑤厌氧菌感染约占医院内肺炎的 30%，在非机械通气的病人中较常见，尤其是在老年、患有食管反流、留置鼻胃管和易致误吸的患者中发生率高。嗜肺军团菌感染，在水源或冷却塔已被污染的医院是较常见的。

（二）流行病学特点

1. 流行特点

医院内呼吸道感染具有地方性、流行性的特点，其发病受以下因素的影响。①受医院级别、规模影响；一般地，医院规模愈大，发病率愈高。②受科室的类别影响，重症监护室、内科（呼吸、血液、神经）、外科（脑外、胸外、烧伤）等科室医院感染发病率较高。③基础疾病种类越多和全身基础状况越差，则发病率高于其他群体。④诊疗措施影响人体的生理性防御机制，增加对感染的易感性，其中以人工气道机械通气为最显著。⑤医院管理防御意识严重影响感染的发病率。

2. 流行环节

（1）内源性医院感染。①原发性内源性感染是由潜在性的病原微生物所致，这些微生物常存在于有肺部损伤或者气管插管机械通气的病人口咽部和胃肠道。它主要发生于机械通气最初 4 日内。②继发性内源性感染大多由革兰阴性杆菌引起，在住院期间，继发定植于口咽部或胃肠道，并在此快速过度生长。病原传播途径是医务人员的手把其他病人或携带者的病原菌传给新病人。

（2）外源性医院感染。接触传播是一种常见的传播方式；其次是空气传播，经空气中的尘埃颗粒携带病原传播，如结核杆菌、曲霉菌、病毒等归于这一类；昆虫或动物的媒介传播也是医院感染的方式之一。

3. 危险因素

目前最显著危险因素是气管插管机械通气，在插管过程中，将口咽部细菌带入气管，机体因严重疾病抵抗力下降；细菌可在插管表面繁殖，并形成菌膜以保护其免受抗生素和人类机体的破坏。这些细菌可因通气、插管等操作进入下呼吸道从而引起感染。

（三）临床诊断

门诊、入院时没有肺炎的患者，住院 48h 后出现发热、咳嗽、咯脓痰，肺部听诊闻及干湿性啰音，血白细胞总数和中性粒细胞增高，胸部 X 线检查发现异常阴影，例如斑片状阴影，大片浸润或实变影，空洞或结节样阴影，两肺弥漫性阴影等，揭示可能发生医院内肺炎。

因肺部感染而住院者，若经有效治疗后明显好转，但以后又重新出现发热、咯黄脓痰等上述症状和体征，白细胞数再度升高，胸部 X 线检查出现新的阴影或已好转的病灶又扩展恶化，也应考虑发生医院内肺炎。

（四）预防

1. 医院内细菌性肺炎的危险因素

（1）宿主因素。例如老年高龄、严重的基础疾病，包括免疫抑制。

（2）其他因素。例如应用抗菌药物、注入 ICU、慢性基础性肺疾病或昏迷，均增加了致病菌在口咽部或者胃内的寄生繁殖。

（3）促发吸入或者反流的情况。包括气管插管，留置鼻管或仰卧位。

（4）需要延长使用机械通气。增加与受污染的呼吸治疗仪或者医务人员带菌的手接触的机会。

（5）阻碍肺适当廓清的因素。例如外科手术，尤其是头部、胸或者上腹部的手术，因创伤或疾病而不能活动。

2. 预防措施

（1）宿主相关因素。细菌性肺炎：年龄＞65 岁，慢性阻塞性肺部疾病，应用激励呼吸的肺量计，经面罩给予呼气末正压或者连续气道正压；免疫抑制，避免接触医院内潜在的致病菌，减少免疫抑制状态的持续时间；军团菌感染应减少免疫抑制剂应用的时间。流行性感冒：对于年龄在 65 岁以上的，每年流感流行前给高危人群接种流感疫苗，流感流行期进行药物预防。

（2）传播途径。细菌性肺炎：与治疗器具相关，所使用的器具应清洗、灭菌消毒；具备条件时应尽快撤除。军团菌感染：污染雾化器（液）引起气雾带菌，使用前严格消毒湿化器，湿化器只能使用无菌水。

（3）易感人群。避免细菌性肺炎，教育和训练工作人员，及时洗手和戴手套；对肺炎患者进行监护应用抗生素应慎重，尤其是 ICU 中的高危人群。为保护易感者，每年流感流行前，为流感病房的医护人员进行接种，流行期间进行药物预防，保护易感者，减少这些人员成为新的传染源。

二、传染性非典型肺炎

传染性非典型肺炎见第八章第三节。

三、其他医院内感染

外科手术伤口部位医院感染、消化系统医院感染血液采血感染、皮肤软组织医院内感染大多数在住院的情况下获得的，这里不再阐述。

第四节　医院候诊室卫生管理

国务院发布的《公共场所卫生管理条例》规定，医院候诊室属于公共场所范畴，医疗单位的主管部门和卫生行政机关必须根据《公共场所卫生管理条例》的规定进行卫生管理和卫生监督。

一、医院候诊室卫生管理

负责医疗卫生的主管卫生行政部门应建有专门的卫生管理制度，对所属医院的候诊室进行经常性卫生检查。

医疗单位本身应建立卫生责任制度，并且负责组织对门诊部的有关人员进行卫生知识的培训和考核。直接为病人服务的医务人员应经过健康检查，体检合格者才能从事本职工作。

县区级以上的医疗机构候诊室应向当地卫生行政部门申请领取公共场所卫生许可证。内容包括：

公共场所、医院食堂、医院商品部等许可，卫生监督机构负责对申请单位候诊室卫生状况进行询查核实和监测，达到基本卫生要求后本级卫生行政部门核发卫生许可证。

二、医院候诊室卫生监督

地方各级卫生行政部门的卫生监督员，对所辖地区内候诊室进行有计划的卫生监督检查和进行卫生技术指导。

（1）预防性卫生监督。对新建、扩建、改建的各类医院进行选址、建筑设计的卫生审核和参加竣工验收。

（2）经常性卫生监督。是卫生监督部门一项非常重要的工作，主要是监督医院候诊室对《公共场所卫生管理条例》的执行情况。经常性卫生监督的内容包括：

①督促医院候诊室建立切实可行的卫生管理制度，如清扫制度、消毒制度、个人卫生制度等。配备专职或兼职的卫生管理人员，并经常进行检查、考核、评比。

②督促医护人员和卫生清洁工人进行定期健康检查，以便了解在工作中身体是否受到损害，发现问题及时治疗，也防止工作人员把疾病传染给病人。

③候诊室工作人员必须经常学习《条例》和各项卫生法规，使其能严格遵守《条例》的各项要求。对清洁工人还应该进行有关卫生知识的培训，使之掌握一

般的防病知识，自觉地贯彻执行《条例》，搞好候诊室的环境卫生。

④定期进行卫生监测，卫生监督部门要经常地对候诊室内的微小气候、空气质量、噪声等进行卫生监测，全面了解其卫生状况，评价卫生质量。发现问题及时提出改进措施，并进行卫生技术指导。

⑤监督候诊室工作人员卫生知识的掌握情况。长期工作在候诊室的工作人员，经常接触的是病人，接触病原性微生物的机会多，受各种传染性疾病的威胁大，如不注意卫生就会得病。患病后如不及时治疗，将会成为潜在的传染源。因此，要求医院候诊室工作人员必须掌握严格的卫生知识。

⑥卫生监督机构有权对违反《公共场所卫生管理条例》的单位和个人按其情节给予教育和处罚。对地段、街道和乡级医疗单位的候诊室如发现卫生状况很差，导致疾病交叉感染严重，发生传染病传播时，卫生监督部门可依据《传染病防治法》进行监督和处罚。

第十六章

商场、书店卫生

第一节　商场、书店概述

一、商场、书店的作用

商场是经营商品的场所，在国家经济中属流通领域。商场在经济建设中起着重要作用，人们的衣、食、住、行和日常生活都离不开商品流通运行的各个环节。各种产品通过商场销售，产生价值，变成货币；而生产单位需要的各种原材料和工具，也要从商场中购置。因此，商场又是搞活流通、发展经济、保障供给的重要阵地。

书店是人们购买各种书籍、图画的场所。书和画在人们的生产过程和在社会生活中的作用与一般商品不同。但由于书和画在书店中也是作为商品销售的，在经营过程中，书店和商场有许多共同的卫生学特征。因此，尽管书店与商场的管理体系、经营内容不同，从公共卫生的角度看，仍将它们归为一类。

二、商场、书店分类

商场和商店在经营性质、经营内容上基本一致。一般将建筑和经营规模较大的称为商场；较小的则称为商店，但两者之间往往无明确界线。本文所指的商场，也包括商店。

根据商场经营商品的内容，可将商场分成以下几种类型：

（1）综合商场。是指经营多类商品的综合性商场，如百货商场、综合商场、超市等。

（2）专业商场。是指经营某一类商品，或以某一类商品为主，同时少量兼营几种其他商品。如服装店、鞋帽店、钟表店、眼镜店、儿童玩具店、医药商店、工艺美术品商店、五金交电商店、文化用品商店、农村供销合作社以及各种门市部等。

（3）贸易中心。主要是专业商品批发市场，也可能同时兼营商品零售。如轻工产品、手工产品、工业食品、农副产品等贸易中心。

（4）展销中心。如各种展销会、陈列室等。

（5）书店。按其经营范围种类，分成综合性书店（新华书店多属此类）、科技书店、古籍书店、外文书店、旧书店以及超市中图书店等。

第二节　商场、书店卫生要求

一、商场、书店的卫生特点

（一）基础卫生条件差

商场、书店在建筑结构上，营业厅进深比一般建筑物大，采光系数较小，自然照度系数也较小，白天需要人工照明。营业厅面积大，自然通风和机械通风不良，自净能力低下，绝大多数营业厅无空气消毒设施，低档次的营业厅内无空气调节设施，夏季室温较高，冬季室温较低，甚至无供暖设施，造成店内卫生质量较差。

（二）污染源容易聚集

商场、书店内人群来源复杂，人员密集，接触频繁。其中不乏传染病患者和病原微生物携带者，部分人员卫生意识差，在营业厅内吐痰、乱丢废弃物等污染了环境。厅内人声嘈杂，营业活动产生的噪声、附设歌舞厅、游艺厅的强音和店外环境噪声的传入，使得店内噪声污染严重。厅内经营的商品，书籍可散发出一种有毒有害物质，甚至有的商品，书籍发霉而产生大量的微生物和异味。所有这些严重影响了人们的身心健康并给某些疾病的传播与流行创造了条件。

（三）卫生管理措施薄弱

商场、书店的精力主要放在了经济效益上，对卫生工作从认识到措施都比较薄弱，投入少，绝大部分商场、书店基本上未建立消毒制度，尤其无相应消毒措施。店内其他卫生管理措施力度也较小，极大地影响了场所卫生。

二、设计卫生

（一）选址

按照城市总体规划的原则，大中型商场应设置在交通便利的商业区，小型商店则应设置在居民住宅区，服务半径以 500～1 000m 为宜，地势干燥，周围无工业及其他污染源。

（二）布局

建筑用地的规模、形状、长宽比例、建筑物的长宽高、面积、层数、朝向、与周围建筑物的间距，均应有利于采光和自然通风。营业厅应设置在卫生最佳地段，与库房有便捷的联系，同时防止货物和车辆与顾客人流交叉。采暖和通风机械应与营业厅保持一定距离，以防噪声干扰。锅炉房应设在下风侧，机械采风口应设上风侧清洁地区，职工上下班出入口与顾客通道分别设置。建筑面积在 1 000m² 以上的大中型商场，门前应有足够地面的停车场和绿地。营业面积大于 800m² 的商场和书店，应在下风侧的每一层楼设置厕所、卫生间等上下水系统完善的卫生设施，其通风系统应与营业厅隔离。相对柜台间要有 2～4m 宽的顾客活动面积。主体建筑应有理想的朝向，营业厅层数不宜过多，一般不超过七层，层高 4～6m，进出口宽度 3～6m，楼梯宽度 2～3m 或更宽，坡度小于 45°，扶手高 0.9m，踏步宽 0.3m，高 0.15m。高层建筑地板应采用耐磨、隔音、防滑和不产生粉尘的建筑材料铺设，并便于清扫。屋顶和墙壁应采用吸音、隔热效果好的建筑材料，表面色调要明快。

（三）内部设计卫生

1. 采光照明

营业厅应充分利用自然采光，双侧或者多侧开窗采光，窗玻璃与地面比不小于 1/4。同时须设置人工照明，正确悬挂与配置照明灯具，光线应均匀柔和稳定，不产生眩目，光谱接近日光谱。柜台台面照度不应低于 100lx，以保证顾客辨别商品的质量和色泽，同时防止从业人员视觉疲劳和工作效率降低。

2. 通风

规模较小的建筑物要充分利用自然通风，门口与换气窗要尽量相对，使空气对流，自然换气次数每小时 3 次以上。营业面积在 800m² 以上的应有机械通风排风设施。机械送风的入风口应设布置在排风口上风侧，其底部标高离该处地平面不得低于 2m，采气口与排气口的水平距离不得小于 20m，排气口的高度应高于屋顶 2.5m 以上，最小通风量营业厅为 1.0m²/（人·h）。有空调装置的新风量应不小于 20m²/（人·h），机械通风系统必须采取有效的消声、隔音、减震等防噪声音。

3. 采暖

规模较小的建筑物可采用局部采暖，较大建筑物宜采取集中式采暖，要求空气能被均匀地加热到标准范围，无产生一氧化碳和无发生火灾的危险。

三、影响商场卫生的主要因素及来源

影响商场卫生的因素很多，其来源也多种多样。除了顾客和营业员的活动、建筑设计及有关设施、外环境卫生状况等影响商场卫生质量外，经营商品的种类对商场卫生的影响也很大。

（一）空气污染物

1. 室内人员活动产生污染

商场顾客流量大，人口密集。人的呼吸、体表皮肤排泄物蒸发、吸烟以及人员活动扬起地面、柜台、衣帽鞋袜等处的尘埃和病原微生物等，可严重污染室内空气，使空气中的二氧化碳、一氧化碳、飘尘、病原微生物、异臭等危害健康因素的浓度大大增加。

2. 商品散发的污染物

（1）甲醛。散发甲醛的商品主要有纤维板、胶合板、化学纤维品、化妆品和图书杂志等。

天然纤维本身并不含影响人体健康的化学物质。但在染色和加工过程中，要使用许多种化学物质，如染料、防缩防皱处理剂、柔软加工剂、荧光增白剂、卫生加工剂等。防缩防皱处理剂中含有甲醛树脂。甲醛树脂等化学物质分解后，可散发甲醛。

（2）苯。苯在工业上应用极广，主要用作油、脂、橡胶、树脂、油漆和氯丁橡胶等的溶剂和稀释剂。散发苯的商品有油漆、涂料、油墨、黏合剂、氯丁橡胶等化工产品、含苯化学试剂，汽油中一般都混有苯。皮件、皮鞋行业用的红胶含苯 89%，氯丁橡胶含苯（纯苯）70%～96%。合成洗涤剂在包装破损、受潮或者被酸腐蚀时，也可能散发苯。有些雨衣也用氯丁橡胶进行上胶。用这些黏胶剂用来加工的服装、皮鞋、雨衣等，可散发苯。

苯是一种毒性很强的物质，能引起人体神经系统、造血系统损害，应当引起重视。

3. 燃料燃烧污染

一些小的商店，常受燃料污染。营业区与生活区未分开时，生活燃料燃烧污染营业厅，冬天在营业厅中燃炉取暖，造成直接污染。燃料污染物主要是一氧化碳、二氧化硫、氮氧化合物、甲醛和飘尘等。

4. 室外空气污染

商场多建在交通便利的繁华区和居民聚集的生活居住区，商场内往往受汽车废气、炊烟、道路尘埃和生活废弃物产生的有害气体等的污染，从而加重室内空气污浊程度。

（二）噪声

商场噪声的主要来源有选购货物时的高声谈笑声；货物移动发出的碰撞声；大量顾客行走产生杂乱无章的脚步声及彼此谈笑声；为招揽生意和活跃气氛而播放的音乐声等。繁华区内的人声，车辆发出的声音，都可以不断地传入商场内。

（三）采光照明

商场营业厅面积大，进深长，不利于自然采光。当营业厅内自然照度小时，顾客由商场外进入厅内，因照度差异大，视力难以适应。尤其对于老人和某些体弱的人，眼部肌肉调节功能比较差，需要较长时间才能适应，这就可能给顾客在心理上带来抑郁感或者其他不适感。同时，营业厅内自然照度很小，太阳光对病原微生物的杀灭作用差，不利于净化空气。营业员长期在人工照明下工作，而人工照度往往偏低，而且照度不恒定，不均匀，视力可能受到损害，并且机体容易疲劳，因而降低工作效率。

（四）微小气候

由于商场面积广、容积大，货架、柜台多，顾客聚集，因而不利于营业厅的空气流动及热气扩散。近年来建筑的商场，多采用整墙玻璃窗，它有利于美观和自然采光，但不利于保暖隔热。因此，有些大型、中型商场组装了人工通风和空调设备，但因种种原因，也常常达不到有关卫生标准和要求。

（五）旧物、旧书商店的卫生问题

旧物商店主要经营旧的衣物、用品、家具等。旧书商店主要经营旧的书、报、杂志。旧物品、旧书刊几经使用，一般都带有大量污物和病原微生物，如果销售之前不进行严格清洁和消毒处理，就可能散发异臭，并传播疾病。旧服装污染的原因很多，主要是物主在使用之后，未清洗或未认真清洗就卖出，同时还可在收购、运输、保存过程中受到人体汗水、外界尘土和病原微生物污染。皮肤排泄出来的水蒸气、汗、皮脂和表皮角化层脱落的皮屑，是脏污衣服的"垃圾"。汗液中含有无机盐和有机物。无机盐中主要含氯化钠，有机物以尿素为主，其次是尿酸、乳酸、肌酐、氨等。汗液被衣服吸收，经过一段时间，汗水中的尿毒被细菌分解成氨，发出难闻的臭味。被汗水脏污的衣服容易生长霉菌。由于霉菌的种类不同，故在衣服上留下各种颜色的污点。皮脂与汗、皮屑、尘埃等物一起附着在衣服上，渐渐被氧化变黄。由于衣服上的静电作用，从空气中吸附大量尘土，尘土可携带各种化学物质。衣服还能从人活动的各种环境中，污染细菌、霉菌、病毒等病原微生物。如果衣服被病人穿过，则携带的病原微生物更多。有报道说，从国外运进国内的旧衣服上，检出了大量乙型肝炎表面抗原、大肠杆菌、金黄色葡萄球菌、痢疾杆菌、致病性真菌和寄生虫卵等。

四、商场、书店的卫生要求

我国商场（店）、书店卫生标准（GB 9670—1966）规定了商场（店）、书店的微小气候、空气质量、噪声、照度等标准值及其卫生要求。它适用于城市营业面积在 300m² 以上和县、乡、镇营业面积在 200m² 以上的室内场所、书店。

（一）标准值

商场（店）、书店卫生标准值：

（1）温度：有空调装置的 18～28℃，无空调装置的采暖地区温度≥16℃。

（2）相对湿度：有空调装置 40%～60%。

（3）风速：≤0.5m/s。

（4）二氧化碳≤0.5%。

（5）一氧化碳≤0.15mg/m³。

（6）甲醛≤0.12mg/m³。

（7）可吸入颗粒物≤0.25mg/m³。

（8）空气细菌数：撞击法，空气细菌数≤7 000CFU/m³，沉降法，空气细菌数≤60 个/皿。

（9）噪声≤60dB（A），出售音响设备的柜台≤85 dB（A）。

（10）照度≥100lx。

（二）卫生要求

（1）商场（店）书店营业厅应有机械通风设备。有空调装置的商场（店）、书店，新风量不低于 20 m³/（h·人），进风口应远离污染源。

（2）新建、改建、扩建的商场（店）、书店营业厅应利用自然采光，采光系数不小于 1/6。

（3）店内应清洁整齐。可采用湿式清扫，垃圾日产日清。

（4）店内禁止吸烟，大型商场应设顾客休息室。

（5）大中型商场须设顾客卫生间。卫生间应有良好通风排气装置，做到清洁无异味。

（6）综合商场内出售食品、药品、化妆品等商品的柜台应分设在清洁的地方。出售农药、油漆、化学试剂等商品，应有单独售货室，并采取防护措施。

（7）出售旧衣物等生活用品的商店，应有消毒措施和消毒制度，旧衣物必须经消毒后方可出售。

（8）商场（店）、书店作其他公共场所使用时应执行相应的公共场所卫生标准。

第三节　顾客易患的疾病

顾客、从业人员在商场（店）、书店停留和工作，很容易感染呼吸系统传染性疾病，包括：流行性感冒、结核病、上呼吸道感染、流行性脑脊髓膜炎，此外通过旧的书籍可以传播肝炎、腹泻等疾病。从业人员之间、从业人员与顾客之间可以传播皮肤化脓性疾病、伤寒、痢疾等传染性疾病。这些疾病在其他章节中已有叙述，不再赘述。

第四节　商场、书店卫生管理

一、加大自身卫生管理

（一）建立健全卫生管理制度

商场（店）、书店应成立卫生管理领导小组，针对商场、书店的特殊条件和影响卫生的各种因素，从基础建设入手，采取行之有效的措施，彻底改善商场、书店的卫生条件。日常的卫生工作要分工明确，责任到人，经常保持店内清洁卫生。

（二）柜台、货架布局要合理

应注意不同商品的物理、化学性质以免互相影响。食品、药品、化妆品等应存放在有防护措施和空气清洁的地方。出售有毒有害物质的商品应单独设售货室。

（三）商场、书店应建立消毒制度

对顾客接触的有关设施和厅内空气进行定期消毒。出售旧服装及旧生活用品的商店必须严格执行《消毒管理办法》，旧衣物等必须消毒后才能出售，防止细菌、病毒通过旧衣物传播疾病。

（四）严格控制噪声

严格控制出售音响柜台的噪声，要求不超过 85dB（A）。

（五）定期开展杀虫灭鼠活动

商场、书店要定期开展杀虫灭鼠活动，防止老鼠害虫破坏物品和传播疾病。使用杀虫剂和灭鼠剂时，不得污染食品和其他商品。

二、经常性卫生监督管理

（一）经常性卫生监督管理

1. 通风

利用自然通风的商场、书店室内风速不小于 0.1m/s。营业厅大于 300m² 者应有机械通风，每人 50m³/h。有空调装置的每人 20m³/h。

2. 不得有病媒昆虫及老鼠

老鼠常常带有致病微生物，通过叮咬人体或污染食品，直接或间接危及人体健康，故一定要消灭病媒昆虫及老鼠。

3. 柜台布置要合理

食品、药品、化妆品等商品应陈列在易防护、空气清洁的地区。释放有毒有害物质的商品，应有单独售货室，并采取防护措施。

4. 旧衣服及生活用品商场

出售旧衣服及生活用品的商场应有消毒设备和卫生管理制度，旧物品必须消毒后才能出售。

5. 建立有效卫生管理制度

建立健全卫生责任制度，建立卫生责任组织，由主管领导负责，并且分工明确。做到垃圾日产日清，每天采取湿式清扫，场店内严禁吸烟。

6. 对从业人员的要求

从业人员进行一年一度的健康体检，并且持有有效的健康证方可上岗。单位负责组织对从业人员卫生知识培训工作，两年培训一次。

（二）经常性卫生监督监测

根据商店或书店的面积、层次及监测人员的多少设点，一般 300m² 以下设 3 个点，300m² 以上设 5 个点。楼厅同样要设点，在厅内或柜台内，高度离地 1.5m。室外设一个对照点。

1. 监测内容与方法

（1）微小气候。温度、湿度、风速。方法同前。

（2）空气质量。CO_2、CO、细菌、IP、甲醛。方法同前。

（3）噪声、照度方法同前。

2. 注意事项

（1）采样点，避开进风口。

（2）采样点要离柜台或在柜台内。

（3）采样时减少围观。

（4）要准时采样。

第十七章

校内公共场所卫生

目前，我国大、中、小学在校学生共有两亿多人，他们正处在生长发育时期，是系统接受教育的重要阶段，他们的健康状况如何，直接影响其掌握科学文化知识的程度。近几年来，随着我国教育事业的发展，学校各类公共设施逐年增加，由单一的教室发展到图书馆、阅览室、乒乓球馆、游泳馆、餐厅等配套设施齐全的综合性学校。加强对学校公共场所的卫生管理和监督，积极地创造有利于儿童和青少年身心发展的学习和生活环境，使他们得以健康地成长，从而为国家培养德、智、体全面发展的建设人才起到良好的促进和保障作用。

第一节　校内公共场所概述

公共场所是指供公众共同使用或者为公众提供服务并有一定围护结构的场所，它对公众来说是人为的生活环境，而对于公共场所从业人员来说又是劳动环境。依据国家颁布的《公共场所卫生管理条例》，公共场所是指人群聚集，并供公众进行生活活动和文化娱乐活动等使用的一切有围护结构的场所。学生作为公众中的特殊群体，学校作为一个特殊场所，从广义上讲也属于公共场所的范畴。校内公共场所系指在学校内供学生、教师进行学习、教学和活动的具有围护结构的场所，按其用途一般可分为以下几类：

（一）学习活动场所

这类场所主要是供学生从事学习的场所。常见的有：普通教室、语音教室、电子计算机教室、实验室、阅览室、图书馆、会议厅（室）。

（二）文化娱乐场所

这类场所主要是供学生从事文化娱乐活动的场所。常见的有：多功能厅、音乐厅、琴房，音乐教室、舞蹈教室，自然、史地、美术、书法教室等。

（三）体育锻炼活动场所

这类场所主要是供学生从事体育活动和锻炼、训练的场所。常见的有：乒乓球馆、羽毛球馆、体操馆、武术馆、游泳馆等。

（四）生活服务场所

这类场所主要是为学生提供生活、后勤服务的场所。常见的有学生公寓、餐厅、浴室、理发室、招待所、商店等。

第二节　校内公共场所卫生要求

学校是儿童青少年学习、锻炼、娱乐与科技活动的场所，学校公共场所作为学校的重要组成部分，建筑设计与设施是否符合卫生要求，对培养儿童青少年德、智、体、美、劳全面发展起到重要作用。为确保学校建筑设计和设备的质量，国家计委于 1986 年 12 月批准颁布了《中小学校建筑设计规范》，卫生部批准发布了《中小学校教室采光照明卫生标准》和《学校课桌椅卫生标准》以及各类公共场所卫生标准，对校内公共场所提出了明确的卫生要求。浴室等场所在前面章节已经阐述，这里不再赘述，仅就以下几种公共场所的卫生要求叙述如下：

一、教室

教室是教学的基地，学生有 70%的时间在教室内活动，教室的环境功能与使用功能的优劣，直接关系到学生的健康。教室的组成与合理布置等基本卫生要求如下：

（一）教室的建筑设计卫生要求

1. 普通教室

（1）教室体型、尺寸、规模应适合近、远期学生人数的需要。根据我国中小学生的身高尺寸和长远发展，保证学生书写有正确坐姿，小学生宜采用 1 100mm 长的双人课桌，中学生宜采用 1 200mm 长的双人课桌比较符合要求，课桌的深度 400mm。

根据课桌面积大小，每名学生占用的面积，小学生每个学生宜为 $1.15m^2$；中学生宜为 $1.22m^2$。教室的进深：小学为 6.6m，中学为 7.2m。教室净高：小学为 3.1m，中学为 3.4m。

（2）教室内课桌、椅布置应符合下列规定。

①课桌、椅排距：小学不宜小于 850mm，中学不宜小于 900mm；纵向走道宽度均不应小于 550mm。课桌端部与墙面（或突出墙面的内壁柱及设备管道）

的净距离不应小于 120mm。

②前排边座的学生与黑板远端形成的水平视角不应小于 30°，如小于 30°，其边座后移或撤销第一排两侧边座。

③教室第一排课桌前沿与黑板的水平距离不宜小于 2 000mm；教室最后一排课桌后沿与黑板的水平距离，小学不宜大于 8 000mm，中学不宜大于 8 500mm。教室后部应设置不小于 600mm 的横向走道。

（3）黑板设计应符合下列规定。

①黑板尺寸：高度不应小于 1 000mm，宽度：小学不宜小于 3 600mm，中学不宜小于 4 000mm。

②黑板下沿与课台面的垂直距离：小学宜为 800～900mm，中学宜为 1 000～1 100mm。

③黑板表面应采用耐磨和无光泽的材料。

2. 自然、史地、美术、书法教室

（1）小学自然教育宜设附属用房教具仪器室（兼放映室），教具仪器室应设门与教室相通。

（2）自然教室的设计应符合下列规定：

①教室第一排课桌前沿与黑板的水平距离不应小于 2 500mm，最后一排课桌后沿与黑板的水平距离不应大于 9 500mm。

②教室中间纵向走道宽度和课桌端部与墙面（或突出墙面的内壁柱及设备管道）的净距离，不应小于 550mm。

③教室及教具仪器室应根据功能要求设置水池及弱电源插座。

④教室的向阳面宜设置宽度不小于 350mm 的室内窗台。

（3）史地教室宜设陈列室、储藏室等附属用房，也可在教室内设置供存放仪器、挂图、展品、岩石标本等的位置。

（4）地理教室和历史教室宜合并设置为史地教室。设置简易天象仪的地理教室，其课桌宜安装局部照明。

（5）中小学美术教室宜设教具储存室。中师、幼师美术教室宜由教室及教具储存室、工作室、陈列室等附属用房组成。

（6）美术教室的设计应符合下列规定：

①美术教室宜设北向采光，或设顶部采光。

②对有人体写生的美术教室，应考虑遮挡外界视线的措施。

③教具储存室与美术室相通。教室四角各设一组电源插座，室内应设窗帘盒，银幕挂钩，挂镜线和水池。

（7）书法教室的设计应符合下列规定。

①书法桌应全部采取单桌排列，其排距：中师、幼师不宜小于 1 200mm；中小学不宜小于 950mm。教室内的纵向走道宽度不应小于 550mm。

②室内宜设挂镜线、水池、窗帘盒及电源插座。

3. 音乐教室、琴房

（1）音乐教室宜设附属用房乐器室。

（2）音乐教室的设计应符合下列规定：教室内地面宜设 2～3 排阶梯，并可做成阶梯教室，教室应设置五线谱黑板及教师示教琴位置。

（3）应按教学要求设置琴房，面积 4～6m，琴房内应设电源插座，并应考虑室内音响和隔声设计。

4. 舞蹈教室

（1）舞蹈教室宜设器材储藏室、更衣室、浴室、厕所等附属用房。

（2）舞蹈教室的设计应符合下列规定：

①每间教室不宜超过 20 人使用。

②教室内在与采光窗相垂直的一面横墙上，应设一面高度不小于 2 100mm（包括镜座）的通长照身镜。其余三面内墙应设置高度不低于 900mm 可升降的把杆，把杆距墙不宜小于 400mm。

③窗台高度不宜低于 900mm，并不得高于 1 200mm。

④室内采暖设施应暗装，室内宜设吸顶灯，并设电源插座、窗帘及挂镜线。

5. 语言教室

（1）语言教室宜设控制室、换鞋处等附属房。当控制台设于邻室时，室之间应设观察窗，窗的设置应能满足教师视线看到教室每个学生座位的要求。

（2）语言学习桌的布置应符合下列规定：

①在教室内设置控制台时，第一排语言学习桌前沿距墙不应小于 2 500mm。

②纵向走道宽度不宜小于 600mm，教室后部横向走道宽度不宜小于 600mm。

③语言学习桌端部与墙面（或突出墙面的内壁柱及设备管道）的净距离，不应小于 120mm。

④前后排语言学习桌净距离不应小于 600mm。

⑤教室的地面应设置暗装电缆槽。

6. 电子计算机教室

（1）电子计算机教室宜设置教师办公室、资料储存室、换鞋处等附属用房。

（2）电子计算机教室的设计应符合下列规定：

①教室的平面宜布置为独立的教室单元。

②微机操作台宜采用平行于教室前墙或沿墙周边布置。微机操作台前后排之间净距离和纵向走道的净距离均不应小于 700mm，微机操作台应设置电源插座。

当微机操作台平行前墙布置时，地面应设置暗装电缆槽。室内地面宜采用能导出静电功能的材料。

③当室外附近有强电磁场干扰时，教室内应有屏蔽措施。

（3）教室应设置书与白板，窗帘杆及银幕挂钩。

7. 合班教室（阶梯教室）

（1）合班教室的规模宜能容纳一个年级的学生，并可兼作视听教室。

（2）合班教室宜设放映室兼电教器材的储存、修理等附属用房。

（3）合班教室的地面，容纳两班的可做平地面；超过两个班的应做坡地面或阶梯形地面。在计算坡地面或阶梯形地面的视线升高值时，设计视点应定在黑板底边；隔排视线升高值宜为 120mm，前后排座位宜错位布置。

（4）合班教室的布置应符合下列规定。

①教室第一排课桌前沿与黑板的水平距离不宜小于 2 500mm；教室最后一排课桌后沿与黑板的水平距离不应大于 18 000mm。

②前排边座的学生与黑板远端形成的水平视角不应小于 30°。

③座位排距：小学不应小于 800mm，中学、中师、幼师不应小于 850mm。

④纵、横向走道的净宽度不应小于 900mm；当同时设有中间和靠墙纵向走道时，其靠墙纵向走道宽度不应小于 550mm。

⑤教室的课桌椅宜采用固定式，课椅宜采用翻板椅，座位宽度不应小于 450～500mm。

（5）当教室设置普通电影放映室时，放映孔底面的标高与最后排座位的地面标高的高差不宜小于 1 800mm；最后排地面与顶棚或结构突发物的距离不应小于 2 200mm。

（6）装备电教设施的合班教室的设计应符合下列规定。

①教室前墙应设黑板和银幕。前后墙均应设电源插座。

②室内应设安装电视机和投影仪的设施和窗帘盒。

8. 电视教室

（1）座椅前缘至电视屏幕垂直面的水平距离，以电视机显像管尺寸的倍数计算，最小为 4～5 倍，最大不得超过 10～11 倍。学生观看电视的水平斜角不得超过 45°。学生观看电视的仰角不得超过 30°。

（2）电视教室课桌面上的天然采光系数最低值不应低于 1.5%，利用电视机进行教学时，课桌面人工照明的平均照度应为 60±5lx，照度均匀度不应低于 0.7。

（3）电视教室照明应以荧光灯作光源，不用裸灯，灯下沿距课桌面不少于 1.7～2.0m，灯管的布置宜使其长轴垂直于黑板面，照明设计计算照度时，照度补偿系数取 1.3。

（4）考虑到电视教室兼作其他用途，室内可按普通教室要求布灯和设置黑板灯，并应根据不同功能需要分组设置照明灯的控制开关。

（5）电视教室应有防止灯的光源在屏幕上产生反射眩光的措施。

（6）电视教室必须设有转暗设施和加强通风的设施。

（二）教室的卫生标准和要求

1. 教室采光和照明卫生标准

（1）教室的采光标准。

①教室课桌面上的采光系数，不应低于 1.5%，教室坡地面积比不应低于 1∶6，多雾地区（如重庆等）教室课桌面上的采光系数最低值不应低于 2%。

②防止窗的直接眩光：教室应设窗帘以避免阳光直接射入教室内。为防止黑板的反射眩光，其表面应以耐磨无光泽的材料制成。

③提高教室的采光效果：室内各表面应采用高亮度低彩度的装修，提高反射系数值，使之能达到反射系数值的卫生要求（表 17-1）。

表 17-1　室内各表面反射系数值的卫生要求

表面名称	反射系数/%	表面名称	反射系数/%
顶棚	70～80	侧墙、后墙	70～80
前墙	50～60	课桌面	35～50
地面	20～30	黑板	15～20

（2）教室的照明标准。

①凡教室均应装设人工照明，光源宜采用荧光灯，不宜采用裸灯照明。对于识别颜色有较高要求的教室，如美术教室等，宜采用高显色性光源。

②各类教室平面上的平均照度应符合下列要求（表 17-2），其照度均匀度不应低于 0.7。

③教室黑板应设局部照明灯，其平均垂直照度不应低于 200lx，照度均匀度不应低于 0.7。

④为了减少照明光源引起的直接眩光，灯具距课桌面的最低悬挂高度不应低于 1.7m，灯管排列宜采用其长轴垂直于黑板布置。对于阶梯教室，前排灯不应对后排学生产生直接眩光。

表 17-2　各类教室的平均照度

教室名称	平均照度/lx	规定照度的平面
普通教室、书法教室、语言教室 音乐教室、史地教室、合班教室	150	课桌面
自然教室、实验室	150	课桌面
电子计算机教室	200	机台面
琴房	150	谱架面
舞蹈教室	150	地面
美术教室	200	课桌面

2. 教室课桌椅卫生标准

适用于中小学校普通教室使用的木制及钢木课桌椅，其他材料制作的课桌椅可参照执行，标准规定了课桌椅号数，标牌颜色以及使用者身高范围（表 17-3），课桌椅应按标准规格（表 17-4 和表 17-5）统一制作，由生产厂家的桌椅上标记号数、标牌颜色及使用者身高范围。把桌高（h）为 780~800mm 的课桌和椅面高（h）450mm 的椅子，可暂标定为"0"号，标牌为蓝色，使用者身高范围为 180cm 以内的学生。

（1）课桌椅号数的选用。课桌椅分九种不同规格号数并标牌颜色。各地可根据具体现状，选用 1、3、5、7、9 五种，也可选用 2、4、6、8 四种，有条件的则可全部使用。

（2）课桌椅型式选择。可任选连式或固定于地面的课桌椅，经济技术条件较差的地区亦可选用其他型式，但桌高、桌下空区高、椅面高等主要尺寸应符合标准规定。

桌面：可为坡面，亦可为平面，坡面向坐人侧倾斜的角度为 10°~12°，其坐人侧桌高（h）与平面桌相同。

桌上空区：任何型式的课桌都必须具有足够放置下肢用的桌下空区。即保证桌下空区高 h_2，桌下空区过低，以致放不进下肢的课桌，不得供学生使用，桌下构件不妨碍就座学生下肢的前后移动。

书物放置处：可采用封闭式屉箱，坡面翻板式桌盖：采用平面翻板式桌盖，但不得提高桌高（h）或降低桌下空区高（h），如采用挂书包用的侧方挂钩时，挂钩的外端不得超出桌面侧缘之外，当单人使用桌面宽度 b_1 达 600mm 时，亦可考虑在桌面下设侧方屉箱，此时桌下空区的左右宽度不得小于 400mm。

表 17-3　中小学课桌椅号数及其使用者身高范围

课桌椅号数 及标牌颜色	使用者身高 范围/cm	课桌椅号数 标牌颜色	使用者身高 范围/cm
1 号白	165 以上	6 号黄	128～142
2 号绿	158～172	7 号白	120～134
3 号白	150～164	8 号紫	113～127
4 号红	143～157	9 号白	119 以下
5 号白	135～149		

注：绿、红、黄、紫等标牌颜色及其使用者身高范围与国际标准 ISO 5970—1979《家具——教学用桌椅——从使用观点设计的尺寸》一致。

椅面：椅面向后倾斜 0°～2°，椅面，如：有左右方向的面时，其曲率半径应为 500mm 以上。椅子前缘无棱角。

椅靠背：靠背向后倾斜，与椅子水平面之间呈 95°～100°。靠背左右方向有凹面时，其曲率半径应为 300mm 以上。

表 17-4　中小学课桌号数及其规格　　　　　　　　　　mm

课桌号数	桌高 h_1	桌下空区高 h_2	桌面宽度 b_1		桌面深度 t_1
			单人用	双人用	
1 号	760	620 以上	550～600	1 000～1 200	380～420
2 号	730	590 以上	550～600	1 000～1 200	380～420
3 号	700	560 以上	550～600	1 000～1 200	380～420
4 号	760	550 以上	550～600	1 000～1 200	380～420
5 号	640	520 以上	550～600	1 000～1 200	380～420
6 号	610	490 以上	550～600	1 000～1 200	380～420
7 号	580	460 以上	550～600	1 000～1 200	380～420
8 号	550	430 以上	550～600	1 000～1 200	380～420
9 号	520	400 以上	550～600	1 000～1 200	380～420

注：桌高（h_1）指坐人侧桌面上缘至地面的高度；桌下空区高（h_2）指屉箱底面至地面高度；桌面深度（t_1）指桌面前后水平的尺寸；桌面宽度（b_1），指桌面左右方向的尺寸。用做教室进深设计的根据时，单人用课桌，小学不应小于 550mm，中学不应小于 600mm；双人用课桌加倍。每套课桌椅前后方面长度的计算，小学不宜小于 850mm，中学不宜小于 900mm。

表 17-5　中小学课椅号数及其规格　　　　　　　　　mm

课椅号数	椅面高 h_3	椅面有效深度 t_2	椅面宽度 b_2	靠背上缘距椅面高 h_4	靠背上下缘间的距离 h_3	靠背宽度 b_3
1 号	430	380	340 以上	320	100 以上	300 以上
2 号	420	380	340 以上	310	100 以上	300 以上
3 号	400	380	340 以上	300	100 以上	300 以上
4 号	380	340	320 以上	290	100 以上	280 以上
5 号	360	340	320 以上	280	100 以上	280 以上
6 号	340	340	320 以上	270	100 以上	280 以上
7 号	320	290	270 以上	260	100 以上	250 以上
8 号	300	290	270 以上	250	100 以上	250 以上
9 号	290	290	270 以上	240	100 以上	250 以上

注：椅面高（h_3），指椅面中心线上，椅面前部最高点至地面的高度：靠背上缘距椅面高（h_4），指靠背上缘中心至椅面最低点的高度；靠背上下缘间的距离（h_5），指靠背上下缘中点的垂直距离；椅面宽度（b_2）指椅面前缘左右方向的尺寸；靠背宽度（b_3）指靠背左右方向的尺寸。椅面有效深度（t_2），指椅面前缘中点至靠背下缘中点之间的水平距离。

（3）课桌椅的摆放要求。前面摆放低的依次加高，桌椅之间应保持 4cm 以内的负距离，设几条纵向走道，由于采用两套相互交错，重叠的身高分号方法，同一身高的学生，可以选用 2 个号的桌椅，原则上应同号桌椅相搭配。应安放稳固，间距适宜，防止移动产生噪声。

3. 教室通风换气卫生标准

（1）根据《中小学校建筑设计规范》（GBJ 99—86）规定：换气次数，教室、物理、生物实验室为 3 次/h，学生宿舍为 2.5 次/h，厕所为 10 次/h。

（2）教室换气标准炎热季节应采用开窗通风的方式，温暖季节应采用开窗与开气窗相结合的方式换气，使教室内空气经常保持清洁状态，寒冷或严寒季节，可采用在教室外墙和过道开小气窗或室内通风道的换气方式，当室外气温不低于 −10℃时，实施下课开气窗换气或上课时，短时开气窗换气，可使室内空气 CO_2 浓度降至容许浓度；当室外气温降至 −10℃以下时如严寒地区的 12 月、1 月期间，应在课前课间休息期间，利用教室通风道、教室和走廊的气窗换气，学生应离开教室，到室外活动，随季节不同教室内外温差有异，故教室每次换气时间也不相同（表 17-6）。

表 17-6　不同室外温度教室所需换气时间

室外气温/℃	教室每次换气时间/min
+10℃	4～10
+5℃	3～7
0℃	2～5
−5℃	1～3
−10℃	1～1.5

4. 教室微小气候卫生标准

（1）我国《中小学校建筑设计规范》（GBJ 99—1986）规定，教室温度冬季不低于 16℃。

（2）教室湿度标准。相对湿度应为 30%～80%。

（3）教室风速标准。应在 0.3m/s 以下。

5. 环境噪声卫生标准

（1）环境噪声应低于 50dB（A）。

（2）两排教室的长边相对时，其间距不应小于 25m。

（3）教室不受音乐、舞蹈教室、琴房干扰。

二、实验室

实验室有物理实验室、化学实验室和生物实验室。物理实验室包括仪器室、准备室、实验员室和实验室，各室之间宜分开设置。化学实验室包括仪器室、准备室、教师办公室、实验员室、药品储藏室。生物实验室包括准备室、仪器室、模型室和实验员室，均应分开设置。

（一）实验室的建筑设计卫生要求

物理、化学实验室可分边讲边试实验室、分组实验室及演示室三种类型。生物实验室可分显微镜实验室、演示室及生物解剖实验室三种类型。根据教学需要及学校的不同条件这些类型的实验室可全设或兼用。

1. 实验台桌尺寸应符合下列规定

（1）双人单侧化学、物理、生物实验桌，每个学生所占的长度不宜小于 600mm；实验桌宽度不宜小于 600mm。

（2）四人双侧物理实验桌，每个学生所占的长度不宜小于 750mm；实验桌宽度不宜小于 900mm。

（3）岛式化学、生物实验桌每个学生所占的长度不宜小于 600mm；实验桌宽度不宜小于 1 250mm。

（4）教师演示桌长不宜小于 2 400mm，宽不宜小于 600mm。

2. 实验室的室内布置应符合下列规定

（1）第一排实验桌的前沿与黑板的水平距离。不应小于 2 500mm，边座的学生与黑板远端形成的水平视角不应小于 30°。最后一排实验桌的后沿距后墙不应小于 1 200mm；与黑板的水平距离不应大于 1 100mm。

（2）两实验桌间的净距离。双人单侧操作时，不应小于 600mm；四人双侧操作时，不应小于 1 300mm；超过四人双侧操作时，不应小于 1 500mm。

（3）中间纵向走道的净距离。双人单侧操作时，不应小于 600mm。四人双侧操作时，不应小于 900mm。

（4）实验桌端部与墙面（或突出墙面的内壁柱及设备管道）的净距离，均不应小于 550mm。

3. 实验室设施的设置应符合下列规定

（1）实验室及其附属用房应根据功能的要求设置给水排水系统、通风管道和各种电源插座。

（2）实验室内应设置黑板、讲台、窗帘杆、银幕挂钩、挂镜线和"学习园地"栏。

（3）化学实验室、化学准备室及生活解剖实验室的地面应设地漏。

4. 演示室的设计应符合下列规定

（1）演示室宜容纳一个班的学习，最多不应超过两个班。

（2）演示室应采用阶梯式楼地面，设计视点应定在教师演示台面中心。每排座位的视线升高值宜为 120mm。

（3）演示室宜采用固定桌椅，当座椅后背带有书写板时，其排距不应小于 850mm，每个座位宽度宜为 500mm。

5. 化学实验室的设计应符合下列规定

（1）实验室宜设在一层，其窗不宜为西向或西南向布置。

（2）实验室内的排风扇应设在外墙靠地面处。风扇的中心距地面不宜小于 300mm。风扇洞口靠室外的一面应设挡风设施；室内一面应设防护罩，以保证安全和顺利排出有害气体。

（3）实验室应设置带机械排风的通风柜，当有两个以上化学实验室时，至少应有一间实验室设置通风柜。通风柜内宜设给水排水装置，但电源插座、照明及煤气开关均不得设在通风柜内。

（4）实验室内应设置一个事故急救冲洗水嘴。

6. 物理实验室的设计应符合下列规定

（1）做光学实验用的实验室宜设遮光通风窗及暗室。内墙面宜采用深色。

（2）做光学实验用的实验桌上宜设置局部照明。

7．生物实验室的设计应符合下列规定

（1）实验室的窗户宜为南向或东南向布置。

（2）实验室的向阳面宜设置室外阳台和宽度不小于 350mm 的室内窗台。

（3）实验室的显微镜实验桌应设置局部照明。

8．实验室附属用房的设计应符合下列规定

（1）实验室分开设置的附属用房的位置应靠近所属实验室。

（2）化学实验室附属用房除药品储藏室外可与准备室合并设置，其他房间均应分开设置。

（3）化学实验室的危险化学药品储藏室，除应符合防火规范要求外，尚应采取防潮、通风等措施。

（4）物理实验室附属用房应分开设置。

（5）生物实验室附属用房，除实验员室可与仪器室或模型室合并外，其他房间均应分开设置。

（6）生物标本室应北向布置，并应采取防潮、降温、隔热、防鼠等措施。

（二）实验室的卫生标准和要求（同教室）

三、图书阅览室

（一）图书阅览室建筑设计卫生要求

（1）图书阅览室宜设教师阅览室、学生阅览室、书库及管理员办公室（兼借书处）。

（2）阅览室的设计应符合下列规定。

①阅览室应设于环境安静并与教学用房联系方便的位置。②教师阅览室与学生阅览室应分开设置。③教师阅览室座位数宜为全校教师人数的 1/3 左右。④学生阅览室座位数，小学宜为全校学生人数的 1/20，中学宜为全校学生人数的 1/12，中师、幼师宜为全校学生人数的 1/6。

（3）书库的设计应符合下列规定。

①小学藏书量按每学生 20～30 册计算，每平方米藏书量为 500～700 册。②中学藏书量按每学生 30～40 册计算；每平方米藏书量为 500～600 册。③中师、幼师藏书量按每学生 80～100 册计算；每平方米藏书量为 400～500 册。④书库设计应采取通风、防火、防潮、防鼠或者遮阳等设施。

（4）附设厕所的，其位置应便于使用和不影响环境卫生。

厕所入口处宜设在前室，或应设遮挡设施。厕所卫生器具的数量应符合下列规定：女生应按每 20 人设一个大便器（或 1 000mm 长大便槽）计算；男生应按每 40 人设一个大便器（或 1 000mm 长大便槽）和 1 000mm 长小便槽计算。

（二）**图书阅览室卫生标准和要求**

可参阅图书馆卫生标准和要求。

四、会议室、会堂

（一）会议室、会堂建筑设计卫生要求

（1）会议室根据需要可分设大、中、小会议室。

（2）中、小会议室可分散布置。小会议室使用面积宜为 30m² 左右，中会议室使用面积宜为 60m² 左右，中、小会议室每人使用面积：有会议桌的不应小于 1.8m²，无会议桌的不应小于 0.8m²。

（3）大会议室面积。应根据使用人数和桌椅设置情况确定使用面积。其建筑设计要求可参照影剧院相应部分卫生要求执行。

（4）作多功能使用的会议室（厅）。应有电声、放映、遮光等设施。有电话、电视会议要求的会议室，应有隔声、吸音和遮光设施。其具体建筑设计卫生要求也可参照影剧院相应部分卫生要求。

（二）会议室、会堂卫生标准和要求

目前，国家尚未制定会议室卫生标准。在实际工作中可参照《室内空气质量标准》（GB/T 18883—2002）执行。主要卫生指标有：

1. 室内微小气候

我国室内空气质量标准规定：

（1）温度。夏季安装有空调装置，室内温度为 22～28℃，冬季采暖时室内温度为 16～24℃。

（2）相对湿度。夏季安装有空调装置，相对湿度为 40%～80%，冬季采暖时室内湿度为 36%～60%。

（3）气流（风速）。夏季安装有空调装置，风速应小于 0.3m/s，冬季采暖时室内风速应小于 0.2m/s。

2. 室内空气质量

（1）一氧化碳。空气中的一氧化碳含量不得超过 10mg/m³。

（2）二氧化碳。空气中的二氧化碳含量不得超过 0.10%。

（3）空气细菌数。菌落总数不得超过 2 500CFU/m³（撞击法）。

（4）可吸入颗粒物。空气中的可吸入颗粒物不得超过 0.15mg/m³。

（5）甲醛。空气中甲醛的浓度不得超过 0.10mg/m³。

3. 噪声

动态噪声不超过 55dB（A），但设有放映功能的大型会议室其放映时动态噪

声不得超过 85dB（A）（国家文化娱乐场所卫生标准）。

4. 新风量

补充新风量不低于 30m³/（h·人）设有电声、放映等功能的大型会议室其卫生标准和要求可参照国家《文化娱乐场所卫生标准》（GB 9664—1996）执行。

五、学生宿舍

学生宿舍包括学生居室、盥洗室、厕所、储藏室等。近年来，随着办学条件的不断改善，学生居室附设卫生间这种公寓式宿舍越来越多，正逐步取代原来的宿舍模式。

（一）学生宿舍建筑设计卫生要求

（1）学生宿舍内居室宜成组布置，每组规模不宜过大。每组或者若干组居室应设厕所、盥洗室和卫生间。

（2）每幢宿舍宜设公共活动室、晾晒空间和管理室。厕所、盥洗室和公共用房的位置应避免对居室产生干扰。

（3）学生宿舍不应与教学用房合建。男、女生宿舍应分区或分单元布置，并不得分层设置，其出入口应分开设置。

（4）宿舍多数居室应有良好朝向。炎热地区朝西的居室应有遮阳设施，宿舍内的居室和辅助用房应有自然通风条件；严寒地区冬季应有通风道等换气设施。宿舍的居室、管理室、公共活动室等应有直接自然采光，其窗地面积之比不应小于 1：7。

（5）宿舍居室规模应符合下列卫生要求。

①学生宿舍居室使用双层床。每个学生占用面积为 3.0～3.6m²，每室居住人数不宜多于 7～8 人。

②居室床位布置不应小于下列规定。两个单床道边之间的距离 0.5m；两床床头之间的距离 0.1m；两排床之间的走道宽度 1.1m。

③居室应有储藏空间。寒冷和温暖地区，平均每人储藏量不宜小于 0.45m³，炎热地区不宜小于 0.35m³。

④设固定书架。书架净深应不小于 0.25m，每格净高不应低于 0.3m。设壁柜时，其进深不应小于 0.5m。设立固定箱子架，每格净空不宜小于 0.8m（长），0.6m（宽），0.45m（高）。

⑤居室的层高。采用的单层床不应高于 2.8m；采用的双层床不应高于 3.3m。

（6）辅助用房应符合下列卫生要求。

①厕所和盥洗室。厕所集中设置时，应设立前室或者经盥洗室穿入，厕所门不宜与居室门相对。厕所、盥洗室与最远居室的距离不宜大于 20m。厕所、盥洗

室卫生设备的数量应根据每层居住人数确定（表 17-7）。

②卫生间。居室内附设的卫生间，其面积不应小于 $2m^2$，使用人数在 4 人及 4 人以上时，厕所与盥洗室应分隔设置。无直接自然通风的卫生间和严寒地区的厕所，必须设置通风道。

③淋浴室。炎热地区应在宿舍楼内设淋浴设施，每个浴位服务人数不应多于 20 人；其他地区可根据条件设分散式或集中式的淋浴设施，每个浴位服务人数不应超过 30 人。附设卫生间的公寓式宿舍，可在卫生间内设淋浴设施。

④公共活动室。宿舍楼内设置公共活动室时，100 人以下人均面积为 $0.3m^2$；100 人以上人均面积为 $0.2m^2$。公共活动室的最小面积不宜小于 $30m^2$。

表 17-7　厕所和盥洗室内卫生设备数量

项目	设备种类	卫生设备数量
男厕所	大便器	10 人以下设一个，超过 10 人时，每 20 人或不足 20 人增设一个
	小便器或槽位	每 20 人或不足 20 人设一个（或 500mm 长小便槽）
	洗手盆	独立厕所至少设一个
	污水池	每厕所设一个
女厕所	大便器	8 人以下设一个，超过 8 人时，每 15 人或不足 15 人增设一个
	妇女卫生间	50 人设一个隔间，每增加 100 人再增设一个
	洗手盆	独立厕所至少设一个
	污水池	每厕所设一个
盥洗室	洗脸盆或盥洗槽龙头	8 人以下设一个，超过 8 人时，每 12 人或不足 12 人增设一个

注：1. 盥洗室不宜男女合用。

　　2. 盥洗室设置洗衣机专用位置时，应设相应的给、排水设施和单项三孔插座。

（7）学生宿舍建筑设备应符合以下卫生要求。

①应设给水和排水系统。

②每居室内设电气插座不应少于两处，公共活动室、盥洗室应设单项三孔插座。

③严寒地区宿舍的出入口应设防寒门、保温门或其他防寒设施。

④宿舍应设阳台、平台或其他晾晒设施。

⑤四层及四层以上的宿舍，应设垃圾管道或设垃圾桶、箱。

⑥居室的窗应设立窗帘盒，卫生间、洗浴室和厕所的窗应有遮挡视线的设施。

（二）学生宿舍室内卫生标准和要求

学生宿舍室内卫生主要包括室内微小气候、空气质量和噪声，室内空气质量应符合国家《室内空气质量标准》（GB/J 18883—2002）。我国室内空气质量标准规定：

（1）温度。夏季安装有空调装置，室内温度为 22～28℃，冬季采暖时，室内温度为 16～24℃。

（2）相对湿度。夏季安装有空调装置，室内相对湿度为 40%～80%，冬季采暖时，室内相对湿度为 30%～60%。

（3）空气流速。夏季安装有空调装置，室内空气流速应小于 0.3m/s，冬季采暖时室内空气流速应小于 0.2m/s。

（4）新风量。补充的新风量不小于 30m³/（h·人）。

（5）一氧化碳。室内一氧化碳含量不得超过 10mg/m³（1h 均值）。

（6）二氧化碳。室内二氧化碳含量不得超过 0.10%（日平均值）。

（7）甲醛。室内甲醛含量不得超过 0.10mg/m³。（1h 均值）。

（8）氨。室内氨含量不得超过 0.2mg/m³（1h 均值）。

（9）可吸入颗粒物。室内可吸入颗粒物不得超过 0.15mg/m³（日平均值）。

（10）苯并[a]芘。室内苯并[a]芘含量不得超过 1.0mg/m³（日平均值）。

（11）菌落总数。空气中菌落总数不得超过 2 500CFU/m³（撞击法）。

（12）噪声。参照我国公共场所旅店业卫生标准，室内噪声应小于 55dB（A）。

（13）照明。参照我国中小学校教室采光和照明卫生标准，室内桌面上的平均照度值应不低于 150lx，其照度均匀度不应低于 0.7。

六、餐厅

（一）餐厅的建筑设计卫生要求

1. 餐厅

餐厅应建筑在食堂的前部，应占建筑总面积的 40% 左右。一般应根据实际需要设置大餐厅、就餐单间、小卖部、饭票出售处、洗手间、厕所等。就餐间应配置流水洗手设施。自带餐具的餐厅还应设置餐具洗涮池，按每 50 名就餐者设 1 个洗手和洗碗水龙头，每增加 100 名就餐者增加 1 个洗手和洗碗水龙头。

2. 餐厅的室内净高应符合下列规定

（1）小餐厅不应低于 2.6m；设空调者不应低于 2.4m。

（2）大餐厅不应低于 3.0m。

（3）异形顶棚的大餐厅最低处不应低于 2.4m。

3. 餐厅采光、通风应良好

天然采光时，窗洞口面积不宜小于该厅地面面积的 1/6。自然通风时，通风开口面积不应小于该厅地面面积的 1/16。

4. 餐厅的选材

餐厅的室内各部面层均应选用不易积灰、易清洁的材料，墙及天棚阴角宜建成弧形。

5. 餐厅售饭口的数量

可按每 50 人设一个，售饭口的间距不宜小于 1.10m，台面宽度不宜小于 0.5m，并应采用光滑、不渗水和易清洁的材料，且不能留有沟槽。

6. 就餐者专用的洗手设施和厕所应符合下列规定

（1）卫生器具设置数量。每 100 个座位设男大便器 1 个，小便器 1 个，女大便器 1 个，每增加 100 个座位增设大便器 1 个，小便器 1 个，女大便器 1 个。

（2）厕所位置。应隐蔽，其前室入口不应靠近餐厅或与餐厅相对，厕所内应有单独排风系统。

（3）厕所应采用水冲式。所有水龙头不宜采用手动式开关。

（4）洗手设备宜采用感应式的流水洗手盆。

7. 餐厅座椅占地面积

餐厅每个座椅平均占地面积不得低于 1.85m^2。

8. 餐厅和餐桌正向布置时，桌边到桌边（或墙面）的净距应符合下列规定

（1）仅就餐者通行时，桌边到桌边的净距不应小于 1.35m，桌边到内墙面的净距不应小于 0.9m；

（2）有服务员通行时，桌边到桌边的净距不应小于 1.8m，桌边到内墙面的净距不应小于 1.35m；

（3）有小车通行时，桌边与桌边的净距不应小于 2.10m；

（4）餐桌采用其他型式和布置方式时，可参照前款规定并根据实际需要确定。

9. 餐厅的地面建筑结构材料

应当具有防水、防腐蚀、防霉菌，以及便于冲洗的建筑材料。一般可采用水泥、水磨石、大理石、石板、瓷砖等。餐厅的地面务求平整光滑，应采用水磨石、大理石、瓷砖之类，餐厅建筑污水排泄沟，应为暗沟排污，地面四角留有污水排泄地漏，与下水管网连通，地漏口加网，避免固形物进入阻塞，地面与地漏有 1：100～1.5：100 的坡度，便于冲刷时污水排出。

10. 餐厅的墙壁结构

内壁应用不透水材料，距地面 1.5m 用水磨石、大理石、瓷砖等易洗刷的建筑材料做墙裙，上部喷刷防霉油漆或者瓷釉。不提倡用壁纸粘贴。墙壁力求平整

光滑，无裂缝。各墙角呈弧形，便于清扫洗刷。

（二）餐厅的卫生标准和要求

1. 微小气候、空气质量

为了确保餐厅有适宜的微小气候和良好的空气质量，我国公共场所卫生标准规定了餐厅的主要卫生指标。要求餐厅内温度为 1～20℃，相对湿度为 40%～80%，风速不得超过 0.15m/s，二氧化碳含量不超过 0.15%，一氧化碳含量不超过 10mg/m³，甲醛含量不超过 0.12mg/m³，可吸入颗粒不超过 0.15mg/m³，空气细菌数不超过 4 000CFU/m³（撞击法）或 40 个/皿（沉降法）。

2. 通风换气

要想使餐厅的微小气候、空气质量符合卫生标准，需要配置通风换气设施，加强餐厅的通风。

（1）自然通风。根据气候条件和位置开设门窗及天窗。

（2）机械通风。为保证餐厅均匀换气，应安装机械通风换气设施，机械通风装置的进风口应选择在室外空气清洁处，位于烟囱和其他排风口的上风侧，间隔不小于 5m。

（3）局部排风。就餐单间等利用自然抽风不能收到满意效果的，可安装空调机、排风扇等，进行局部机械通风。

3. 采光照明

餐厅的采光照明十分重要。若光线不足，感官难以辨别食物的优劣。

（1）自然采光。自然采光设计应能保证自然照度在 50lx 以上，自然采光系数不应小于 1/6。

（2）人工照明。自然采光往往受多种因素的影响。如室外光线强度，窗外有效采光面积，窗上、下椽的高度，房间的深度，窗前遮光物以及墙壁、天花板的反射系数等。由于诸多因素影响自然光，需增加人工照明。为保证餐厅的照明光源均匀，需合理配置。光源要稳定，光谱接近日光的光谱，悬挂高度应适当。一般餐厅的人工照明度不应低于50lx。

4. 噪声控制

餐厅由于就餐人数多，谈笑喧哗和制造间用具碰击、切配，吸风、鼓风、交通等均会产生大量的噪声。建筑设计时，除尽量减轻餐厅内的喧哗噪声外，对产生较大噪声的功能间应建筑隔音配置，采取消声措施，使噪声控制在 50dB（A）以下。

5. 防蝇防鼠

为防止苍蝇孳生繁殖和进入餐厅、垃圾污物、泔水等要及时清除。餐厅和各加工间的门，应采用弹簧门，随时关闭，餐厅入口门应建筑二道门，配置风幕。

既防尘、又防蝇，所有窗口应安装玻璃和纱窗，冬季用玻璃窗，夏、秋季用纱窗，防止苍蝇飞入。

第三节　校内公共场所易患的疾病

学校公共场所人群密集，儿童青少年是多种传染病的易感人群，学校公共场所是传染病的集散场所。每天学生从四面八方汇集到学校，由于他们的免疫功能尚不完善，抵御各种传染病的能力较弱，一旦发病，易于传播和流行，并可扩散到家庭和社会。因此，学校积极采取措施，加强传染病的防治工作尤为必要。学校公共场所易患的疾病除公共场所易传播的疾病，如：呼吸道传染病、肠道传染病、虫媒传染病等，由于学校和学生这类场所及人群的特殊性，还有一些其他的疾病。前面各章中已详细论述了公共场所易发生的各种疾病，这里仅就学校公共场所一些常见的其他疾病和急症分述如下：

一、近视眼

近视眼是指看远不清，看近清楚的屈光异常的眼病。当前中小学生近视发病十分严重，直接危害着学生的身体健康，由于近视眼发生影响了部分学生的升学、入伍、就业，已成为一个突出的社会问题。

（一）病因

1. 后天环境因素

学习时不注意用眼卫生，长期不良读写习惯及连续长时间的看书、写字是促使近视的发生和发展的重要后天因素。

2. 先天遗传因素

学生近视的发生与遗传因素有密切关系。双亲均为高度近视，其子女 100%均为高度近视，双亲一方有高度近视，其子女 50%以上患有高度近视，高度近视是一种常染色体隐性遗传疾病。后天近视大多由环境影响造成的。

3. 体质因素

儿童生长发育，营养和健康状况在一定程度上可以影响近视的发生和发展，成为近视的诱因。

（二）症状

1. 主观感觉远处物体看不清

学生最早发现是看不清黑板上的字造成学习困难。

2. 视力疲劳

长时间的阅读，感觉双眼干涩、眼睑沉重、眼球酸胀、眼眶疼痛、继而视物模糊、出现双影、视物串行等。严重的可出现头痛、头昏、恶心等症状。

（三）防治措施

1. 注意用眼卫生

用眼卫生要求归纳起来就叫三要三不要：一要读书写字姿势端正，做到 3 个一（胸离桌一拳，笔尖离手指一寸，眼离书本一尺）；二要读书写字 1h 休息片刻，并向远处看望一会儿；三要认真做好眼睛保健操。一不要在暗光或直射阳光下看书；二不要在走路或乘车时看书；三不要看字体过小，字行过密，字迹不清的书。

2. 定期进行视力检查

每年一次，通过视力检查了解学生的视力变化情况，及时采取措施，以控制近视眼的发生和发展。

3. 减轻学生课业负担

学校要按照国家教委规定，严格控制学习时间（包括自习）。小学生不超过 6h，中学生不超过 8h。

4. 家长与学校要密切配合

家长应密切配合学校经常督导和教育子女养成良好的卫生习惯，发现不正确的读写姿势和不良习惯应及时指出，予以纠正。要关心子女校外活动，合理安排子女休息时间。安排好学习环境，发现子女视力不良及时到医院检查。

5. 近视眼的治疗

多采用配镜矫正或激光手术治疗。

二、弱视

弱视是儿童发育时期的一种眼病。

（一）病因

斜视、屈光参差系数过大、屈光不正，均可引起弱视。

1. 斜视性弱视

常发生在单侧斜视，大脑抑制由斜视眼传入的视觉冲动，长期抑制的结果便产生了弱视。

2. 屈光参差性弱视

双眼屈光度数相差较大，大脑抑制视力较模糊的眼睛，时间久了就产生了弱视。

3. 屈光不正性弱视

双眼屈光不正，未及时发现和戴镜矫正，眼睛没有得到精细分辨物体的训练，从而发生了弱视。

（二）症状

患者不仅视力低下，而且没有完善的立体视觉。

（三）防治措施

1.遮盖法

遮盖健康眼睛，强迫弱视眼注视，遮盖越彻底越好。为促进视力提高得更快，结合患儿的喜好特点，辅之精细的目力工作，如描画、穿针、剪纸等。

2.对双眼弱视采用交替遮盖法

常用于屈光不正的弱视，按视力相差分配比例，每只眼遮盖一个星期，反复交替。

儿童弱视要长时间的治疗和观察。因此，需要学生、家长和校医、保健教师的合作和耐心。在遮盖治疗过程中，常常还要求每两周左右复查一次，根据需要将被遮盖眼睛打开一天或换到另一只眼遮盖。但无论如何一眼遮盖不能时间过久，以免引起该眼视力下降。

三、沙眼

沙眼是由沙眼衣原体引起的慢性传染性眼病。

（一）流行特点

沙眼的传染源是沙眼病人，其传播途径主要是通过接触沙眼患者的手、毛巾、手帕、洗脸用具等感染。人群普遍易感，但中、小学生最容易感染。

（二）临床特征

患病初期一般没有自觉症状，随着病情的发展感到眼睛不适、发痒、发干、怕光、迎风流泪、异物感或者眼睛分泌物增多等症状，如果病情加剧，会出现视物模糊、眼睑沉重、眼睛容易疲劳等症状，严重的甚至造成失明，大多数病人是在体检中才被发现的，而且大多是慢性沙眼。

（三）防治措施

（1）培养良好的卫生习惯，不用脏手揉眼，防止接触传染。

（2）提倡一人一巾一盆，用流水洗脸、洗手，毛巾要经常洗烫，挂在通风的地方，以保持干燥。

（3）利用每年一度的学生健康检查机会，开展沙眼检查，督促沙眼患者及时治疗。

（4）治疗

①0.25%～0.5%氯霉素溶液，0.5%～1%眼膏，每日 3～4 次，连用 2 个月为一疗程。

②0.1%利福平溶液或者眼膏，每日 3～4 次，三个月为一疗程。

四、食物中毒

食物中毒，一般认为是由于吃了"有毒食物"而引起的急性中毒过程为主的疾病。它常使很多人同时发病，危害人们身体健康，影响人们的工作和生活。严重者还可造成死亡。因此，积极预防食物中毒是保护广大师生身体健康，维护正常教学秩序的一项重要工作。

（一）食物中毒常见症状

胃肠道症状是食物中毒常见和早期发现的症状。轻者可出现恶心、呕吐、腹泻、头痛、头晕、烦躁不安等。重者可相继出现抽搐、嗜睡、昏迷、心跳加快或缓慢、血压不稳、心律不齐、心悸、胸闷、四肢发冷甚至造成死亡。

（二）食物中毒的原因

食物中毒的原因很多，一般分为以下四类：

1. 细菌性食物中毒

引起细菌性食物中毒的食物主要为动物性食品，如肉、鱼、奶、蛋类及其制品等，主要发生在夏秋季。因气温高，致病性微生物污染的食品易繁殖，达到一定数量，食后可引起中毒。一般都有明显的胃肠炎症状，其中以出现恶心、呕吐、腹痛、腹泻最为常见。

预防细菌性食物中毒，要注意：

（1）严禁食用病死畜、禽。加强畜禽宰前检疫，宰后检验。认真执行操作制度，生熟食品分开，防止交叉污染。

（2）肉类食品要有冷藏设备。原料、半成品等食品要存放于整洁、凉爽、干燥的地方，防止细菌繁殖和产生毒素。

（3）食堂应按就餐人数现吃现做。不吃剩菜和存放时间较长的食物，如需食用彻底加热。

（4）搞好个人卫生和食堂卫生。炊事人员要勤洗澡，勤剪指甲和换洗工作服（帽），养成良好的卫生习惯。

2. 化学性食物中毒

此类中毒是由于误食被有毒有害化学物质污染或混入有毒有害化学物质的食物。一般引起中毒的毒物多为剧毒的化学物质，易被消化道吸收，而且潜伏期短，发病快，中毒死亡率也高。典型症状无发烧。预防化学性食物中毒要注意：

（1）加强宣传教育群众，凡来源不明的任何食物，不能随便食用。

（2）严格做好农药等化学物品的保管和使用，严禁与粮食、粮种、副食品、牲口饲料等同库储存。储藏农药时应有明显标记，以防误食中毒。

（3）蔬菜应妥善储存，防止食用腐烂变质的蔬菜。

（4）喷洒过农药的蔬菜和瓜果，根据各种不同农药的要求，间隔时间内不要食用。

（5）不用铅及含铅量多的陶瓷、搪瓷和金属容器装存食物，更不能用来盛装醋、酒、果汁等酸性食品。

3. **霉菌毒素食物中毒**

霉菌毒素食物中毒是由于食入了含有产毒霉菌的食物所引起的食物中毒。产毒霉菌在生长繁殖过程中，会产生大量的霉菌毒素或者本身就含有剧毒物质。引起中毒食物主要是含糖类的粮谷类及其制品、甘蔗等。可发现霉变食物有霉烂、变色、发热等现象。此类中毒可因气候、食物种类、饮食习惯不同而异。多为散发性的偶然发生，中毒死亡率较高。

预防霉菌毒素食物中毒要加强田间管理和粮食储藏期的防霉措施。注意甘薯的储藏条件，防止其霉变。对已经发黑变硬的应禁止食用。

4. **有毒动植物食物中毒**

这类中毒是由于食入有毒的动植物而引起的。如：毒蘑菇、未煮熟的大豆、有毒的河豚鱼等。中毒常为散发性，偶然性大。有毒动植物的有毒成分与季节、生长、地区分布及饮食习惯等因素有关。

（三）食物中毒预防

（1）宣传教育群众，不吃有毒的河豚鱼和毒蘑菇，教育儿童不吃不明的核仁，以防中毒。

（2）食用海鲜类食物时要注意食用方法，如毛蚶等。

（3）对已酸败的油脂不能食用，也不能用于油炸食品。

（四）食物中毒的一般处理

1. **食物中毒患者的急救处理原则**

在毒性物质未查明之前，只要符合食物中毒的特征，就应立即进行一般急救处理。原则有以下几点：

（1）排出毒物。对中毒者应立即进行催吐、洗胃、灌肠或者导泻，尽量排出胃肠道内未被吸收的毒物。在处理时可使用局部拮抗剂，减少毒物与胃肠黏膜接触机会而延缓吸收，保护胃肠道黏膜。

（2）使用特效解毒剂。中毒原因查明后，应尽快使用特效解毒剂进行治疗。

（3）促进毒物的排泻。毒物被人体吸收后，大多由肝脏解毒，由肾脏经尿道排出或经胆管至肠道随粪便排出。在处理过程中要根据中毒的类别和轻重，可让患者大量饮水或输液，以稀释体内毒物，保护肝脏，促使毒物尽快排出。

（4）对症处理。除以上有关处理措施外，根据病情可采取对症治疗的方法进行急救。

2. 食物中毒事故的处理

为了迅速有效地制止食物中毒的继续发生，应采取以下措施。

（1）封存和收集一切可疑食品。要尽快弄清全部病人共同食用的食物及这些食物的来源、加工和食用方法等情况。如中毒食物不在本单位，应追查其来源及护散转移的单位，并全部查清立即追回，并予以处理。

（2）采取消除污染的措施。对接触有毒食品的容器、用具、设备等，要及时进行消毒处理。如煮沸或碱水、漂白粉溶液浸泡。对患者排泄物可用石灰、来苏儿等消毒。

（3）采取积极预防措施，控制中毒人数的增多。食物中毒发生后，要立即询问进食可疑中毒食物的时间，根据中毒病人发病时间来判定潜伏期，对已进食未发病的人进行预防性对症治疗，降低发病率，控制病情。

五、介水传染病

通过饮用或接触受病原体污染的水而传播的疾病为介水传染病，又称水性传染病。根据报道大致有 40 多种传染病是通过水传播的。

（一）**病原体**

（1）细菌。如伤寒杆菌、副伤寒杆菌、霍乱弧菌、痢疾杆菌等。

（2）病毒。如甲型肝炎病毒，脊髓灰质炎病毒、柯萨奇病毒和腺病毒等。

（3）原虫。如贾第氏虫、溶组织阿米巴原虫、血吸虫等。它们主要来自人的粪便、生活污水、医院以及畜牧屠宰、皮革和食品工业等废水。

（二）**发生原因**

（1）水源受病原体污染后，未经妥善处理和消毒即供饮用。

（2）处理后的饮用水在输配水和贮水过程中重新被新病原体污染。据报道，我国在 1979—1984 年共发生的 212 起集中式给水污染事故中，水源被污染占 70%，管网被污染占 25%，贮水池被污染率约占 4%。

（三）**流行特征**

（1）水源被污染后可呈暴发流行，短期内突然出现大量病人，且多数患者发病日期集中在同一潜伏期内。若水源经常受污染，其发病者可终年不断。

（2）病例分布与供水范围一致。大多数患者都有饮用或接触同一水源的历史。

（3）一旦对污染源采用净化和消毒措施后，疾病的流行能迅速得到控制。

介水传染病的发生，来势凶猛，危害较大，因为①饮用同一水源的人较多，特别是集中式给水水源受污染时，影响范围大，发病人数往往很多，最典型的例子是印度新德里暴发的传染性肝炎流行，170 万人口中仅出现黄疸病例就有 29 300

人；②病原体在水中生存虽受多种因素影响，但一般仍能存活数日，甚至数月，有的还能繁殖生长；③肠道病毒，原虫包囊不易被常规消毒所杀灭。

（四）预防措施

1. 加强输、配水管道的防护

管道的防腐和严密连接等，工艺上均有明确的要求，卫生部门应注意所用的材料和安全性。

管道的埋设，应避免穿过垃圾堆和毒物污染区，否则需加强防护。埋设深度应在冻结线以下，或采取防冻措施。与污水管平行铺设时，垂直间距应不小于0.5m，水平间距不小于 1.5～3m。与污水管交叉时，给水管道应设在上面，且间距不小于 0.4m。如污水管必须在上面，给水管应加套管，其长度与交叉点每边的距离不得小于3m。

企事业单位自备的供水系统，不得与城镇生活饮用水管网相连接。

管道及其附属系统安装完毕后，应充分冲洗和消毒。消毒完毕后，卫生部门必须抽样检验，验收合格后方准使用。

水塔、水池和水箱等贮水设备，应远离烟尘污染源，内壁光滑，以便于清洗，顶部应设盖，并有换气孔，上装纱网；周围应有防护措施，防止闲人接近。多层建筑物上的屋顶贮水箱，往往因不符合上述的某些要求，又无定期清洗、消毒制度，可生长藻类、孑孓，甚至发现死鼠等，应加强管理并定期清洗。

2. 加强管道系统的维护管理

（1）检漏。管道漏水的原因很多。如水管质量差或使用期过长而破损；管线接头不严密或基础不平而损坏；阀门锈蚀、磨损、无法关紧等。检漏方法，有直接观察、深夜听漏或用半导体检漏仪等。

（2）清洗和消毒。管道内的水，有时会变黄、变浊。其原因是：管内壁因逐渐腐蚀而产生积垢；管线盲端因水流停滞、余氯不足而导致细菌繁殖；贮水设备长期不洗；污水漏入。因此，凡是有积垢和死水的管段，都必须定期冲洗；管线过长时，应采用中途加氯，管道检修后，应充分冲洗消毒。

（3）维持一定水压。防止因缺水、断水而造成负压，导致反虹吸现象和吸入地下污水。

3. 加强供水管水人员管理

直接从事供、管水的人员必须取得体检合格证后方可上岗工作，并每年进行一次健康检查。凡患有痢疾、伤寒、病毒肝炎、活动性肺结核、化脓性或渗出性皮肤病及其他有碍饮用水卫生的疾病和病原携带者，不得直接从事供、管水工作，直接从事供管水的人员，未经卫生知识培训不得上岗工作。

4. 加强水质检测

落实国家《生活饮用水卫生监督管理办法》，经常对饮用水进行卫生检测，确保饮水卫生质量。

六、中暑

中暑是机体热平衡功能紊乱的一种急症。中暑来势凶险，但只要及时急救，方法得当，可较快治愈。

（一）症状

1. 热射病

在炎热的教室、房间、公共场所可发生热射病，特别夏季各科类升学考试的考场更易发生本病。病初感到头痛、头晕、口渴，然后体温迅速升高，脉快面红，严重者昏迷。

2. 日射病

学生在烈日下劳动或参加集体活动时，由于日光直接暴晒，使中枢神经受到损害，而发生日射病。症状与热射病相似，但体温不一定升高，而头部温度常显著地增高到39℃以上。

3. 热痉挛

由于在高温环境中，身体大量出汗，丢失了大量氯化钠，引起腿部肌肉痉挛，严重时除四肢肌肉疼痛无力外，还会产生全身肌肉痉挛。

（二）处理

（1）中暑后迅速将病人移到阴凉通风的地方，解开衣扣，仰卧休息。

（2）用冷水毛巾敷头部或者用 30%酒精擦身降温，喝一些凉盐水或清凉饮料。神志清醒者可服用人丹、绿豆汤或者涂用藿香正气水。昏迷者针刺人中、十宣，并及时送医院抢救。

（三）预防

（1）盛夏期间做好防暑降温工作。教室开窗流通换气，地面经常洒水，设窗帘或遮阳板。

（2）合理安排休息时间，延长午休时间，宣传防暑知识，劳动时加强个人防护，戴草帽或者饮消暑饮料。

（3）发现头晕、心慌者应立即到阴凉处饮水休息。

七、溺水

溺水者可因水注入肺内或喉痉挛而窒息。学校常发生学生在学校游泳馆进行游泳训练时，淹溺发生于水中，所以急救全过程应分为水中和陆上两方面。

（一）症状

溺水者面部青紫、肿胀、双眼充血、口腔、鼻腔和气管充满血性泡沫、肢体冰凉、脉细弱，甚而有抽搐及呼吸、心跳停止等症状。

（二）急救措施

救上岸后，要立即急救。先撬开嘴，清除口、鼻内泥沙异物，拉出舌头，解开衣扣，使呼吸道畅通。然后迅速排水。排水时急救者一腿跪地，一腿向前屈膝，将溺水者腹部放在急救者的大腿上，头部下垂，轻压背部使水吐出。或急救者直立，双手抱起溺水者，使水吐出。排水后随即进行人工呼吸。如心跳停止，应立即进行胸外心脏按压和人工呼吸，切不可因排水耽误时间过久。同时也可肌内注射尼可刹米 0.25g，或心内注射 0.1%肾上腺素 1mL。针刺人中、内关等穴，有一定作用。

（三）预防

（1）加强学生的安全教育工作。

（2）游泳时应有组织有计划进行，落实安全急救措施。

八、电击

电击是由于电流通过人体所致损伤。多数是直接接触电源引起，如学生在教室、宿舍接触损坏的电源或往损坏的电线上晒衣服，也可能接触断落电线等。也能为闪电、雷击所致。

（一）症状

轻者表现为局部有不同程度的灼伤，如出血、焦黑等现象，与正常组织境界清楚，重者发生休克，呼吸、心跳停止。

（二）急救措施

（1）发生触电时，应立即切断电源（电流作用人体时间越长，后果越严重），如拉开电闸，用干木棍把电源拨开等，切忌用手拉触电者。

（2）脱离电源后要迅速检查，如呼吸、心跳微弱或停止，应立即施行口对口人工呼吸和胸外心脏按压，由于青少年呼吸道短，胸壁较薄，复苏术是很有效的。

（3）急救同时可以用呼吸中枢兴奋药如山梗菜碱、可拉明，并针刺人中、十宣穴，在心跳停止前禁止肾上腺素或强心剂，避免导致心室颤动。

（三）预防

（1）加强安全用电教育，定期维修电器设备，遵守用电规定。

（2）教育学生不在通电的电线上晒衣服，不能接触断落的电线，雷雨时不要站在高墙、树木、电线杆旁或者天线附近。

九、骨折

骨的完整性遭到破坏称为骨折。在学校常见于学生在进行体育训练时。

（一）**症状**

（1）疼痛。骨折后有剧烈的疼痛。先轻后重，以致出现疼痛性休克。同时骨折处有明显地压痛。

（2）骨折肢体失去功能。如下肢骨折不能走路，指骨骨折的不能执笔握筷。

（3）肢体畸形。骨折后原来的附着的肌肉失去了平衡，加上组织肿胀，局部会成角、变短或扭曲等变形。

（4）骨摩擦音，轻微动作可听到骨折断端发生的摩擦音。

（二）**骨折处理**

（1）送医院前的急救重点是及时正确的采取止痛、止血，防治休克。

（2）固定骨折使断骨不再刺伤周围组织和加重移位，骨折不再加重。伤口出血时，应包扎止血再固定，处理开放性骨折，不要把刺出的骨端送回伤口，以免感染。骨折时，应限制断骨活动，用夹板或就地取材固定。如果是开放性骨折，在夹板固定前，局部要做清洁处理，用消毒液冲洗干净伤口，盖上纱布，然后再用夹板固定，转送医院。

第四节　校内公共场所卫生管理

校内公共场所卫生管理，从广义上讲，应包括卫生行政部门及其所属的卫生监督机构、疾病预防控制机构的管理，教育行政部门及其他有关部门的卫生管理，学校自身的管理。本节将着重阐述校内公共场所的自身卫生管理。

校内公共场所自身卫生管理得好，不但能提高学校公共场所本身的卫生质量，而且对保证学生及工作人员的身体健康，提高学习效率，避免造成危害健康事故的发生都有重要的意义。

《公共场所卫生管理条例》第二章对公共场所经营单位的自身管理问题做了明确规定。《学校卫生工作条例》对加强学校卫生的管理，也提出了明确要求。为了保证学校公共场所符合国家的卫生法律、法规规定，其各项卫生指标符合国家规定的卫生标准，各类学校公共场所应采取措施，搞好自身的卫生管理工作。

一、建立、健全卫生管理组织和制度

（1）学校要建立必要的卫生管理组织，配备专职或兼职卫生管理人员，充分发挥校医、保健教师的作用。

（2）制定卫生管理制度和各级岗位责任制，对各类场所的卫生状况进行经常的卫生检查，卫生责任制的考核评比。

（3）对从业人员进行卫生知识的培训和考核工作。

二、建立、健全消毒制度

（1）学校各类公共场所必须根据实际需要设置专用的消毒设备、消毒物品、消毒容器和消毒器材。

（2）学校各类公共场所要有掌握消毒知识的专职或兼职人员，做好本单位的消毒、杀虫工作。可根据具体情况，按照《消毒管理办法》的有关规定和要求，制定本单位的消毒、杀虫制度。

（3）公共场所必须有足够的公共用具，以保证能得到洗涤和充分的消毒，做到合理的周转，做到一人一用一换，避免学生交叉使用未经彻底消毒的公共用具。

（4）学校的生活饮用水必须要进行彻底的消毒处理，二次供水设施要经常进行清洗消毒，以免介水传染病的传播和流行。

（5）定期对饮水水质、空气质量、微小气候及病媒昆虫进行检测。建立环境卫生技术档案。

三、建立卫生清扫制度，搞好室内环境卫生

（1）卫生清扫对公共场所来说是十分重要的，任何一个公共场所都必须建立必要的卫生清扫制度，指定专人负责日常清扫工作，必须采取湿式清扫或用吸尘器以减少灰尘飞扬，保证卫生清扫效果。

（2）保持厅（室）内环境卫生整洁，消除垃圾。

（3）开展灭蝇、灭蚊工作，防止苍蝇、蚊子孳生。

（4）加强对学校的管理。

四、在传染病特别是呼吸道传染病流行期间，要加强对学校师生及外来人员的管理

（1）建立学生、教职员工体温监测制度、健康报告卡制度、紧急事件报告制度、预防性消毒制度等，并责任到人，明确紧急疫情报告程序，做到早发现、早报告、早隔离、早诊断。确保各项防治措施的落实。

（2）严格校园管理。

①严格校园进出制度，本校学生、教职员工及家属凭有效证件出入校门。

②严格控制外来人员参观游览校园。

③在校的施工人员、经商人员及其他服务人员，必须取得有关卫生部门颁发的健康证，并定期进行复检。进出校园凭学校颁发的临时出入证件进出校门，严禁施工人员进入学生生活区。

④非校内人员谢绝入内（含散步、就餐等）。

⑤严格控制外来人员进入办公楼、教学楼、宿舍楼、实验楼、图书馆、体育馆、游泳馆、食堂等场所，如确有需要，需认真核实登记。

⑥对外地返校的职工、学生逐一登记，并采取严格的排查措施。

⑦严格执行机动车入校审批管理规定，校外车辆进入校园须经批准、登记。严禁无关车辆穿行家属区、学生区和教学办公区。

⑧严格控制校外人员进入家属区，确有需要经批准、登记后可以进入。

⑨建立校园管理岗位责任制，明确学校门岗责任人及职责。校园保卫人员要坚守岗位，做好随时处置突发事件的准备。

⑩严格排查。各学校要对由外地返校的本单位教职员工及家属、学生进行全面检查。

⑪认真检查。凡从疫区回来的教职员工及其家属、学生及其家长应立即进行体温检测，发现异常者，立即报告邻近发热门诊和当地疾病预防控制中心进行相应处置。

⑫及时隔离。从外地返校的学生、教职员工及家属经检查无异常者按规定医学观察二周。

（3）加强在校师生的管理。

①在校学习期间，应尽可能控制学生外出，必要时须经主管教师批准，并做好登记。

②对有特殊情况必须离校的学生要严格履行请销假制度。

③学生请假必须填写由学校学生管理部门统一制定下发的《临时外出登记表》，各有关负责人要严肃认真填写，学生销假后，收回存档。

④全体在校学生出入校内公共场所必须出示学生证，并配合检查人员的工作。

⑤开学时要对所有返校学生按有关规定进行体检，发现异常情况立即报告当地疾病预防机构，确诊排除后，方可上课。

⑥尽量减少大型集体活动。

⑦注意改善教室学习环境，尤其是对 100 人以上的大教室要加强通风。

⑧学生中发现有传染病症状者，要按照疫情报告程序、疑似病人处理方案进行及时处理。

⑨教职工从外地出差返校，所在部门应在当日将教职工出差地点、来去时间、

是否发热等情况上报至学校主管卫生领导。同时由所在部门负责将其送到邻近医院进行体检，遵照医生意见决定是否隔离。如需隔离，由所在部门通知其家属。

⑩家属、子女和亲朋好友从外地返回（包括疫区），应由学校教职工所在单位督促其到校医院（校医室）进行体检，根据医生的意见决定是否隔离。

五、加强通风换气，提高人群免疫力

（1）加强教室、宿舍、食堂和活动场所等室内的通风换气，保持室内空气清新。使用空调设备的场所，必须提前做好消毒工作并保证通风换气。

（2）对学生寝室、食堂、教室、图书馆、实验室等主要场所定期消毒、充分通风换气、保证师生学习和生活场所的空气流通。

（3）食堂应调整饮食品种和结构，使师生多食新鲜蔬菜、水果、增加营养提高自身免疫能力。

（4）积极引导师生参加户外活动，确保每天一小时以上的户外体育锻炼时间。

（5）教育广大师生员工养成良好的卫生习惯，搞好环境卫生、个人卫生、勤洗手、保证充足的睡眠，注意劳逸结合，根据天气变化及时增减衣服，预防感冒，增强自我保护能力。

附　件

附件 1　公共场所卫生管理条例（修订草案）

第一章　总　则

第一条　为保证公共场所卫生，预防控制疾病传播和群体性健康危害事件发生，保障公众身体健康，制定本条例。

第二条　本条例所称公共场所是指对公众开放、人群聚集，可能造成疾病传播和群体性健康危害的经营性场所以及公共交通工具。

第三条　国家对公共场所实行卫生监督制度。

第四条　国务院卫生主管部门主管全国公共场所卫生监督管理工作。

县级以上地方人民政府卫生主管部门负责行政区域内公共场所卫生监督管理工作。

铁路、交通、民航主管部门在各自职责范围内行使对候车、候船、候机场所有公共交通工具的卫生监督管理职能。

第五条　各级人民政府应当根据公共场所卫生监督工作需要，加强公共场所卫生监督管理专业队伍建设，并将公共场所卫生监督、监测工作经费列入本级政府预算。

第六条　公共场所经营者应当建立健全卫生管理责任制，落实卫生管理和传染病预防控制措施，保障公共场所卫生安全。

公共场所行业组织应当加强行业管理，促进行业行为自律。

第七条　国家提倡在公共场所禁止吸烟。禁止吸烟的具体办法由省、自治区、直辖市人民政府制定。

第二章　卫生要求

第八条　公共场所应当保持环境清洁、卫生。室内空气、饮用水、沐浴用水、游泳池水、冷却（凝）水、采光、照明、噪声等各项卫生指标符合国家卫生标准和规范要求。

国家公共场所卫生标准由国务院卫生主管部门制定。

国务院卫生主管部门应当通过新闻媒体、部门网站公布国家公共场所卫生标准，公众可以免费查阅国家公共场所卫生标准。

卫生主管部门和卫生技术服务机构应当采取措施宣传国家公共场所卫生标准。

第九条　公共场所的用品用具应当安全卫生无害。

为顾客提供的用品用具使用前应当清洗消毒，其储存设施应当分类设置和专门使用。禁止重复使用一次性用品。

公共场所提供或者使用的化妆品、涉及饮用水卫生安全产品、消毒产品等健康相关产品，应当符合国家有关法律法规和卫生标准的要求。

不得擅自在化妆品中添加其他物质。

第十条　公共场所应当配备与其经营项目相适应的清洗消毒和盥洗设施、设备，设置与其经营规模相适应的清洗消毒场所、卫生间及浴室。

公共场所应当配备有效的鼠、蚊、蝇、蟑螂和其他病媒生物的预防控制设施及废弃物存放专用设施。

第十一条　公共场所集中空调通风系统应当具备预防疾病传播的净化消毒设施或者装置，符合国家卫生标准和卫生要求。

公共场所设置的吸烟区（室）不得位于行人必经的通道上（移至第二十三条），吸烟区（室）内空气应当符合国家卫生标准和卫生要求。

公共场所设置的吸烟区（室）、卫生间及浴室应当具有独立的排风系统。

第十二条　公共场所使用的建筑、装饰、装修材料应当符合国家卫生标准。

公共场所进行室内整体装饰装修期间不得营业，装修后空气质量经检测合格方可营业。公共场所局部装饰装修期间，经采取有效措施，非装饰装修区域室内空气质量合格的，可正常营业。

第十三条　公共场所从业人员应当保持良好的个人卫生，工作时穿戴整洁。

凡患有痢疾、伤寒、甲型病毒性肝炎等消化道传染病（包括病原携带者）、活动性肺结核、化脓性或者渗出性皮肤病以及其他有碍公众健康疾病的，治愈前不得从事直接为顾客服务的工作。

第三章　卫生许可

第十四条　国家对下列易传播传染病的公共场所实行卫生许可管理：

（一）住宿场所；

（二）沐浴场所；

（三）游泳场所；

（四）美容美发场所；

（五）候车（机、船）场所。

根据卫生防病需要，实行卫生许可管理公共场所的范围由国务院卫生主管部门调整并公布。

其他公共场所应当在其开业之日起 30 日内向所在地县级卫生主管部门备案。

第十五条 实行卫生许可管理的公共场所应当取得县级以上地方人民政府卫生主管部门发放的卫生许可证，经营者在取得卫生许可证后，方可向有关行政管理部门申请登记营业。

公共场所卫生许可证应当置于公共场所的醒目位置。

公共场所卫生许可证应当载明编号、单位名称、法人代表、经营项目、经营场所地址、发证机关、发证时间、有效期限。

公共场所卫生许可证有效期限为四年。

第十六条 申请公共场所卫生许可证的，应当提交下列资料：

（一）卫生许可证申请表；

（二）法定代表人或者负责人资格证明材料；

（三）公共场所地址方位示意图、平面图和卫生设施平面布局图；

（四）卫生管理制度、卫生安全保障措施及相关资料；

（五）经营场所合法使用证明；

（六）可行性论证阶段或者设计阶段和竣工验收前新建、改建、扩建工程项目的卫生学评价资料；

（七）卫生主管部门要求提供的其他材料。

住宿、沐浴、游泳、候车（机、船）等公共场所除提供前款规定的资料外，还应当提供其他相关资料。

第十七条 公共场所卫生许可证内容发生变更的，应当向原批准的卫生主管部门办理变更手续。

经营单位新增本条例规定的需要卫生许可的经营项目，应当向原发证卫生主管部门提出申请。卫生主管部门按照本条例进行审核，符合条件的在卫生许可证上注明增项内容。

第十八条 卫生主管部门对公共场所经营者提出的卫生许可申请，应当在规定的期限内，对卫生条件进行现场审核，并按照法定的权限、范围、条件、程序办理。

公共场所卫生许可管理办法由国务院卫生主管部门另行制定。

第四章　卫生管理

第十九条　公共场所经营者应当采取下列卫生管理措施：

（一）设立卫生管理组织或者配备专（兼）职卫生管理人员，建立卫生管理制度、卫生安全保障措施和卫生管理档案；

（二）按照国家有关规定对其场所进行卫生检测并公示，检测结果向所在地卫生行政部门报告；不具备卫生检测能力的应当委托具有资质的卫生技术服务机构对其场所进行卫生检测；

（三）定期对集中空调通风系统进行清洗消毒，对净化消毒设施和装置进行卫生安全效果评价，并制订针对空气传播疾病的应急预案；

（四）按照国家有关规定设置专（兼）职供水管理人员负责公共场所二次供水和直饮水管理；

（五）建立公共场所健康相关产品索证管理制度和采购使用登记制度，有关产品卫生许可或备案证明文件及采购使用记录归档保存；

（六）建立卫生设施设备维护制度，保证卫生设施设备齐备完好，不得擅自拆除、改造或用于其他用途；

（七）实行上岗前卫生知识培训制度，组织从业人员进行卫生知识培训，培训合格后方可上岗；

（八）建立传染病和公众健康危害事故报告制度，发生疫情和公众健康危害事故时，及时向所在地卫生行政部门报告。

第二十条　公共场所经营管理者应当设立卫生管理组织或者配备专（兼）职卫生管理人员，建立卫生管理制度、卫生安全保障措施和卫生管理档案。

公共场所经营者应当定期按照国家有关规定对其场所进行卫生检测并公示，对净化消毒设施和装置进行卫生安全效果评价。卫生检测和卫生安全效果评价结果应当公示并向所在地卫生主管部门报告。不具备卫生检测和卫生安全效果评价能力的，公共场所经营者应当委托具有资质的卫生技术服务机构对其场所进行卫生检测开展。

提供二次供水和直饮水的公共场所，其经营者应当按照国家有关规定设置配备专（兼）职供水管理人员，负责公共场所二次供水和直饮水管理。

公共场所经营者应当建立公共用品进货查验记录制度，查验所购产品的检验合格证或者有关证明文件，并如实记录产品的名称、数量、供货者名称及其联系方式、进货日期等内容。进货查验记录不得涂改、伪造，其保存期限不得少于 2 年。

　　建立公共场所健康相关产品索证管理制度和采购使用登记制度，有关产品卫生许可或者备案证明文件及采购使用记录归档保存。

　　公共场所经营者应当建立卫生设施设备维护制度，定期检查卫生设施设备，保证卫生设施设备齐备完好确保其正常运行；不得擅自拆除、改造或者改作用于其他用途。

　　使用集中空调通风系统的公共场所，其经营者应当定期对集中空调通风系统进行清洗消毒。

　　第二十一条　公共场所法定代表人或者负责人应当接受卫生主管部门具备卫生法律法规和卫生知识培训。

　　公共场所经营者应当建立并执行实行从业人员上岗前卫生知识培训制度，组织从业人员进行卫生知识培训，从业人员经培训合格后方可上岗。

　　公共场所传染病防治工作应当接受当地疾病预防控制机构的技术指导。

　　第二十二条　在传染病暴发、流行期间或者公众健康危害事故发生时，公共场所经营者应当按照国家有关法律、行政法规的规定，及时向卫生主管部门报告，并按照卫生主管部门的要求采取预防控制措施，防止危害扩大。

　　第二十三条　未成年人集中活动场所，医院诊室、候诊室、病房，商场，书店、阅览室，博物馆，体育馆，营运出租车、公共电汽车、封闭式空调列车、飞机等公共交通工具内禁止吸烟。鼓励其他公共场所划分吸烟区和禁止吸烟区。

　　公共场所经营者应当在禁止吸烟的区域设置醒目禁止吸烟警语和标志，禁止吸烟区不得放置吸烟器具。公共场所设置的吸烟区（室）不得位于行人必经的通道上，并应当具有独立的排风系统。

　　营运出租车、公共电汽车、封闭式空调列车、飞机等交通工具以及吸烟区以外的候车（机、船）场所禁止吸烟。

　　任何单位和个人不得设置自动售烟机。

　　第二十四条　用于公共场所日常卫生检测、卫生知识和有关法律培训、从业人员健康体检等费用可以列入本单位公共场所经营成本。

　　第二十五条　卫生技术服务机构开展卫生检验、检测、评价、技术评估和集中空调通风系统清洗消毒等业务的卫生技术服务机构，应当具有国务院卫生主管部门规定相应的专业技术能力，并按照国家有关卫生标准、规范的要求开展工作。

　　卫生技术服务机构应当按照国家有关卫生标准、规范的要求开展工作，不得出具虚假检验、检测、评价、技术评估报告。

　　卫生技术服务机构管理办法由国务院卫生主管部门另行制定。

第五章 卫生监督

第二十六条 县级以上地方人民政府卫生主管部门应当依照国家有关法律、行政法规、卫生标准和规范对公共场所和卫生技术服务机构进行监督检查。

县级以上地方人民政府卫生主管部门应当根据传染病发病情况及其影响因素，制订并实施本行政区域的公共场所监督检查计划，重点对易传播传染病的公共场所进行监督检查；对公共场所执行卫生标准和要求的情况进行指导、监督检查。

第二十七条 卫生主管部门进行卫生监督监测、采样和调查取证，查阅、复制有关文件履行监督检查职责时，有权进入被检查公共场所进行调查、采样、技术分析和检验，查阅或者复制有关的资料。有关单位和个人应当予以配合，不得拒绝、阻挠、隐瞒任何单位或者个人不得拒绝和隐瞒。

第二十八条 县级以上人民政府卫生主管部门应当及时向社会公布公共场所卫生许可信息，定期向社会公示公共场所卫生监督、监测情况。（合并到第三十二条）

第二十九条 县级以上人民政府卫生主管部门对发生传染病传播和危害公众健康危害事故或者有证据证明可能导致传染病暴发、流行和危害公众健康的公共场所、设施或者物品，有权采取下列临时控制措施：

（一）责令其暂停营业，控制现场；

（二）封存用品、用具和设施；

（三）组织封闭场所。

传染病和公众健康危害事故或者可能导致传染病暴发、流行和公众健康危害的隐患得到有效控制后，卫生主管部门应当及时解除控制措施。

第三十条 卫生主管部门接到公共场所传染病和公众健康危害事故报告后，应当按照有关规定向本级人民政府和上一级卫生主管部门报告，不得虚报、瞒报公共场所传染病和公共场所公众健康危害事故。

第三十一条 上级卫生主管部门对下级卫生主管部门违反本条例的行政行为责令限期改正，逾期不改正的有权予以改变或者撤销。

第三十二条 卫生主管部门应当对公共场所的健康危害因素及危险程度进行监测、分析和评估，量化监督指标，科学实施卫生监督，并定期向社会公示公共场所卫生监督、监测情况。

第三十三条 对违反本条例的行为，任何单位和个人都有权检举和控告。

卫生主管部门接到举报，应当记录，并及时依法调查、处理；对不属于本部门职责范围的，应当及时移送有关部门。

任何组织或者个人对违反本条例的行为有权向卫生主管部门举报。接到举报的卫生主管部门应当为举报人保密。举报经调查属实的，卫生主管部门应当给予举报人奖励。

卫生主管部门应当公布本单位的电子邮件地址或者举报电话；对接到的举报，应当及时、完整地进行记录并妥善保存。举报事项属于本部门职责的，应当受理，并依法进行核实、处理、答复；不属于本部门职责的，应当转交有权处理的部门，并告知举报人。

第六章　法律责任

第三十四条　卫生主管部门及其卫生执法人员违反本条例规定，玩忽职守、失职、渎职，导致公众健康危害事故发生构成犯罪的，依法追究刑事责任；尚不构成犯罪的，对单位负责人、直接负责的主管人员和其他责任人员，依法给予降级、撤职或者开除的行政处分。

第三十五条　卫生主管部门不按照或未依照规定报告公共场所传染病和公共场所公众健康危害事故的，由上一级卫生主管部门予以通报批评，给予警告、责令改正；卫生主管部门虚报、瞒报公共场所传染病和公共场所公众健康危害事故的，对单位负责人、直接负责的主管人员和其他责任人员，依法给予降级、撤职或者开除的行政处分。

第三十六条　实行卫生许可管理的公共场所，未取得卫生许可证开展经营活动的，由县级以上卫生主管部门取缔，并处五千元以上五万元以下罚款。

第三十七条　公共场所经营者违反本条例规定，有下列行为之一的，由县级以上卫生主管部门责令限期改正、给予警告，并处五百元以上五千元以下的罚款：

（一）卫生许可证未按规定置于公共场所醒目位置的；

（二）未按照规定建立卫生管理制度、设立卫生管理组织或者配备专（兼）职卫生管理人员的；

（三）未按照规定组织从业人员进行卫生知识培训或者从业人员经卫生知识培训不合格上岗的；

（四）未按照规定定期组织从业人员进行健康体检或者安排未取得健康合格证明的人员上岗的；

（五）从业人员患有有碍公众健康的疾病未按照规定调离或者治愈前从事直接为顾客服务的；

（六）未按照规定对场所的卫生状况进行定期检测、评价、公示，检测结果未向所在地卫生主管部门报告的；

（七）水质、空气质量、用品用具、采光、照明、噪声不符合国家卫生标准或者卫生要求的；

（八）未配备与其经营项目相适应的清洗消毒和盥洗设施、设备，未设置与其经营规模相适应的清洗消毒场所、卫生间及浴室的；

（九）未配备有效的鼠、蚊、蝇、蟑螂和其他病媒生物的预防控制设施及废弃物存放专用设施的；

（十）用品用具储存设施未按照规定专门设置和使用的；

（十一）提供或者使用的化妆品、涉及饮用水卫生安全产品、消毒产品等健康相关产品未按照规定取得卫生主管部门卫生许可或者备案批准证明文件或者不能提供上述文件的；

（十二）设置的吸烟室（区）、卫生间及浴室未按照规定设置独立排风系统的；

（十三）未按照规定设置禁止吸烟警语和标志或者在禁止吸烟区放置吸烟器具的；

（十四）设有自动售烟机的。

第三十八条 公共场所经营者违反本条例规定，有下列行为之一的，由县级以上卫生主管部门责令限期改正、给予警告，可以并处五千元以上三万元以下的罚款；造成传染病流行、公众健康危害事故或者其他严重后果的，处三万元以上十万元以下的罚款，实施卫生许可管理的，由原发证部门吊销其卫生许可证，未实施卫生许可管理的，由卫生主管部门提请工商行政管理部门吊销其营业执照；构成犯罪的，依法追究刑事责任：

（一）超出卫生许可证规定范围经营的；

（二）未按照规定设置清洗消毒场所，配备与其经营规模、项目相适应的清洗、消毒设施和设备的；

（三）擅自拆除、改造卫生设施或者用于其他用途的；

（四）发生传染病传播和公众健康危害事故，未按照规定报告或者未及时采取控制措施的。

第三十九条 公共场所经营者违反本条例规定，有下列行为之一的，由县级以上卫生主管部门责令限期改正、给予警告，可以并处三万元以上五万元以下的罚款；造成传染病流行、公众健康危害事故或者其他严重后果的，处五万元以上十万元以下的罚款，情节严重的，责令停止营业或者吊销卫生许可证并由卫生主管部门提请工商行政管理部门吊销其营业执照；构成犯罪的，依法追究刑事责任：

（一）化妆品卫生质量不符合国家卫生法规和标准要求或者擅自在化妆品中添加其他物质的；

（二）公共场所在整体装饰装修期间继续营业的；公共场所局部装饰装修期间，未采取有效措施使非装饰装修区域受到影响，不符合卫生要求的；装修后空气质量未经检测评价或者评价不合格开展经营活动的；

（三）未按照规定对集中空调通风系统定期清洗消毒的。

第四十条 卫生技术服务机构违反本条例规定，有下列行为之一的，由县级以上卫生主管部门责令限期整改改正、给予警告，可以并处二万元以上五万元以下的罚款；情节严重的，对单位负责人、直接负责的主管人员和其他直接责任人员，依法给予降级、撤职或者开除的处分；构成犯罪的，依法追究刑事责任：

（一）不具备国务院卫生主管部门规定的专业技术能力开展工作的；

（二）未按照国家有关卫生标准、规范的要求开展工作的；

（三）出具虚假检验、检测、评价、技术评估报告的。

第四十一条 公共场所经营者违反《中华人民共和国传染病防治法》造成传染病暴发和扩散的，按照《中华人民共和国传染病防治法》的有关规定予以处罚。

第四十二条 公共场所经营者违反本条例规定，造成传染病流行和公众健康危害事故，由县级以上卫生主管部门责令限期改正、给予警告；情节严重的，责令停止营业或者吊销卫生许可证，并处二万元以上十万元以下的罚款；构成犯罪的，依法追究刑事责任。（分写到各条）

第四十三条 公共场所经营者违反本条例规定，造成传染病和公众健康危害事故，给他人造成损害的，应当依法承担民事责任。

第四十四条 以暴力、威胁方法阻碍卫生执法人员依法执行职务的，依法追究刑事责任；拒绝、阻碍卫生执法人员依法执行职务未使用暴力、威胁方法、尚不构成犯罪的，由公安机关依照《中华人民共和国治安管理处罚法》的规定予以处罚。

第七章 附 则

第四十五条 本条例下列用语的含义：

美容美发场所，是指提供设计剪修、制作发型、清洁护理保养皮肤、美化容颜等服务的场所。不包括开展医疗美容的场所。

集中空调通风系统，是指为使房间或者封闭空间空气温度、湿度、洁净度和气流速度等参数达到设定的要求，而对空气进行集中处理、输送、分配的所有设备、管道及附件、仪器仪表的总和。

直饮水，是指利用过滤、吸附、氧化、消毒等装置对需要改善水质的集中式供水作进一步的净化处理，通过独立封闭的循环管道输送，供直接饮用的水。

二次供水，是指饮用水经储存、处理、输送等方式来保证正常供水方式的设备及管线。

公众健康危害事故，是指公共场所内发生的因空气质量、水质不符合卫生标准、用品用具或者设施受到污染导致的群体性健康损害事故。

附件 2 公共场所卫生管理条例实施细则（送审稿）

第一章 总 则

第一条 为加强公共场所卫生管理，明确公共场所卫生监督管理职责，提高公共场所卫生水平，保障公众健康，根据《公共场所卫生管理条例》（以下简称《条例》）的规定，制定本细则。

第二条 公共场所经营者在经营活动中，应当遵守《中华人民共和国传染病防治法》、《突发公共卫生事件应急条例》、《艾滋病防治条例》等法律、行政法规和部门规章以及相关的卫生标准、卫生规范，预防疾病，为消费者和社会公众提供良好的卫生环境。

第三条 卫生部主管全国公共场所卫生监督管理工作。

县级以上地方人民政府卫生行政部门负责本行政区域的公共场所卫生监督管理工作。

国境口岸及出入境交通工具的卫生监督按照《中华人民共和国国境卫生检疫法》及其实施细则的规定执行。

铁路、交通运输部门所属的卫生监督机构负责对管辖范围内的机场、车站、码头、等候室等公共场所和国内民航客机、铁路客车、客轮以及主要为本系统职工服务的公共场所的卫生监督。

第四条 各级卫生行政部门应当根据公共场所卫生监管工作的需要，加强公共场所卫生监督能力建设，制订公共场所卫生监督计划并组织实施。

第五条 公共场所的行业组织要加强行业自律，引导公共场所经营者依法经营，推动行业诚信建设，宣传普及公共场所卫生知识，发挥行业管理作用。

第六条 任何单位和个人对违反本细则的行为，有权检举和控告。接到检举和控告的卫生行政部门应当及时调查处理，并按照规定予以答复。

第二章 卫生管理

第七条 公共场所经营者应当配备专（兼）职卫生管理人员，具体负责本公共场所的卫生管理工作，检查从业人员落实卫生制度的情况，建立卫生管理档案，接受消费者的卫生投诉。卫生行政部门对卫生管理人员的培训进行监督审核。

公共场所经营者应当建立卫生培训制度，组织从业人员学习相关卫生法律知识和公共场所卫生知识，并进行考核；对考核不合格的，不得安排上岗。

第八条 公共场所经营者应当制订防范、处理公共卫生事件的预案，预防公共卫生事件的发生，减轻公共卫生事件的危害。

第九条 公共场所的选址、设计、装修应当符合国家卫生标准和卫生规范的要求。

第十条 公共场所室内整体装饰装修期间不得营业。进行局部装饰装修的，应当采取有效措施，保证营业的非装饰装修区域室内空气质量、噪声符合卫生标准或卫生要求。

第十一条 公共场所经营者应当保持公共场所环境清洁卫生，各项指标应当符合国家卫生标准和卫生规范要求。

第十二条 集中空调通风系统是公共场所卫生设施，应当保持清洁，定期清洗、消毒，符合国家相关标准和要求。

集中空调通风系统的新风应当直接来自室外，新风口应当远离污染源，送风口和回风口应当设置防鼠装置。风管积尘、空调送风、净化消毒装置应当符合卫生要求。未经卫生学评价或者卫生学评价不合格的集中空调通风系统，不得投入使用。

公共场所集中空调通风系统需要委托进行清洗消毒的，应当选择具备条件的服务机构。

第十三条 公共场所提供消费者使用的用品用具应当卫生、安全，储存设施应当分类设置和专门使用。可以反复使用的用品用具，应当按照要求清洗消毒，并做好记录。禁止重复使用一次性用品用具。

第十四条 公共场所经营者应建立索证制度，在购进依法应当取得许可的涉及饮用水卫生安全产品、消毒产品、化妆品等健康相关产品时，应当索取相应许可证或批准证明文件。

第十五条 公共场所应当设置与其经营规模、项目相适应的清洗消毒和盥洗场所，配备符合国家卫生标准和卫生要求的清洗消毒和盥洗设施、设备。

公共场所应当设置有效的蚊、蝇、蟑螂、鼠和其他病媒生物的预防控制设施及废弃物存放专用设施。

第十六条 公共场所应当在禁止吸烟的区域设置醒目的禁止吸烟警语和标志，不得摆放烟具。

未成年人集中活动场所，医院诊室、候诊室、病房、商场、书店、阅览室、博物馆、展览馆、体育馆、营运出租车、公共电汽车、封闭式空调列车、飞机等公共交通工具内禁止吸烟。

前款之外的公共场所应当划分吸烟区和禁止吸烟区。公共场所设置的吸烟区（室）不得位于行人必经的通道上，应当具有独立的排风系统。

公共场所不得设置自动售烟机。

第十七条　公共场所经营者应当建立并执行从业人员健康管理制度。患有痢疾、伤寒、甲型病毒性肝炎等消化道传染病（包括病原携带者）的人员，以及患有活动性肺结核、化脓性或者渗出性皮肤病等有碍公众健康的疾病的人员，治愈前不得从事直接为顾客服务的工作。

从业人员每年应当进行健康检查，取得健康合格证明后方可参加工作。

健康检查项目按卫生部颁发的有关预防性健康检查管理办法执行。

第十八条　公共场所经营者应当定期对公共场所相关卫生指标进行检测，并做好记录。公共场所不具备卫生检测能力的，可委托进行。

第十九条　公共场所经营者应当建立卫生设施设备维护制度，定期检查卫生设施设备，确保其正常运行，不得擅自拆除、改造或者挪作他用。

第二十条　公共场所发生以下公共卫生事件时，公共场所经营者以及从业人员应当立即向当地卫生行政部门报告，并采取措施控制事态发展，减轻危害后果。

（一）微小气候或空气质量不符合卫生标准所致的虚脱休克；

（二）生活饮水遭受污染或饮水污染所致的介水传染性疾病流行和中毒；

（三）公共用具、用水和卫生设施遭受污染所致传染性疾病、皮肤病；

（四）意外事故所致的一氧化碳、氨气、氯气、消毒杀虫剂等中毒；

（五）发生死亡或同时发生 3 名以上（含 3 名）受害病人的。

第三章　卫生监督

第二十一条　公共场所经营者应当按照规定向县级以上地方人民政府卫生行政部门申请卫生许可，未取得卫生许可证的，不得营业。

第二十二条　申请卫生许可证的，应当提交下列资料：

（一）卫生许可证申请表；

（二）公共场所房产权证明或者合法使用证明；

（三）公共场所地址方位示意图、平面图和卫生设施平面布局图；

（四）建设项目竣工卫生验收认可书；

（五）公共场所及其集中空调通风系统卫生检测或评价报告；

（六）公共场所卫生管理制度；

（七）省、自治区、直辖市卫生行政部门要求提供的其他材料。

第二十三条　卫生行政部门应当自受理申请 20 个工作日内，对申报资料及其必须具备的经营条件进行审查，必要时进行现场审核，符合规定条件的，发给公共场所卫生许可证。

公共场所卫生许可证应当载明编号、单位名称、法定代表人或负责人、经营项目、经营场所地址、发证机关、发证时间、有效期限。

公共场所卫生许可证有效期限为四年。

第二十四条 凡受周围环境质量影响和有职业危害以及对周围人群健康有影响的公共场所建设项目应当进行卫生学评价；未经卫生学评价的，不得施工。竣工时，应当经卫生行政部门验收合格；未经验收或者验收不合格的，不得投入使用。

第二十五条 公共场所经营者改变单位名称、法定代表人或负责人的，应当向原发证卫生行政部门申请办理变更手续。公共场所改变经营项目、经营场所的，应当重新申请办理卫生许可证。

第二十六条 公共场所经营者需要延续卫生许可的，应当在卫生许可证有效期届满 30 日前，按照第二十二条的规定向原发证卫生行政部门提出申请。

第二十七条 县级以上地方人民政府卫生行政部门应根据需要组织对公共场所的健康危害因素进行监测和分析。各级疾病预防控制机构承担监测工作。

第二十八条 县级以上地方人民政府卫生行政部门应当及时向社会公开卫生许可信息，定期向社会公示公共场所卫生监督监测情况。

第二十九条 卫生行政部门及其卫生监督员对公共场所进行监督检查可以采取现场卫生监测、采样取证、查阅和复制文件、询问等方法，有关单位和个人不得拒绝或者隐瞒。

第三十条 县级以上地方人民政府卫生行政部门应当对公共场所开展日常监督，每年监督不少于一次。推行量化分级监督管理制度的公共场所，根据量化结果确定监督频次。

第三十一条 县级以上地方人民政府卫生行政部门对发生公共卫生事件或者有证据证明可能发生传染病传播、流行或者危害公众健康的公共场所，可以依据规定采取下列临时控制措施：

（一）查封可能造成传染病扩散或危害公众健康的场所；

（二）封存相关物品；

经检验，属于被污染的场所、物品，应当予以消毒，或者销毁被污染的物品；对未被污染的场所、物品，或者经消毒后可以使用的物品，应当解除控制措施。

第三十二条 开展公共场所卫生检验、检测、评价、清洗消毒等业务的卫生技术服务机构，应当具有卫生部规定的相应专业技术能力，按照国家有关卫生标准、卫生规范的要求开展工作。

卫生技术服务机构不得出具虚假检验、检测、评价等报告。

第四章　法律责任

第三十三条　对未取得公共场所卫生许可证擅自营业的，责令限期改正，并处以警告，或者五千元以下罚款；有下列情形之一的，处以五千元以上三万元以下罚款：

（一）擅自营业曾受过卫生行政部门处罚的；

（二）擅自营业时间在三个月以上的；

（三）以涂改、转让、倒卖、伪造的卫生许可证擅自营业的。

对涂改、转让、倒卖的卫生许可证，由原发证的卫生行政部门予以注销。

第三十四条　公共场所经营者以欺骗、贿赂等不正当手段取得卫生许可证的，由县级以上卫生行政部门撤销卫生许可证，并处以一千元以上三万元以下罚款。

第三十五条　公共场所卫生质量不符合国家卫生标准和要求的，责令限期改正，处以警告，或者处以二千元以下罚款；同时存在下列情形之一的，处以二千元以上二万元以下罚款：

（一）未按规定对公共场所的室内空气质量、新风量、温度、湿度、风速、采光、照明、噪声、水质进行卫生检测的；

（二）未按规定对顾客用品用具进行清洗、消毒，或者重复使用一次性用品用具的；

（三）未按规定公示卫生检测结果的；

（四）经责令限期改正，公共场所卫生质量仍不符合国家卫生标准和要求的。

第三十六条　公共场所安排未取得健康合格证明的从业人员从事直接为顾客服务工作的，责令限期改正，处以警告和一千元以下罚款；有下列情形之一的，处以一千元以上一万五千元以下罚款：

（一）未按规定组织从业人员进行健康检查的；

（二）经责令限期改正，仍安排未取得健康合格证明的从业人员从事直接为顾客服务工作的。

第三十七条　公共场所有下列情形之一的，逾期不改正的，可认定为拒绝卫生监督，处以警告，或者处以一千元以上二万元以下罚款：

（一）未按规定建立卫生管理制度、设立卫生管理组织并配备专（兼）职卫生管理人员，或者未建立卫生管理档案及有关清洗消毒记录的；

（二）未制定防范、处理公共卫生事件预案的；

（三）未按规定组织从业人员进行卫生法律知识和卫生知识培训或者安排未经培训、考核不合格从业人员上岗的；

（四）未按规定设置清洗消毒和盥洗场所，配备清洗消毒和盥洗设施、设备，或者擅自停止使用、拆除、改造卫生设施或者挪作他用的；

（五）未按规定设置蚊、蝇、蟑螂、鼠和其他病媒生物预防控制以及废弃物存放等设施的，或者未保证正常使用的；

（六）未按规定在禁止吸烟区域设置醒目禁止吸烟警语和标志的，或者在禁止吸烟公共场所摆放烟具的，或者在公共场所设置自动售烟机的；

（七）提供或使用的涉及饮用水卫生安全产品、消毒产品、化妆品等健康相关产品不符合国家有关法律、法规和卫生标准、卫生规范的要求，未按规定取得相应许可或批准证明文件的；

（八）室内整体装饰装修期间未停业的，或者室内局部装饰装修期间未按规定采取措施的，非装饰装修区域室内空气质量、噪声不符合卫生标准或卫生要求继续营业的。

第三十八条　公共场所有下列情形之一，逾期不改正的，可认定为拒绝卫生监督，处以警告，并处以五千元以上三万元以下罚款；情况严重的，并处以停业整顿或者吊销卫生许可证的行政处罚：

（一）选址、设计、装修不符合国家卫生标准和卫生规范要求的；

（二）新建、改建、扩建的宾馆、旅店、招待所，公共浴室，游泳场（馆），较大规模的理发店、美容店未按规定进行卫生学评价的；或者未经卫生学评价就擅自施工的；或者竣工时未经卫生行政部门验收合格投入使用的；

（三）未按规定定期对集中空调通风系统清洗消毒，或者公共场所集中空调通风系统未经卫生学评价合格而投入使用的；

（四）集中空调通风系统新风口、送风口、回风口、净化消毒装置等设施的设置不符合国家卫生标准或卫生要求的；风管积尘、空调送风等装置的卫生学指标不符合国家卫生标准或卫生要求的；卫生学评价不合格和清洗消毒效果不合格继续使用的；

（五）超出卫生许可规定范围经营的。

第三十九条　发生公共卫生事件后，公共场所经营者未按规定报告的，可认定为拒绝卫生监督，处以警告和二千元以上二万元以下罚款；造成传染病暴发、流行等严重危害后果的，可并处以停业整顿或者吊销卫生许可证的行政处罚。触犯刑法的，依法追究刑事责任。

第四十条　卫生技术服务机构有下列情形之一的，逾期不改正的，可认定为拒绝卫生监督，处以警告和五千元以上三万元以下罚款：

（一）未按照国家有关卫生标准、卫生规范的要求开展卫生检验、检测、评价和清洗消毒等工作的；

（二）出具虚假卫生检验、检测、评价等报告的。

第四十一条 公共场所经营者违反其他卫生法律、行政法规规定，应当给予行政处罚的，按照有关卫生法律、行政法规规定进行处罚。

第四十二条 卫生行政部门及其卫生监督人员玩忽职守、滥用职权、收取贿赂的，由其上一级卫生行政部门对单位负责人、直接负责的主管人员和其他责任人员依法给予行政处分。构成犯罪的，依法追究刑事责任。

第五章 附 则

第四十三条 《条例》第二条中部分类别公共场所的含义：

"公共浴室"系指浴场（含会馆、会所、俱乐部所设的浴场）、桑拿中心（含宾馆、饭店、酒店、娱乐城对外开放的桑拿部和水吧 SPA）、浴室（含浴池、洗浴中心）、温泉浴、足浴等。

"理发店"是指根据宾客的头型、脸型、发质和要求，运用手法技艺、器械设备并借助洗发、护发、染发、烫发等产品，为其提供发型设计、修剪造型、发质养护和烫染等服务的场所，包括等候、洗发、理发、烫染等区域和专间。

"美容店"是指根据宾客的脸型、皮肤特点和要求，运用手法技术、器械设备并借助化妆、美容护肤等产品，为其提供非创伤性和非侵入性的皮肤清洁、护理、保养、修饰等服务的场所，包括等候、洗净、美容等区域和专间。

"商场（店）、书店"系指营业面积在 300m² 以上的各类百货大楼、超市、综合性或专业性商场（商店）、书城、书吧、书店等。不含医药商场（店）、农贸市场。

"音乐厅"系指室内专用于音乐演出和欣赏的场所，包括卡拉 OK 演唱场所等。

"游艺厅（室）"系指以操作游戏、游艺设备进行娱乐的各类游艺娱乐场所。不含网吧。

"体育馆"系指观众座位在 1 000 个以上的各类体育运动场馆、300 m² 以上的健身场所等。不含保健按摩场所。

"游泳场所"是指能够满足人们进行游泳健身、训练、比赛、娱乐等活动的室内外水面（域）及其设施设备。包括人工游泳场所、天然游泳池和水上娱乐设施。

"公共交通工具"的许可、监督范围系指旅客列车车厢、轮船客舱、飞机客舱等。

"公园"、"体育场"不再以独立的名称发放公共场所卫生许可证，以其场所内有独立围护结构的公共场所发证。

"候诊室"不再单独对医院内的候诊室发放公共场所卫生许可证，对其卫生监管按照《医疗机构管理条例》的规定实施。

"饭馆"、"咖啡馆"、"酒吧"和"茶座"不再单独对其发放公共场所卫生许可证，对其卫生监管按照《食品安全法》的规定实施。

第四十四条 本细则下列用语的含义：

集中空调通风系统，是指为使房间或封闭空间空气温度、湿度、洁净度和气流速度等参数达到设定的要求，而对空气进行集中处理、输送、分配的所有设备、管道及附件、仪器仪表的总和。

公共卫生事件，是指公共场所内发生的传染病疫情或因空气质量、水质不符合卫生标准、用品用具或设施受到污染导致的群体性健康损害事件。

参考文献

[1] 蔡宏道. 现代环境卫生学. 北京：人民卫生出版社，1995.

[2] 陈学敏，杨克敌. 现代环境卫生学. 北京：人民卫生出版社，2008.

[3] 张博，等. 实用公共场所卫生学. 北京：中国环境科学出版社，2004.

[4] 杨永超，孙振海. 实用公共卫生学. 北京：中国石化出版社，2009.

[5] 张博，王明连，薛冀州. 室内环境卫生学. 北京：中国环境科学出版社，2008.

[6] 俞清，邓鹤玉，王璐. 公共场所卫生手册. 南京：南京大学出版社，1988.

[7] 杨克敌. 环境卫生学.6 版. 北京：人民卫生出版社，2009.

[8] 张博，曹秀芬，邢荣琦. 化妆品卫生学. 北京：中国科学技术出版社，2003.

[9] 高舒民. 环境卫生学概论. 长春：吉林科学技术出版社，1998.

[10] 公共场所卫生管理条例[S]. 1987.

[11] 化妆品卫生规范. 中华人民共和国卫生部批准发布. 2009.

[12] 公共场所卫生标准（GB 9663～9673—1996）（GB 16153—1996）[S]. 北京：中国标准出版社，1996.

[13] 公共场所卫生监测技术规范（GB/T 17220—1998）[S]. 北京：中国标准出版社，1998.

[14] 尹先仁，周淑玉. 公共场所卫生监测规范与检验方法手册. 长春：吉林科学技术出版社，1998.

[15] 中华人民共和国卫生部. 公共场所、化妆品、饮用水卫生监督. 北京：法律出版社，2007.

[16] 卫生监督培训教材系列教材编委会. 公共场所卫生分册. 北京：中国工商出版社，1999.

[17] 顾士圻. 公共场所消杀灭实用技术. 北京：中国石化出版社，2002.

[18] 顾士圻，郭振良. 医院消毒与供应手册. 北京：中国环境科学出版社，2003.

[19] 李才广. 公共场所卫生监督与管理. 北京：中国医药科技出版社，1990.

[20] 张利伯. 公共场所卫生学. 上海：上海医科大学出版社，1991.

[21] 黄小金，王宝珍，白宏，等. 综合评价法在公共场所卫生监测中的应用[J]. 海峡预防医学，2006，12（4）：66-67.

[22] 李建科. 食品与公共场所卫生许可项目的规范化管理评价[J]. 浙江预防医学，2007，19（2）：77-78.

[23] 邓丹心，陈小嵘，陈志平，等. 公共场所集中空调通风系统卫生现状调查[J]. 海峡预防医学，2007，13（2）：71-72.

[24] 代华. 公共场所边缘行业卫生监督的探讨[J]. 中国临床医药研究，2007（10）：86.

[25] 肖伟，徐凌忠，隋少峰，等. 公共场所建设项目卫生学评价现状及管理对策[J]. 预防医

学论坛，2008，14（4）：372-373.

[26] 李蛟，刘永泉，时福礼，等. 大型活动食品卫生安全保障流程的探讨[J]. 中国公共卫生管理，2008，24（3）：260-261.

[27] 仝玉平，夏晖，贾桂华. 公用物品消毒质量监测[J]. 中国消毒学，2008，25（6）：606.

[28] 林玉珍，林坚，马群飞. 福州市公共场所集中空调通风系统微生物污染情况调查[J]. 海峡预防医学，2008，14（4）：61-62.

[29] 朱斌，盛大膺，刘红，等. 某办公楼空气质量检测结果分析[J]. 海峡预防医学，2008，14（3）：11.

[30] LAI K，EMBERLIN J，COLBECK I. Outdoor environments and human pathogens in air. Environ Health，2009，8（1）：15.

[31] BUSS B F，SAFRANEK T J，MAGRI J M，*et al.*. Association between swimming pool operator certification and reduced pool chemistry violations—Nebraska，2005—2006[J]. Environ Health，2009，71（8）：36-40.

[32] RABI A，KHADER Y，ALKAFAJEI A，*et al.*. Sanitary conditions of public swimming pools in Amman，Jordan. Int J Environ Res Public Health，2007，4（4）：301-306.

[33] RABI A，KHADER Y，ALKAFAJEI A，*et al.*. Sanitary conditions of public swimming pools in Amman，Jordan. Int J Environ Res Public Health，2008，5（3）：152-157.

[34] CRAMER E H，BLANTON C J，OTTO C. Shipshape：sanitation inspections on cruise ships，1990—2005，Vessel Sanitation Program，Centers for Disease Control and Prevention[J]. Environ Health，2008，70（7）：15-21.

[35] Centers for Disease Control and Prevention（CDC）. Salmonella Oranienburg infections associated with fruit salad served in health-care facilities—northeastern United States and Canada，2006. MMWR Morb Mortal Wkly Rep，2007，56（39）：1025-1028.

[36] RAJIĆ A，WADDELL L A，SARGEANT J M，*et al.*. An overview of microbial food safety programs in beef，pork，and poultry from farm to processing in Canada[J]. Food Prot，2007，70（5）：1286-1294.

[37] MILLER C L，HICKLING J A. Phased in smoke-free workplace laws：impact in grass-roots pubs and clubs in South Australia[J]. Health Promot J Austr，2007，18（1）：26-32.

[38] HADJICHRISTODOULOU C，MOUCHTOURI V，VAITSI V，*et al.*. Management of environmental health issues for the 2004 Athens Olympic Games：is enhanced integrated environmental health surveillance needed in every day routine operation[J]. BMC Public Health，2006，6：306.

[39] HADJICHRISTODOULOU C，Mouchtouri V，Vousoureli A，*et al.*. Waterborne diseases prevention：evaluation of inspection scoring system for water sites according to water

microbiological tests during the Athens 2004 pre-Olympic and Olympic period. J Epidemiol Community Health. 2006，60（10）：829-835.

[40] PÁEZ JIMÉNEZ A，PIMENTEL R，MARTÍNEZ DE ARAGÓN MV，*et al.*. Waterborne outbreak among Spanish tourists in a holiday resort in the Dominican Republic，August 2002. Euro Surveill. 2004，9（3）：21-23.

[41] Centers for Disease Control and Prevention（CDC）. Surveillance data from public spa inspections—United States，May-September 2002. MMWR Morb Mortal Wkly Rep. 2004，53（25）：553-555.

[42] Centers for Disease Control and Prevention（CDC）. Surveillance data from swimming pool inspections—selected states and counties，United States，May—September 2002. MMWR Morb Mortal Wkly Rep. 2003，52（22）：513-516.

[43] JOCE RE，BRUCE J，KIELY D，*et al.*. An outbreak of cryptosporidiosis associated with a swimming pool. Epidemiol Infect. 1991，Dec；107（3）：497-508.